担当医として
このように答えたい

がん患者・家族からの質問

監修：山口　俊晴（がん研有明病院名誉院長）

へるす出版

監修にあたって

　20世紀終盤の医療界では，患者の自己決定権の尊重や，医療安全が強く求められるようになった。また，医療の均てん化を目指し，がんのガイドラインも検討されつつあった。このような状況のなかで，医療に関する知識，情報が医師に偏りすぎていることを改善する必要が出てきた。また，チーム医療が進むにつれ，医師と患者との情報交換を推進するためには，看護師，薬剤師，理学療法士などさまざまなメンバーと医師が知識を共有する必要性が強くなってきた。そのようなタイミングで，2003年4月に当時熊本大学医学部第二外科教授の小川道雄先生が編集された『癌についての505の質問に答える』が刊行された。この本は，患者のためにわかりやすく最新のがんの知識を示すだけでなく，介在する看護師や薬剤師などの医療スタッフたちが利用することにも十分耐える，最新で高度の知識を含んでいる必要があった。

　この本の序で小川教授が書かれているように，本書のもとになったのは，がんについて学生，市民，患者とその家族，同僚医師などから受けた質問に対する回答を，小川先生自身が10年にわたって蓄積した100枚近くのメモであった。これらのメモをもとに最終的には505の質問に取りまとめて，門下の医師と共に初版が作り上げられた。まさに20世紀終盤に明らかになってきた，さまざまなレベルで広がりつつあった知識の空白を埋めるという時代の要請にフィットするものであった。初版は予想以上の反響を呼び，広く読まれることとなった。そして，医学の進歩に対応して，2013年には『新 癌についての質問に答える』として続編が作成された。

　小川先生から『新 癌についての質問に答える』を全面的に見直すように申しつけられたときには，元々浅学非才のうえ，怠惰な小生が期待に応えることができるのかまったく自信はなかった。しかし，小川先生があらかじめ各分野のトップリーダーを執筆者として選抜しておいていただいたおかげで，どうにか本書を完成させることができた。ひとえに執筆者の皆様のお力によるものである。日々の診療や研究で多忙を極めるなか，快く作業を進めていただいた執筆者の皆様に，深い敬意を表すると共に，心より感謝申し上げる。

　最近のゲノム医療の進歩などをみると，医療者と患者の間はもちろん，医療者間の知識の格差はますます大きくなりつつあると実感される。そのような格差を埋めるという，小川先生が本来意図したところに，本書が応えることができれば，監修者として望外の喜びである。

　最後に，完成まで粘り強く小生を叱咤激励して刊行につなげていただいた，へるす出版の生源寺啓三氏，石橋あき氏に心より感謝する。

2019年3月

山口　俊晴

監修

山口　俊晴　　がん研有明病院名誉院長

編集（五十音順）

今村　正之　　関西電力病院神経内分泌腫瘍センター長
金尾　祐之　　がん研有明病院婦人科副部長
清水　英治　　平成博愛会博愛記念病院副理事長
向井　博文　　国立がん研究センター東病院乳腺・腫瘍内科医長
馬場　秀夫　　熊本大学大学院消化器外科学教授
平野　聡　　　北海道大学大学院消化器外科学教室Ⅱ教授
米瀬　淳二　　がん研有明病院泌尿器科部長
渡邊　昌彦　　北里大学北里研究所病院院長

執筆者一覧（執筆順）

第1章　総論：がんについての基本的知識

▶総　論

大橋　拓馬　がん研有明病院	赤澤　直樹　がん研有明病院
八木　秀祐　がん研有明病院	乾山　光子　東邦大学医療センター大森病院
平山　佳愛　飯塚病院	中野　　薫　がん研有明病院
富永　哲郎　がん研有明病院	安江　千尋　がん研有明病院
鈴木　紳祐　横浜市立大学附属病院	並河　　健　がん研有明病院
武田　良祝　順天堂大学	城間　　翔　がん研有明病院
山口　俊晴　がん研有明病院	山﨑　　明　熊本大学
湯田　匡美　東京慈恵会医科大学	渡海　義隆　がん研有明病院
速水　　克　カロリンスカ大学	永岡　智之　がん研有明病院
山下公太郎　守口敬仁会病院	大庭　篤志　がん研有明病院
岡村　明彦　がん研有明病院	山本　安則　愛媛大学
堀江　義政　がん研有明病院	

第2章　各論：臓器別のがん

▶食道のがん

渡邊　雅之　がん研有明病院	馬場　祥史　熊本大学
今村　　裕　がん研有明病院	小澄　敬祐　熊本大学
吉田　直矢　熊本大学	

▶胃のがん

岩槻　政晃　熊本大学	井田　　智　がん研有明病院
澤山　　浩　天草地域医療センター	江藤弘二郎　熊本大学
岩上　志朗　熊本大学	馬場　秀夫　熊本大学

▶大腸・小腸のがん

斉田　芳久　東邦大学	田口　千藏　がん研有明病院
冨田　尚裕　兵庫医科大学	佐々木　恵　東京医科歯科大学
石田　秀行　埼玉医科大学総合医療センター	植竹　宏之　東京医科歯科大学
山田　真善　国立がん研究センター中央病院	石井　良幸　北里大学
斎藤　　豊　国立がん研究センター中央病院	矢作　雅史　立川病院
猪股　雅史　大分大学	渡邊　昌彦　北里大学
安藤　幸滋　九州大学	筒井　敦子　上尾中央総合病院
沖　　英次　九州大学	

▶肝臓のがん

小川　浩司	北海道大学	武冨　紹信　北海道大学
坂本　直哉	北海道大学	岡村　圭祐　北海道大学
長津　明久	北海道大学	

▶胆道のがん

野路　武寛	北海道大学	田中　公貴　北海道大学
中西　喜嗣	北海道大学	

▶膵臓のがん

浅野　賢道	北海道大学	土川　貴裕　北海道大学
中村　　透	北海道大学	

▶乳腺のがん

石川　　孝	東京医科大学	山口　　雄　武蔵野赤十字病院
佐々木政興	杏雲堂病院	山内智香子　滋賀県立成人病センター
相原　智彦	相原病院	山田　遥子　埼玉県立がんセンター
枝園　忠彦	岡山大学	原　　文堅　四国がんセンター
藤澤　知巳	群馬県立がんセンター	古川　孝広　国立がん研究センター東病院

▶肺のがん・縦隔腫瘍

清水　英治	平成博愛会博愛記念病院	渡邉　洋美　岡山大学
泉　　大樹	鳥取大学	堀田　勝幸　岡山大学
沖　　昌英	名古屋医療センター	陶山　久司　鳥取大学
中村　廣繁	鳥取大学	岩本　康男　広島市民病院
内田　伸恵	鳥取大学	森川　直人　岩手医科大学

▶内分泌のがん

今井　常夫	東名古屋病院	中村　和彦　原三信病院
内野　眞也	野口病院	大杉　治之　関西医科大学
今村　正之	関西電力病院	松田　公志　関西医科大学

▶泌尿器のがん

藤井　靖久	東京医科歯科大学	米瀬　淳二　がん研有明病院
湯浅　　健	がん研有明病院	山本　真也　がん研有明病院

▶婦人科のがん

小林　栄仁	大阪大学	齊藤　英子　国際医療福祉大学
池田さやか	大阪大学	田中　都生　国際医療福祉大学
上田　　豊	大阪大学	寺井　義人　神戸大学
工藤　一弥	大阪大学	梅澤　　聡　武蔵野赤十字病院
木村　　正	大阪大学	加藤　一喜　がん研有明病院
八木　麻未	大阪大学	田中　尚武　千葉県がんセンター
吉野　　潔	大阪大学	吉田　玲子　がん研有明病院
田中　京子	東邦大学医療センター大橋病院	新井　正美　順天堂大学
進　　伸幸	国際医療福祉大学	

担当医としてこのように答えたい
がん患者・家族からの質問　　目　次

第1章　総論：がんについての基本的知識　　1

総　論

―基本的な言葉―

- Q1　がんをわかりやすく説明してください。　　2
- Q2　がん，腫瘍，新生物，肉腫はどう違うのですか。　　4
- Q3　ステージと予後について説明してください。　　6
- Q4　転移とは何ですか。　　8
- Q5　リンパ節について説明してください。　　10
- Q6　腹膜播種について説明してください。　　12

―疫　学―

- Q7　他の国に比較して日本に多いがん，少ないがんはありますか。　　14
- Q8　日本ではどのようながんが増え，どのようながんが減ってきているのですか。　　16
- Q9　がんと年齢について説明してください。　　18
- Q10　がんの死亡率について説明してください。　　20
- Q11　がんの男女差について説明してください。　　22

―病　因―

- Q12　感染ががんの原因になることはありますか。　　24
- Q13　発がん物質について説明してください。　　26
- Q14　たばこを吸うとがんになるのでしょうか。　　28
- Q15　放射線や紫外線はがんの原因になりますか。　　30
- Q16　がんは遺伝しますか。　　32

―症　状―

- Q17　がんになるとどのような症状が出てきますか。　　34
- Q18　がんは痛みがありますか。　　36

―診　断―

- Q19　血液検査でがんは診断できますか。　　38

Q20	内視鏡検査でどのようながんの診断が可能ですか。	40
Q21	CTとMRIの違いについて説明してください。	42
Q22	PET検査について説明してください。	44
Q23	超音波（エコー）検査でがんの診断ができますか。	46
Q24	造影検査とは何ですか。	48

治療

Q25	抗がん剤治療について説明してください。	50
Q26	抗がん剤の副作用について説明してください。	52
Q27	がんの免疫療法について説明してください。	54
Q28	内視鏡治療について説明してください。	56
Q29	放射線治療について説明してください。	58
Q30	陽子線・粒子線治療について説明してください。	60
Q31	外科治療について説明してください。	62
Q32	IVRとはどのような治療法ですか。	64
Q33	緩和治療と終末期治療について説明してください。	66

予防

Q34	がんを予防するためには，どのような食事をとっていればよいですか。	68
Q35	発がん物質の入っている食品にはどのようなものがありますか。	70
Q36	X線（レントゲン）検査のためにがんになることはありますか。	72
Q37	がんを予防するワクチンはありますか。	74

その他

Q38	がんであることを本人に知らせなくてはいけませんか（告知の必要性）。	76
Q39	がん検診について説明してください。	78
Q40	臨床試験について説明してください。	80
Q41	先進医療について説明してください。	82
Q42	患者申出療養について説明してください。	84
Q43	ガイドラインについて説明してください。	86
Q44	キャンサーボードについて説明してください。	88
Q45	セカンドオピニオンについて説明してください。	90

CONTENTS

第2章 各論：臓器別のがん　　93

食道のがん

- Q46　食道がんとはどのようながんですか。　　94
- Q47　食道がんの危険因子について教えてください。　　96
- Q48　食道がんの症状にはどのようなものがありますか。　　98
- Q49　食道がんはどのように診断しますか。　　100
- Q50　食道がんの進行度と予後について教えてください。　　102
- Q51　バレット食道とは何ですか。　　104
- Q52　食道がんの内視鏡治療について教えてください。　　106
- Q53　食道がんの外科治療について教えてください。　　108
- Q54　食道がんの化学療法について教えてください。　　110
- Q55　食道がんの放射線療法について教えてください。　　112

胃のがん

- Q56　胃がんとはどのようながんですか。　　114
- Q57　胃がんの危険因子について教えてください。　　116
- Q58　胃がんの症状にはどのようなものがありますか。　　118
- Q59　胃がんはどのように診断しますか。　　120
- Q60　胃がんの進行度と予後について教えてください。　　122
- Q61　胃がんの内視鏡治療について教えてください。　　124
- Q62　胃がんの外科治療について教えてください。　　127
- Q63　胃がんの化学療法について教えてください。　　130
- Q64　胃がんの免疫療法について教えてください。　　132
- Q65　胃にできる悪性腫瘍にはほかにどのようなものがありますか。　　134

小腸・大腸のがん

- Q66　大腸がんの原因と予防法を教えてください。　　136
- Q67　大腸がんの診断にはどのような検査が必要ですか。　　139
- Q68　遺伝性大腸がんについて教えてください。　　141

Q69	大腸がんの内視鏡的切除の方法と適応について教えてください。	143
Q70	開腹手術と腹腔鏡下手術のどちらを選ぶべきですか。	146
Q71	大腸がんの補助化学療法の適応，種類，副作用そして効果について教えてください。	148
Q72	大腸がんの放射線療法の適応と効果について教えてください。	150
Q73	再発大腸がんの治療について教えてください。	152
Q74	人工肛門の種類と特徴について教えてください。	154
Q75	小腸がんの特徴について教えてください。	156

肝臓のがん

Q76	肝細胞がんはどのような特徴をもつがんですか。	158
Q77	肝細胞がんの診断方法にはどのようなものがありますか。	160
Q78	肝細胞がんに対する手術とはどのようなものですか。	162
Q79	肝細胞がんに対する肝移植とはどのようなものですか。	164
Q80	肝細胞がんには手術以外にどのような治療法がありますか。	166
Q81	肝内胆管がんはどのような特徴をもつがんですか。	168
Q82	肝内胆管がんに対する手術とはどのようなものですか。	170
Q83	転移性肝がんとはどのようながんですか。	172
Q84	手術が可能な転移性肝がんとはどのようなものですか。	174

胆道のがん

Q85	胆道にできるがんにはどのようなものがありますか。	176
Q86	胆道がんの診断方法にはどのようなものがありますか。	178
Q87	胆管がんはどのような特徴をもつがんですか。	180
Q88	胆管がんに対する手術とはどのようなものですか。	182
Q89	胆嚢がんはどのような特徴をもつがんですか。	184
Q90	胆嚢がんに対する手術とはどのようなものですか。	186
Q91	十二指腸乳頭部がんはどのような特徴をもつがんですか。	188
Q92	十二指腸乳頭部がんに対する手術とはどのようなものですか。	190
Q93	胆道がんには手術以外にどのような治療法がありますか。	192

CONTENTS

膵臓のがん

Q94	膵臓にできるがんにはどのようなものがありますか。	194
Q95	膵がんはどのような特徴をもつがんですか。	196
Q96	膵がんの危険因子にはどのようなものがありますか。	198
Q97	膵がんの診断方法にはどのようなものがありますか。	200
Q98	切除が可能な膵がんとはどのようなものですか。	202
Q99	膵がんには手術以外にどのような治療法がありますか。	204
Q100	切除不能な膵がんに対する治療にはどのようなものがありますか。	206
Q101	膵神経内分泌腫瘍とはどのような特徴をもつ腫瘍ですか。	208
Q102	膵神経内分泌腫瘍の治療にはどのようなものがありますか。	210

乳腺のがん

Q103	乳がんはどのような特徴をもつがんですか。	212
Q104	乳がんの予防方法はありますか。	214
Q105	乳がんの診断方法にはどのようなものがありますか。	216
Q106	遺伝性の乳がんとはどのようなものですか。	218
Q107	乳がんに対する手術はどのようなものですか。	220
Q108	乳がんの手術後には薬物療法が必要でしょうか。	222
Q109	乳がんの手術後には放射線療法が必要でしょうか。	224
Q110	リンパ浮腫の治療について教えてください。	226
Q111	乳がんは再発するとどのような治療が必要になりますか。	229
Q112	乳がんの新薬を受けるにはどうすればよいでしょうか。	232

肺のがん・縦隔腫瘍

Q113	肺がんはどのような特徴をもつがんですか。	234
Q114	肺がんを予防する方法はありますか。	236
Q115	肺がんの診断方法にはどのようなものがありますか。	238
Q116	肺がんに対する手術にはどのようなものがありますか。	240
Q117	肺がんに対する放射線療法にはどのようなものがありますか。	242
Q118	肺がんに対する薬物療法はどのようなものですか。	244

Q119	肺がんの手術後には薬物療法が必要でしょうか。	247
Q120	肺がんは再発するとどのような治療を受けることになりますか。	250
Q121	肺がんは再発や転移をするともう治らないのでしょうか。	252
Q122	縦隔腫瘍はどのような特徴をもつがんですか。	254
Q123	縦隔腫瘍に対する手術にはどのようなものがありますか。	256
Q124	縦隔腫瘍に対する薬物療法はどのようなものですか。	258

内分泌のがん

Q125	甲状腺腫瘍の診断法について教えてください。	260
Q126	甲状腺腫瘍の治療法について教えてください。	262
Q127	副甲状腺腫瘍の診断法について教えてください。	264
Q128	副甲状腺腫瘍の治療法について教えてください。	266
Q129	胃神経内分泌腫瘍（NET）はどのような腫瘍か教えてください。	268
Q130	胃神経内分泌腫瘍（NET）の治療法について教えてください。	269
Q131	十二指腸・空腸・回腸・大腸の神経内分泌腫瘍（NET）はどのような腫瘍か教えてください。	270
Q132	十二指腸・空腸・回腸・大腸の神経内分泌腫瘍（NET）の治療法について教えてください。	272
Q133	副腎褐色細胞腫・パラガングリオーマはどのような腫瘍か教えてください。	275
Q134	副腎褐色細胞腫・パラガングリオーマの治療法について教えてください。	278

泌尿器のがん

Q135	早期腎がんの診断と治療について教えてください。	280
Q136	転移性腎がんの治療について教えてください。	282
Q137	腎盂がんと腎がんの違いを教えてください。	284
Q138	筋層非浸潤性膀胱がんの治療と経過観察について教えてください。	286
Q139	膀胱全摘はどのような場合に必要になりますか。	288
Q140	転移性膀胱がんの治療について教えてください。	290
Q141	前立腺がん検診について教えてください。	292
Q142	限局性前立腺がんの治療について教えてください。	294
Q143	転移性前立腺がんの治療について教えてください。	296

CONTENTS

Q144 転移性精巣腫瘍の治療について教えてください。 299

婦人科のがん

Q145 子宮頸がん，子宮体がん，卵巣がんの診断方法はどのようなものですか。 302
Q146 子宮頸がんにはどのような特徴がありますか。 304
Q147 子宮頸がんを予防できるといわれているHPVワクチンの接種について
教えてください。 306
Q148 子宮頸がんの治療（手術，化学療法，放射線療法）はどのようなものですか。 308
Q149 子宮体がんにはどのような特徴がありますか。 311
Q150 子宮体がんの治療（手術，化学療法，放射線療法）はどのようなものですか。 314
Q151 卵巣がんにはどのような特徴がありますか。 317
Q152 卵巣がんの治療はどのようなものですか。 319
Q153 子宮体がんで妊孕性（妊娠する能力）温存が可能な状態とは
どのような状態ですか。 322
Q154 子宮頸がんで妊孕性（妊娠する能力）温存が可能な状態とは
どのような状態ですか。 324
Q155 卵巣がんで妊孕性（妊娠する能力）温存が可能な状態とはどのような状態ですか。 326
Q156 婦人科がんでも遺伝があると聞きました。どのような疾患ですか。
またどのような場合に遺伝カウンセリングを受けたほうがよいですか。 328

索　引 331

第1章

総論

がんについての基本的知識

Q1 がんをわかりやすく説明してください。

> 「がん」とは悪性腫瘍を生じた状態，またはその腫瘍自体のことをさします。細胞が勝手に，無制限に増殖する性質をもつ腫瘍のことです。治療をしなければいずれは周りの臓器に広がり（浸潤），全身に飛び火すること（転移）で全身の臓器が障害されてしまい，最終的に死に至ります。がんはこのような臨床的性質と，がん組織を顕微鏡でみる検査（病理検査）でがん細胞としての形態学的な特徴をもっていることを確認することで診断されます。発がん物質やウイルス感染，放射線や加齢などの影響によりいくつかの遺伝子に傷がつくことが発がんの原因として指摘されています。

「がん」とは悪性腫瘍を生じた状態，またはその腫瘍自体のことをさします。細胞が勝手に，無制限に増殖する性質をもつ腫瘍のことです。正常な細胞は細胞数・臓器機能を一定に保つため分裂・増殖しすぎないように制御されていますが，腫瘍細胞はその制御機構を無視して増殖します。良性腫瘍と悪性腫瘍の違いは浸潤・転移の有無です。「浸潤」とはがん細胞が周囲の組織を壊しながら入り込み，拡大していくことであり，「転移」とはがん細胞が血流やリンパ流に乗って離れた臓器に移って増殖することです。良性腫瘍は「浸潤」や「転移」を起こすことはありません。また増殖のスピードが悪性腫瘍に比べると遅いことも特徴です。良性腫瘍は外科的に切除すれば基本的には再発することはありません（表）。

がんは腫瘍の生検もしくは切除検体の病理検査を行って，顕微鏡でがん細胞の有無を確認することで診断されます。同時に病期分類のための検査を行い，それを踏まえて治療方針を決定します。がん細胞はもともと自分の細胞からできたものであり，ウイルスや細菌のように免疫学的に認識して攻撃することが難しいため，基本的な治療は手術による切除になります。手術によりがん細胞を完全に取り除くことができれば根治が望めます。また子宮頸がんや前立腺がんなど腫瘍の種類によって放射線療法により根治が望めるがんもあります。白血病や骨髄腫，リンパ腫などの血液がんの場合は発症時に全身に広がっているものが多く，一方で，血液がんは薬剤が効果を発揮しやすいタイプが多いので，血液がんの治療の中心は化学療法となります。遠隔転移をきたしたものや切除できない部位に広がってしまったがんは手術することができません。ただし，手術できたとしても目に見えないがん細胞が残存している可能性があり，手術後に再発してしまうことがあります。手術できない場合や再発した場合は化学療法や放射線療法などを行います。化学療法や放射線療法は細胞分裂の速い細胞や細胞増殖にかかわる分子を標的としますが，正常な細胞も攻撃してしまうため副作用が出現する可能性が高くなってしまいます。

	良性	悪性
形状	滑らかで整ったものが多い	でこぼこや潰瘍があり不整形
広がり	他の組織を壊さずに均一に広がる	周りの組織を壊しながら不均一に広がる（浸潤する）
周囲との境界	明瞭（被膜をもつことが多い）	不明瞭
増殖	比較的遅い	比較的速い
細胞の分化度	比較的成熟している	未熟
細胞分裂	緩やか	活発
症状	少ない	多い
転移	なし	あり
再発	なし	あり
全身への影響	軽度	重度

　発がんの原因としてたばこ，ヒ素，アスベストなどの発がん物質や，C型肝炎ウイルス，ヒトパピローマウイルス，ヘリコバクター・ピロリ菌などへの感染，放射線や加齢・食生活などの影響により遺伝子変異が起こり，いくつかの変異が修復されず積み重なることが指摘されています。がんになった細胞にさらに遺伝子変異が重なることで増殖・浸潤・転移し段階を踏んで進行していきます。こうしてできたがん細胞は遺伝子変異が起こりやすいため環境への順応性が高く，自らの栄養のために異常な血管を新生したり，化学療法などの治療に抵抗性をもつようになることも治療を難しくしている原因となっています。

「がん」＝「不治の病」ではない

　患者のなかには「がん」とは治らない悪い病気，というイメージのみをもっている人もいます。これまでの研究で原因や病態などさまざまなことがわかっており，がんがすべて「不治の病」ではないこと，それぞれの病期に応じて適切な対応があり，しっかり病状を理解することが治療へつながることを理解してもらい，恐怖をあおるような説明は避けましょう。

〔大橋　拓馬〕

Q2 がん，腫瘍，新生物，肉腫はどう違うのですか。

　腫瘍と新生物は同じ意味であり，細胞が異常に増えて塊になったものをいいます。良性と悪性がありますが，悪性腫瘍（悪性新生物）はいわゆる「がん」のことで浸潤・転移の性質をもった腫瘍（新生物）のことです。良性腫瘍（良性新生物）は浸潤・転移の性質をもたず，増殖のスピードが比較的遅いこと，切除すれば基本的には治癒することなどが悪性腫瘍（悪性新生物）との違いです。

　悪性腫瘍は，①皮膚や消化管，呼吸器，腎臓や膀胱，乳腺や子宮などの粘膜を構成する細胞（上皮細胞）からなる悪性腫瘍＝がん腫と，②骨，軟骨，脂肪，筋肉，血管などを構成する細胞からなる悪性腫瘍＝肉腫に分類されます。

　「腫瘍」と「新生物」は，同じ意味の単語として使われており，細胞が異常に増えて塊になったものをさします。ある場所にとどまって大きくなるだけの良性腫瘍，勝手に，無制限に大きくなり広がっていく悪性腫瘍に分けられます（図）。「がん」とは悪性腫瘍を生じた状態，またはその腫瘍自体のことをさします。進行するとほかの組織に浸み込むように広がったり（浸潤），もともと発生した部位から離れて全身に移っていく（転移）ことで，体組織や臓器に壊滅的な打撃を与え，命を脅かします。つまり，「がん」は「悪性腫瘍」や「悪性新生物」と同じ意味で使われます。

　次に，悪性腫瘍は胃や大腸や乳房など特定の臓器や組織に発生し塊を作る「固形がん」と白血病など血液中で増殖し，全身に存在する「血液がん」とに分けられます。

　さらに，固形がんはそれが由来する細胞の種類によって，がん腫と肉腫に分類されます。

　がん腫とは，身体の表面を覆っている皮膚と内臓の粘膜などを構成する上皮細胞から発生した悪性腫瘍のことです。悪性腫瘍の多くは上皮細胞由来のがん腫です。胃がんや大腸がん，肝臓がん，腎臓がん，乳がん，子宮がん，卵巣がんや前立腺がんなどもこれに含まれます。ちなみに上皮細胞由来の良性腫瘍は乳頭腫や腺腫と呼ばれ，大腸ポリープなどはこちらに含まれます。

　肉腫とは，骨，軟骨，脂肪，筋肉，血管といった組織から発生した悪性腫瘍です。上皮細胞由来の「がん腫」と区別され，名前に「がん」という字がつかず，発生した組織名が頭についているものがほとんどです。さらに悪性の場合は「〜肉腫」と呼ばれます。例えば胃腸の壁に存在する平滑筋という筋肉の細胞から発生するがんは平滑筋肉腫，骨から発生したがんは骨肉腫です。良性の場合は脂肪腫，線維腫，血管腫，平滑筋腫などのように「〜腫」という名称になります。

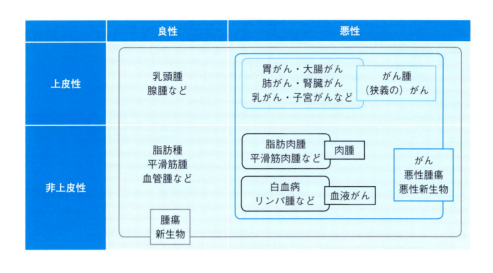

悪性腫瘍の大半が胃がんや大腸がん，肺がん，乳がんなど上皮細胞由来のがん腫であり，非上皮細胞由来の肉腫は比較的頻度の低い悪性腫瘍です。

骨，筋肉や血管といった組織からなる固形がんである肉腫のほかに，白血病や悪性リンパ腫といった血液がんも非上皮細胞がんに含まれます。

ひらがなの「がん」と漢字の「癌」に違いはあるのでしょうか？

一般に，「がん」はすべての悪性腫瘍をまとめて表す言葉であり，「癌」は皮膚癌や胃癌など上皮細胞由来の悪性腫瘍に限定されますが，本書では統一して「がん」と表記します。

　適切な言葉を選ぶ

　病状説明の際，難しい言葉をわかりやすく，言葉の印象を柔らかくする目的で言葉を言い換えることは大切な方法です。しかし，患者は似たような状況でさまざまな言葉を使われることにより混乱してしまうこともあります。それぞれの言葉を正確に使用し，必要であれば言葉の定義を明確に説明する配慮も，正しい理解のために重要です。

〔大橋　拓馬〕

Q3 ステージと予後について説明してください。

　ステージ（Stage）とは，がんの進行度合を表すもので，がんの種類ごとに決められています。0からⅣまであり，数字の大きいほうが進行した状態であることを示しています。ステージに応じて大まかな治療法が決められており，ステージを決めることは治療を行ううえで非常に重要です。
　予後とは，今後の病状についての医学的な見通しのことです。治療の効果や生存できる確率などを予測し，見通しを立てます。この見通しを立てる際にステージは大きな判断材料になります。一般的にステージの小さい段階でがんを発見し，治療することで予後はよくなります。

　がんがみつかったとき，がんがいったいどのくらい進んだ状態なのかを把握することは非常に重要です。非常に小さいものなのか，とても大きいものか，一部分にとどまっているのか，それとも全身に広がっているのか，がんといっても早期がんから進行がんまで状況はさまざまです。そこで，がんの進行度合を表す指標として「ステージ」というものがあります。「ステージ」は時に「病期」とも表現されます。共通の尺度でがんの評価を行い，ステージに振り分けることで，治療の大まかな方針を決定することができます。ステージは0（がんの種類によってはステージ0がないこともあります）からⅠ→Ⅱ→Ⅲ→Ⅳと数字が大きくなるにつれてがんが進行した状態であることを示しています。

　ステージを決めるためには，大きく3つの要素を評価します。1つ目は，がんそのものの大きさや深さを評価します。2つ目は，周辺のリンパ節への転移の有無を評価します。3つ目は，遠隔転移，つまり肝臓や肺，骨など，ほかの臓器への転移の有無を評価します。ステージを決めるためにはいくつかの検査が必要になります。検査の内容はがんの種類やできた場所により異なりますが，胃がんを例にあげると，上部消化管内視鏡検査や胃透視検査（造影X線検査）で胃のどの部位にどれくらいの大きさで，どれくらいの深さのがんがあるのかを評価します。また，CTやMRI検査にて，胃の周辺にあるリンパ節に転移がないか，肝臓や肺などの胃から離れた場所に転移がないかを評価します。このように複数の検査結果を総合し，最終的にステージを決定します（図）。「診療ガイドライン」などによりステージに応じて推奨されている治療法を参考にして，個々の患者の全身状態や社会的背景などを考慮して最終的な治療方針を決定していきます。

　このようにしてステージが決まると，これまで蓄積されてきた臨床データをもとにして，その病状の今後の見通しを立てることができます。この医学的な見通しのことを「予後」といいます。

胃がんの進行度

	リンパ節へ転移を認めない	転移が1～2個 (N1)	転移が3～6個 (N2)	転移が7～15個 (N3a)	転移が16個以上 (N3b)	T/Nにかかわらず (M1)
胃が粘膜内 (T1a), 粘膜下層 (T1b) までにとどまっている	ⅠA	ⅠB	ⅡA	ⅡB	ⅢB	Ⅳ
胃の筋層までにとどまっている (T2)	ⅠB	ⅡA	ⅡB	ⅢA	ⅢB	
胃の漿膜下組織までにとどまっている (T3)	ⅡA	ⅡB	ⅢA	ⅢB	ⅢC	
がんが漿膜を越えて胃の表面に出ている (T4a)	ⅡB	ⅢA	ⅢA	ⅢB	ⅢC	
胃の表面にがんが出ていて, 隣接する臓器や組織にまで広がっている (T4b)	ⅢA	ⅢB	ⅢB	ⅢC	ⅢC	
T/Nにかかわらず肝, 肺, 腹膜など遠くの臓器に転移している (M1)	Ⅳ					

(日本胃癌学会編:胃癌取扱い規約,第15版,金原出版,東京,2017.より引用)

治療の効果や今後の生存できる期間や確率など,どのような経過をたどるのかを予測することが可能になります。ステージが進むということは,病状が進行していることになりますので,基本的には予後は悪くなります。代表的な予後の指標として5年生存率がありますが,これはがんと診断されてから5年後に生存している患者の割合を示しています。このなかには再発せずに生存している人と,再発したものの生存している人が含まれているので注意が必要ですが,概ね5年生存率は治療によりがんが治る割合と言い換えることができます。

説明のポイント：平易な言葉で伝える

「予後」という言葉は,病気の見通しという意味ですが,一般にはあまり使われる言葉ではなく,説明の意図が患者に十分に伝わらないケースも想定されます。また医師によっては「予後」を「余命」に限定して使用する場合もあり少し曖昧な表現です。がんがこれからどうなるのか,どれくらいで悪くなるのかなど平易な言葉に置き換えて具体的に説明するのがよいでしょう。

〔八木　秀祐〕

Q4 転移とは何ですか。

　転移とは，がん細胞が最初に発生した場所（原発巣）とは異なった臓器やリンパ節などに移動し，そこで増えることをいいます。がん細胞が移っていく経路はリンパ行性，血行性，播種の3つの形式があります。リンパ行性はがん細胞がリンパ管に入り込みリンパ流に乗ってリンパ節に転移するものです。また，血行性は血管に入り込み血流に乗って転移するものをいいます。そして，播種は胸腔や腹腔といった身体の中に種が播かれるようにバラバラとがん細胞が広がり，定着し腫瘍を形成するものです。

　がん細胞が最初に発生した場所（原発巣）からリンパ流や血流に乗って異なった部位へと移動し，そこで定着し増殖した結果，腫瘍を形成することを転移といいます。転移はがんに特徴的な性質であり，正常組織や良性腫瘍ではこのようなことは起こりません。正常の細胞は身体の必要性に応じて，細胞が増えたり（増殖といいます），増えるのを止めたりします。例えば良性の病気である胃潰瘍ができた場合，身体は潰瘍の部分を塞ごうとして細胞が増殖しますが，潰瘍が治ると細胞の増殖は停止します。これに対してがん細胞は制限されることなく無秩序に増殖するという特徴をもちます。がん細胞がどんどん増えつづけていくことで，原発巣の腫瘍は大きくなり，直接周囲の組織へと広がっていきます。このような過程を浸潤といいます。がんが浸潤していくと，がん細胞が周囲のリンパ管や血管へと侵入し，転移を起こします（図）。

　リンパ行性転移（A）は原発巣のがん細胞が増殖し，がん周囲のリンパ管に侵入することで始まります。そして，リンパ流に乗り，リンパの流れが集まる場所であるリンパ節へと運ばれていきます。リンパ節でがん細胞が定着し増殖することでリンパ節転移が成立します。多くの場合，原発巣の近くのリンパ節から転移していき，そこからさらにリンパの流れに沿って遠くのリンパ節へと転移していきます。

　血行性転移（B）は一般的に毛細血管や細い静脈へとがん細胞が侵入することで始まります。動脈への侵入は血管の壁が厚いためまれとされています。血管の中へと侵入したあと血液の流れに乗ってがん細胞は運ばれていきます。したがって，血流の多い肝臓や肺などによく発生するとされていますが，ほかにも骨，骨髄，脳などにも転移をすることがあります。

　播種性転移（C）とは胸腔と腹腔などの空間に広がるものです。これらの空間の中には肺や消化管や肝臓などの臓器が収まっています。がんが浸潤し大きくなると，体腔へとがん細胞が散布され，そこに定着し増殖した結果，種が播かれたように転移性腫瘍が体腔内に広がるので，これを播種性転移といいます。

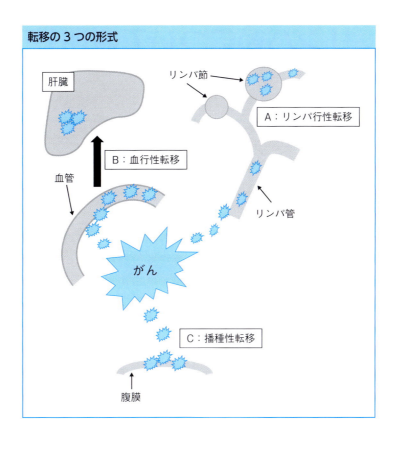

転移の3つの形式
- 肝臓
- リンパ節
- A：リンパ行性転移
- B：血行性転移
- 血管
- リンパ管
- がん
- C：播種性転移
- 腹膜

　がんの種類によって転移しやすい臓器があります。例えば結腸がんの血行性転移では肝臓がもっとも多く，それは，結腸の血流はまず肝臓へと流れるため，結腸からこぼれ出したがん細胞が肝臓にたどり着き転移してしまうからです。また，植物の種が，その種に適した土壌でのみ発育し成長することと同じように，がん細胞によって育ちやすい（転移しやすい）臓器や育ちにくい臓器があります。乳がんや前立腺がんでは骨転移しやすいことなどがその例としてあげられます。

説明のポイント　転移の経路を知る

　大腸がん肝転移を発症した患者に対する病状の説明後に，「肝臓に腫瘍ができたということは肝臓がんに対する新たな治療が始まるということですね!?」と質問されたことがあります。このように転移という概念や機序を短時間で十分理解することは，患者にとってなかなか難しいことと思います。説明の際には，がん細胞が血管などに入り込み転移臓器に流れ着く様子を，図などを用いて平易な言葉で説明していくことが重要でしょう。

〔八木　秀祐〕

Q5 リンパ節について説明してください。

　リンパ節とは身体の免疫系に関与するリンパ組織の1つです。人間の身体には，全身に張り巡らされているリンパ管という管があり，その中をリンパ液が流れています。その管と管が合流する節目にあたるのがリンパ節であり，1〜25mm 程度の球状の組織で，全身に多数存在しています。このリンパ節はウイルスや細菌を撃退するリンパ球を増生する機能やリンパ管を流れてきたリンパ液を濾過し老廃物を除去する機能をもっています。腋窩・鼠径部・頸部などの体表のリンパ節は，炎症や感染で腫大したときには外部から触知できることがあります。

　ヒトには感染や異物から身体を守る免疫システムが備わっています。この免疫システムに関与するリンパ組織は，全身に張り巡らされているリンパ管とリンパ節，血液やリンパ液を流れるリンパ球，胸腺や脾臓，扁桃などによって構成されています。リンパ管・リンパ液・リンパ球などリンパ節以外にもリンパと付く言葉がいくつかあります。まずその説明から始めます。

◆リンパ管

　静脈に絡みつく形で全身に分布し，リンパ節を通るごとに太くなり，胸管を経て最終的に鎖骨下の静脈角で静脈と合流します。リンパ管中のリンパ液は歩行や運動による筋肉の収縮・弛緩によって，より太いほうへ送られ最終的に血液に戻って心臓を介して全身を巡ります。リンパ管は老廃物の回収を行い，それを運搬するという静脈と同様の役割を果たしています。

◆リンパ液

　毛細血管から浸み出た組織液のことでリンパ管の中を流れます。古くなった細胞や水分，老廃物を回収し運搬する機能をもっています。またリンパ液の中には体外から侵入したウイルスや細菌を攻撃するリンパ球も含まれており，免疫機能も有しています。

◆リンパ球

　免疫システムを司る中心的な細胞です。さまざまな種類があり，抗体を産生するものやウイルスに感染した細胞やがん細胞を認識し，その細胞を攻撃するものもあります。

　本題のリンパ節の説明に戻ります。

　ヒトの身体には，静脈と同様にリンパ管という管が網目のように張り巡らされています。リンパ管の中にはリンパ液が流れており，リンパ液には前述のようにウイルスや細菌を攻撃し，老廃物を処理する役割があります。このリンパ管の節目にあたるのがリンパ節で，1〜25mm 程度の

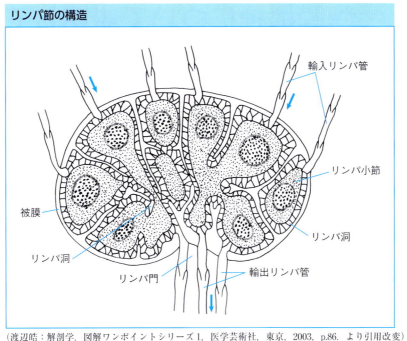

リンパ節の構造

(渡辺皓:解剖学. 図解ワンポイントシリーズ1, 医学芸術社, 東京, 2003, p.86. より引用改変)

大きさで、球状または楕円状の形をしています。全身に多数存在していますが、腋窩・鼠径部・頸部などに多く存在しています。リンパ節はリンパ洞とリンパ小節により構成され、前者は結合組織から成り、流れてきたリンパ液を濾過し老廃物を処理する機能をもちます（図）。後者ではリンパ球の成熟・増生が行われます。病原体などの異物が流入したときは、発赤・腫脹を起こしてリンパ節炎を起こすことがあります。また、がん細胞がリンパ管に侵入した場合には、このがん細胞を除去しようと反応しますが、除去できない場合にはそのままがん細胞が増殖してしまいます。これがリンパ節転移と呼ばれる状態です。リンパ節が腫れるということは、末梢組織に病原体などの異物が進入したこと、あるいは悪性新生物などが発生し、それに対する免疫応答が発動したことを意味しています。

説明のポイント　腫れと転移は別もの

リンパ節が腫れた＝リンパ節転移ではないことを伝えることは大切です。免疫システムに関与する組織の1つであり、炎症や悪性腫瘍などさまざまな原因で腫脹することを説明する必要があります。風邪を引いたときに首のリンパ節が腫脹し、体表から触れることなどを例にあげるとより理解が深まるのではないでしょうか。

〔平山　佳愛〕

Q6 腹膜播種について説明してください。

　腹腔内の臓器は腹膜と呼ばれるきわめて薄い膜に覆われています。また播種（はしゅ）とは，種が播かれるように身体の中にバラバラにがん細胞が広がることです。がん細胞が臓器の壁を突き破って，腹膜に広がることを腹膜播種といいます。超音波検査やCT検査などの画像検査でこの腹膜播種を指摘することは難しく，手術で腹部を開いてみて初めてわかることも珍しくはありません。腹膜にがん細胞が広がると基本的に手術のみで治すことはできないと考えられており，治療は抗がん剤が中心となります。

　腹部の臓器は腹膜と呼ばれる半透明の薄い膜に覆われています。この腹膜には臓器の動きを滑らかにし保護する作用，また生体膜として浸出・漏出・分泌などの生理作用があります。腹腔内には約50〜100mlの液があり，これが潤滑油的な働きを果たすと同時に感染時の防御機構となっています。がん細胞が最初に発生した場所（原発巣）から，血管やリンパ管に入り込み，血液やリンパ液の流れに乗って別の臓器や器官へ移動し，増殖することを転移といいます。転移のなかで多いのは，リンパ液の流れが集まるリンパ節への転移（リンパ行性転移），肺や肝臓，脳，骨など血液の流れが豊富な場所への転移（血行性転移）です。転移した部位によってリンパ節転移・肺転移・肝転移・脳転移・骨転移などと呼びます。

　また播種とは，がん細胞が臓器の壁を破って，近接する体内の空間（胸腔や腹腔）に散らばるように広がることをいい，腹腔内に広がることを腹膜播種といいます。数mm程度の白色結節を呈することが多く（図），術前検査としての超音波検査やCT検査でそれを指摘することは困難です。手術時に初めてわかるということも少なくありません。がんと診断し治療する際には，病期（Stage）分類を行いますが，腹膜播種があると他の臓器への転移と同様にStage Ⅳの診断となります。病期により治療方針が異なりますので，正確に診断し適切な治療を行うために，審査腹腔鏡（診断的腹腔鏡）を行うこともあります。審査腹腔鏡は腹部に小さな穴をあけ，腹腔鏡で腹腔内を観察する検査であり，腹膜播種を肉眼的に探索したり，疑わしい病変を生検（疑わしい病変を少量切除してくる）したり，細胞診（腹腔内に生理食塩液を入れて洗浄した後に回収し，顕微鏡で検査する）といった病理学的検査で診断をつけることが可能です。

　腹膜播種が多くみられる胃がんにおいては，腹膜播種を認めた場合には化学療法が第一選択となります。今まで腹膜播種には，あまり効果的な治療法はありませんでしたが，近年新しい抗がん剤の登場や腹腔内化学療法といった治療法の研究が進んでおり，徐々にその治療への道が築かれようとしています。

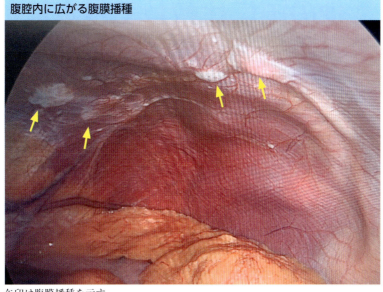

矢印は腹膜播種を示す

説明のポイント　病理学的検査で診断

　腹膜播種は転移の一種ですが，術前の画像検査で指摘するのは困難なことも多いことを理解していただく必要があります。また1カ所でも腹膜播種を認めた場合は腹腔内にほかにも無数にがん細胞が散らばっている可能性があるため，化学療法が必要であることや予後についても併せて説明しておきたい事項です。

〔平山　佳愛〕

Q7 他の国に比較して日本に多いがん，少ないがんはありますか。

がんの罹患率や死亡率には，地域差・人種差が存在します。乳がんは欧米で罹患率が高く，アジア・アフリカでは低くなっています。一方，胃がんは日本を含む東アジアの地域で多くみられます。これは胃がんの発生に強く関与しているヘリコバクター・ピロリ菌の感染がこの地域で多いためといわれています。近年は，人口の高齢化や食の欧米化に伴いがんの罹患率にも変化がみられています。

がんの発生状況には地域差や人種差があります（図）。その原因を確定することは困難ですが，疫学的には肥満などの体型的因子や食事習慣などが一因と指摘されています。例えば，欧米人に肥満者が多いのは事実ですが，乳がんは肥満，とくに閉経後の肥満が発症リスクを増加させるといわれています。また，遺伝子変異（例えば $BRCA1/2$ という遺伝子の発現は乳がん発症に関連しています）が発がんに関係しているケースもあり，これらも人種・地域により発現頻度が異なっています。また，感染と発がんの関連も指摘されています。胃がんは東アジアで多く，西ヨーロッパや北アメリカでは発生率は低くなっています。胃がんの発生には，ヘリコバクター・ピロリ菌の感染率が関与しており，胃がんの好発地域ではピロリ菌の感染率が高いことがわかっています。日本は先進国のなかではがん検診の受診率が低く，がん予防の対策不足が指摘されています。がんを予防するために，がん検診をしっかりと受け，食生活など生活習慣の改善にも留意する必要があります。

説明のポイント 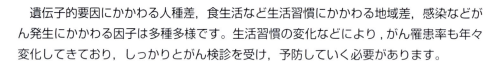 人種差，地域差はある

遺伝子的要因にかかわる人種差，食生活など生活習慣にかかわる地域差，感染などがん発生にかかわる因子は多種多様です。生活習慣の変化などにより，がん罹患率も年々変化してきており，しっかりとがん検診を受け，予防していく必要があります。

各国における乳がん・胃がん年齢調整罹患率と死亡率

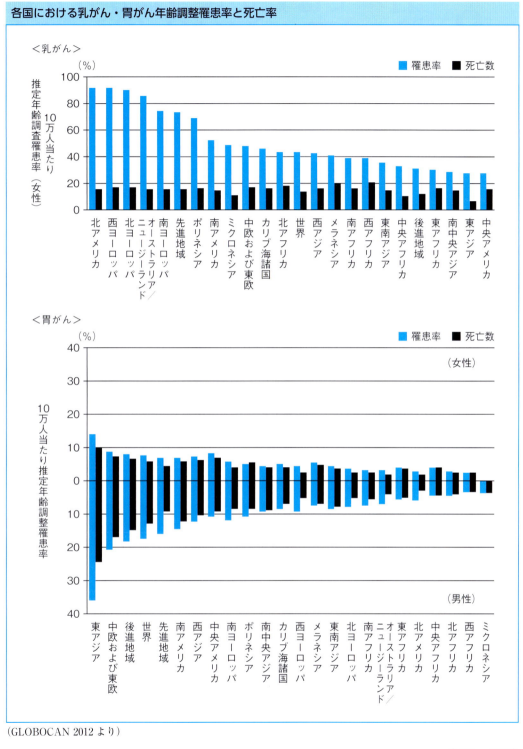

（GLOBOCAN 2012 より）

〔富永 哲郎〕

Q8 日本ではどのようながんが増え，どのようながんが減ってきているのですか。

　国立がん研究センターの統計によると，2012年の日本のがん罹患率は，多い順に男性では胃がん，大腸がん，肺がん，女性では乳がん，大腸がん，胃がんの順となっています。また近年，男性では肺がん，前立腺がん，食道がん，大腸がんが，女性は乳がん，肺がん，子宮がん，卵巣がん，大腸がんが増えています。一方，胃がんと肝臓がんは男女ともに減少傾向にあります。また，死亡数の多いがんは，男性が肺がん，胃がん，大腸がん，女性は大腸がん，肺がん，胃がんの順となっています。罹患率と死亡数の違いはがんの治りやすさなどを反映していると考えられます。

　がんが以前と比べて増加しているかどうかは，罹患率（人口10万人当たりの新たに診断された人数）により示されます。しかし，がんは高齢になるほど罹患率が上がるため，近年急激な高齢化が進んでいる日本では，単純に以前の集団との罹患率を比べることはできません。そこで年齢構成を調整することが必要です。現在の統計では，1985年のモデル人口を基準人口として算出したものを年齢調整罹患率として用いています（**図1，2**）。高齢化社会により，日本におけるがん死亡数は増加しています。2012年には約36万人で死因の1位です。しかし，高齢化の影響を除いた年齢調整死亡率でみると，男性は1990年代後半をピークに減少傾向，女性は全期間で減少傾向を示します。これはがん罹患率の減少とがん生存率の向上の2つが寄与しているものと考えられます。がんの罹患に関していえば，肺がん，前立腺がん，食道がん，大腸がんが増加傾向です。女性は乳がん，肺がん，子宮がん，卵巣がんが増えています。肺がんの原因として喫煙があげられますが，男性の喫煙率が低下している一方，女性の喫煙率は20～40代で増加傾向にあります。食道がんは，逆流性食道炎などによる食道胃接合部がんの増加も関与していると考えられます。乳がんや大腸がんは食生活の欧米化や，肥満などの因子が関係している可能性があります。一方，胃がんと肝臓がんは減少しています。胃がんの減少は第一の原因であるヘリコバクター・ピロリ菌の保菌者数の減少や生活習慣の変化による影響が考えられます。肝臓がんの減少は，C型肝炎罹患の減少が一因と考えられます。

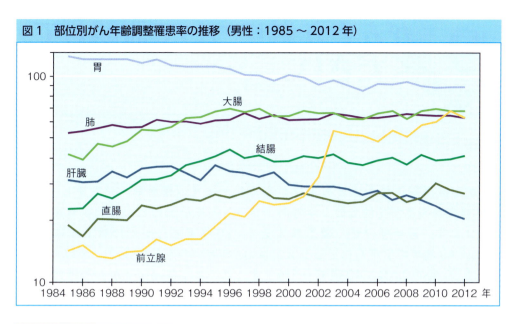

図1 部位別がん年齢調整罹患率の推移（男性：1985～2012年）

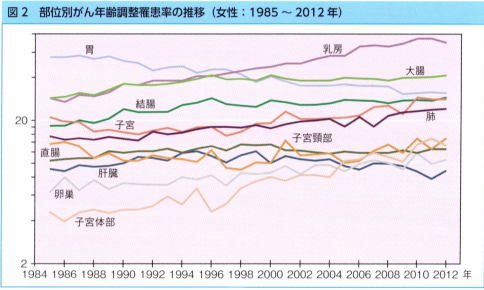

図2 部位別がん年齢調整罹患率の推移（女性：1985～2012年）

説明のポイント 早期発見が大切

　人口の高齢化に伴い，がんによる死亡者数は増加傾向にあります。一方で，近年の生活習慣や環境の変化などに伴い，がん罹患率にも変化がみられます。それぞれのがんの特色を理解し，早期発見・早期治療を推し進めていくことが重要です。

〔富永　哲郎〕

Q9 がんと年齢について説明してください。

　がんは高齢になるほど罹患率が高くなります。罹患率，死亡率ともに，40歳代から上がりはじめ，年齢が上がるとともにどんどん上昇する傾向にあります。若年者のがん罹患率は低く，50歳までにがんになるリスクは2％，40歳までにがんになるリスクは0.9％といわれています。また，死亡率は50歳で0.6％，40歳で0.2％です。このような傾向はがんの種類に関係なくみられます。

　高齢になるほど，がんの罹患率が高くなるのは，老化によって細胞の修復システムが衰えてくるためです。私たちの身体では，実は毎日がん細胞が生まれています。がん細胞は，正常な細胞の遺伝子に2〜10個程度の傷がつくことにより，発生します。例えば50歳の人では，1日5,000個ものがん細胞ができるといわれています。しかし，もともと身体に備わっている「DNA修復酵素」や「DNA修復遺伝子」などが細胞についた傷を修復してくれるため，がん化するのを食い止めることができます。また修復がうまくいかなかった場合でも，細胞がこれ以上の増殖を防ぐために自ら死ぬように（細胞死）プログラムされています。これをアポトーシスと呼びます。このようにして身体は守られているのですが，高齢になるとがん細胞の増殖が増える一方で，がん細胞の修復システム自体が衰えてくるため，ブレーキの効かない状態となっていきます。また免疫力も低下します。そうすると，生き延びるがん細胞が増えてきます。これらのことから，がんは老化現象の1つということができます。がんによる死亡者数が増えたのは高齢化社会の結果でもあるのです。

　1965年，1990年，2013年の死亡率の変化をみると，全がんでは男女とも50歳〜60歳代の死亡率は減少していますが，高齢者（男性80歳以上，女性85歳以上）では増加しています（図）。

　基準となる人口の構成を定めておき，その人口構成であった場合にがんになる人が多かったかどうかをみるのが，年齢調整罹患率です。これによって高齢者が増えたことによる罹患数の増加が除かれます。その結果，がんの年齢調整罹患率（Q8参照）は年々増加しています。つまり人口の高齢化ではなく，がんに罹患する人が増えていることがわかります。

がん死亡率の変化

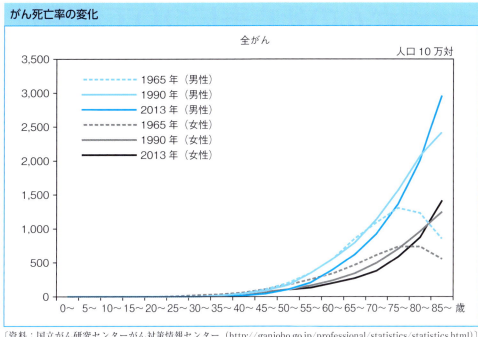

〔資料:国立がん研究センターがん対策情報センター (http://ganjoho.go.jp/professional/statistics/statistics.html)〕

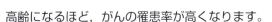

年齢とともにリスクは上がる

高齢になるほど、がんの罹患率が高くなります。

老化によってがん細胞の修復システムが衰えてきます。

元来、身体に備わっている「DNA修復酵素」や「DNA修復遺伝子」などがエラーを修復してくれるため、何事もなくすんでいますが、高齢になるとがん細胞の増殖が増える一方、修復遺伝子は傷つきやすくなり、がん細胞が増えてきます。

〔鈴木　紳祐〕

Q10 がんの死亡率について説明してください。

> 死亡率とはある集団に属する人のうち，一定期間中に死亡した人の割合をさします。日本人全体の死亡率の場合，通常1年単位で算出され，「人口10万人のうち何人死亡したか」で表現されます。国立がん研究センターの統計によると，日本の2014年のがん死亡率（人口10万人当たり何人ががんで死亡するか）は，男性で約360，女性では約235です。多くの部位で男性が女性より死亡率が高いことが知られています。とくに，口腔・咽頭，食道，胃，肝臓，喉頭，肺，膀胱では男性の死亡率が女性の2倍以上です。一方，甲状腺では女性が男性よりも死亡率が高くなっています。

　国立がん研究センターの統計によると，2014年の部位別死亡率では，男性は肺，胃，大腸，肝臓，膵臓の順に高く，女性は大腸，肺，胃，膵臓，乳房の順に高いと報告されています。また，死亡率のなかでも，年齢調整死亡率という数値が汎用されていますが，年齢調整死亡率は，[基準人口（1985年モデル人口）観察集団の各年齢（年齢階級）の死亡率×基準人口集団のその年齢（年齢階級）の人口] の各年齢（年齢階級）の総和／基準人口集団の総人口（通例人口10万人当たりで表示）で計算されるものです。つまり，もし人口構成が基準人口と同じであったら実現されたであろう死亡率です。がんは高齢になるほど死亡率が高くなるため，高齢者が多い集団は高齢者が少ない集団よりがんの粗死亡率が高くなります。そのため仮に2つの集団の粗死亡率に差があっても，その差が真の死亡率の差なのか，単に年齢構成の違いによる差なのか区別がつきません。そこで，年齢構成が異なる集団の間で死亡率を比較する場合や，同じ集団で死亡率の年次推移をみる場合にこの年齢調整死亡率が用いられます。

　図1，2は2015年の人口動態統計をもとに，がんによる75歳未満年齢調整死亡率を計算した結果です。その結果，2015年は人口10万人当たり78人で2005年の92人より約16%下がっていました。部位別では，肝臓がんが約49%も下がり，胃がんも約33%低下しました。一方，子宮頸がんは約10%上昇，乳がんも約3%上昇していました。大腸がんや肺がんは7%前後の低下にとどまっていました。肝臓がんで死亡率減少が加速し，女性乳がんで死亡率増加が止まった一方で，大腸がんおよび肺がんで死亡率の減少が鈍化し，子宮頸がんで死亡率の増加が加速しました。

図1 年齢調整死亡率（男性）

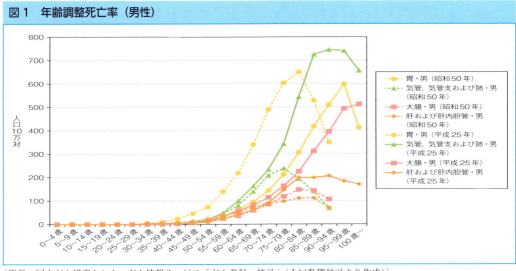

〔資料：国立がん研究センターがん情報サービス「がん登録・統計」（人口動態統計より作成）〕

図2 年齢調整死亡率（女性）

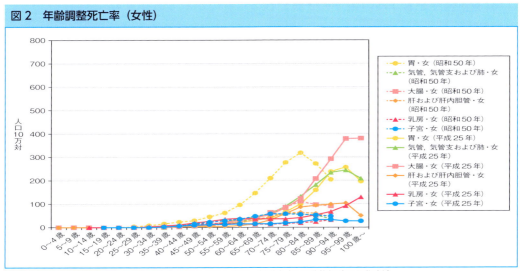

〔資料：国立がん研究センターがん情報サービス「がん登録・統計」（人口動態統計より作成）〕

説明のポイント：年齢調整死亡率とは何か

がんの死亡率はある集団に属する人のうち，一定期間中にがんで死亡した人の割合をさします。日本人全体の死亡率の場合，通常1年単位で算出され，「人口10万人のうち何人死亡したか」で表現されます。年齢構成が異なる集団の間で死亡率を比較する場合や，同じ集団で死亡率の年次推移をみる場合には年齢調整死亡率が用いられます。

〔鈴木　紳祐〕

Q11 がんの男女差について説明してください。

> 男性と女性が一生涯のうちに何かしらのがんになる確率（がん罹患率）はそれぞれ63%, 47%と報告されています。また，がんで死亡する確率（がん死亡率）は男性25%, 女性16%と報告されており，男性のほうががんに罹りやすく，死亡率も高いとされています。男性で多いがんは順に胃，大腸，肺，前立腺，肝臓で，女性では乳房，大腸，胃，肺，子宮です。このように性別によって，がんの罹患率や罹りやすい部位が異なります。そのほか，前立腺がんや子宮がんのようにそれぞれに特有のがんもあります。

　がんの罹患率は男女によって異なります。前立腺がんや子宮がんのようにそれぞれに特有のがんもありますが，消化器系のがんやそのほかのがんでも性別によって罹患率が異なるものがあります。全体では男性のほうがややがんに罹りやすいというデータがありますが，これは年齢により変化し，30歳代後半から40歳代では女性のほうががんに罹りやすく，60歳以降は男性のほうが女性より著明にがんに罹りやすいとされています。また，男性では50歳ごろには約半数が胃がんや大腸がんといった消化器系のがんですが，加齢に伴い前立腺がんの割合が増えていきます。女性では40歳代では乳がん，子宮がん，卵巣がんが大部分を占めますが，加齢に伴い消化器系のがんの割合が増えていきます（**図1**）。

　部位別の罹患率にも男女差があります。例えば，食道がん，胃がん，肺がんなどは男性で罹患率が高く，甲状腺がんは女性で罹患率が高いというデータがあります。

　がんの死亡率も男性のほうが高いとされています。多くの部位（とくに口腔，咽頭，食道，肺など）で男性の死亡率が女性より高く，女性のほうが死亡率が高い部位は皮膚や甲状腺などです。がんの死亡数は，男性で多い順に肺，胃，大腸，肝臓，膵臓であり，女性では大腸，肺，胃，膵臓，乳房とされています。部位別のがん死亡数の推移を**図2**に示します。男性では肺・大腸・膵臓のがんが増えており，女性では大腸・肺・膵臓・乳房が増えています。

　さらに抗がん剤の種類によっては，その効果に男女差がみられることがあります。例えば肺がんに用いられる分子標的治療薬であるゲフィチニブ（イレッサ®）は，男性よりも女性のほうが効果が発揮されることが多いとされています。

　このように男女によって，がんとの関係は異なります。ただし，ここで示したものは，あくまで統計学的データによるものです。可能性の低いものだからといって，そのがんに絶対にならないということはありません。生活習慣やそのほかのリスクに応じて，検診などを利用するとよいでしょう。（引用：国立がん研究センターがん情報サービス「がん登録・統計」）

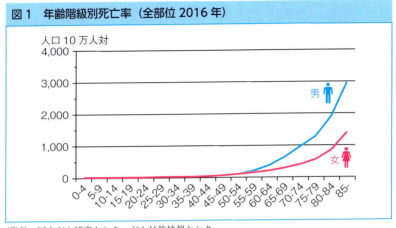

図1 年齢階級別死亡率（全部位 2016年）

（資料：国立がん研究センターがん対策情報センター
Source: Center for Cncer Control and Information Services, National Cancer Center, Japan）

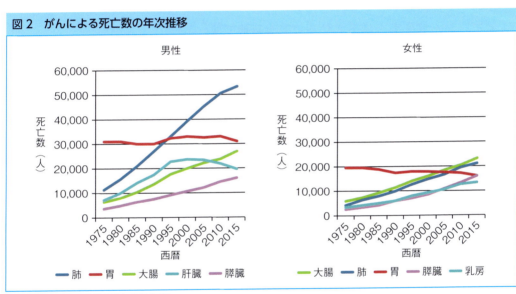

図2 がんによる死亡数の年次推移

（厚生労働省「人口動態統計」より作成）

説明のポイント　情報を正しく活用する

　性別や年齢によって罹りやすいがんが異なります。情報を得ることで，早期発見・早期治療につながる可能性があります。しかし，可能性が低いからといって，がんにならないわけではありません。

　わかりにくい言葉→罹患：病気に罹ること。

〔武田　良祝〕

Q12 感染ががんの原因になることはありますか。

> 動物で感染が白血病や肉腫など，がんの原因となることがよく知られています。ヒトでウイルス感染が誘因となるがんとしては，肝臓がん，子宮頸がん，白血病，咽頭がんなどがあります。細菌感染で誘因となるものとしては，胃がんにおけるヘリコバクター・ピロリ菌があります。感染しても直ちにがんができるわけではありませんが，時間とともに細胞の遺伝子に変化（変異）が起きてがんができます。感染を予防したり，感染してもそれを治療することで，がん発生率を低下させることも可能です。

動物では鳥の肉腫，マウスの乳がんなど，ウイルスが原因で発生するがんは多数報告されています。ヒトにおいては現在のところがんの誘因と考えられているのは**表**のとおりです。ピロリ菌は抗生物質とプロトンポンプ阻害薬の投与で高率に除菌可能です。また，上下水道の普及や衛生環境の向上に伴い，若い世代でのピロリ菌感染者は減少しており，それに伴い胃がんの発生率も年々減少しています。検診にもピロリ菌感染の有無と，それに伴う慢性胃炎の程度をペプシノーゲンでリスクを判定し，それをもとに効率的な内視鏡検診の導入が勧められています。HCV は主に輸血や，予防接種注射針の使い回しなどが主な感染経路でしたが，輸血の感染症チェックや，

がんの誘因となる感染症の病原菌・病原ウイルスとその予防・治療法

がん種	病原菌，病原ウイルス	感染経路	予防・治療法など
胃がん，胃リンパ腫	ピロリ菌（H. pylori）	経口	抗生物質，プロトンポンプ阻害薬で治療可能
肝細胞がん	C 型肝炎ウイルス（HCV）	血液	インターフェロン，核酸アナログ，プロテアーゼ阻害薬
肝細胞がん	B 型肝炎ウイルス（HBV）	経産道，血液，性交渉	ワクチン，インターフェロン，核酸アナログ
子宮頸がん，皮膚がんなど	ヒトパピローマウイルス（HPV）	性交渉	ワクチン
咽頭がん，胃がん	EB ウイルス（EBV）	経口，性交渉	
成人 T 細胞白血病	成人 T 細胞白血病ウイルス（HTLV-1）	母乳，性交渉	断乳

注射針の使い回しの禁止などにより,発生は激減しました。肝炎の治療についてはインターフェロンと核酸アナログの併用に加えて,プロテアーゼ阻害薬も使用可能になりました。副作用があるインターフェロンを使用しない治療法も出現して,これも広く普及しつつあります。成人T細胞白血病の治療はいまだ困難ですが,HTLV-1感染は断乳することで母子感染が予防できます。またHBVとHPVについてはワクチンも開発され,予防が可能です。子宮頸がんの予防ワクチンは,日本では一部で副作用が認められたため普及していませんが,WHOはワクチン接種を推奨しており,安全性が確認されたら広く試みられるべき予防法だと思われます。

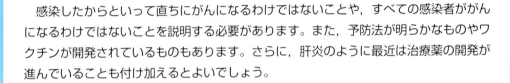

説明のポイント 過剰な不安を与えない

感染したからといって直ちにがんになるわけではないことや,すべての感染者ががんになるわけではないことを説明する必要があります。また,予防法が明らかなものやワクチンが開発されているものもあります。さらに,肝炎のように最近は治療薬の開発が進んでいることも付け加えるとよいでしょう。

〔山口 俊晴〕

Q13 発がん物質について説明してください。

発がん物質とは，がんの原因となる物質の総称です。正常な細胞が，がん細胞に変化する引き金である遺伝子変異を引き起こす化学物質と言い換えることもできます。発がんの原因は多種多様であり，新しい因子が次々に発見されています。発がん物質と呼ばれる化学物質はまだまだ増える一方です。

　発がん物質の例としては，たばこの煙に含まれているベンゾピレン，建築資材などに用いられている石綿（アスベスト）などが有名です。また私たちの身近なところでは，食品の防腐剤や着色剤などにも含まれていることが知られています。例えば，アミノ酸と還元糖が多く含まれる食品を120℃以上で加熱する過程で発生するアクリルアミド，防カビ剤のOPP，TBZという物質などがあげられます。身近な場所に発がん物質があると心配する人もいますが，これらが体内に入っても直ちにがんになるわけではありません。

　国際的ながん研究機関であるIARC（International Agency for Research on Cancer）は，物質の発がん性の評価を5段階に分類しています（**表**）。一概に発がん物質といっても，このように発がん性が明らかなものもあれば，発がん性が疑われる段階のものもあります。先ほど述べた，たばこの煙に含まれているベンゾピレンは発がん性が認められるグループ1に分類されています。またこの表は発がん性の強さを表しているわけではないので誤解してはいけません。今後も発がん物質の特定，発がんのメカニズムの解明の分野で研究が進むことが期待されます。

　われわれが日頃から摂取している食品のなかにも，ごくわずかですが発がん物質が含まれています。よく，焼き魚や焼肉のおこげや漬物の中に発がん物質が検出されたというようなニュースを目にしますが，多くの場合，何トンも食べなければ有害な量に達しないものです。もちろんわれわれは一生食べつづけるわけですから，毎日毎日漬物を朝夕食べつづければ，危険な量に達する可能性はありますが，日頃からバランスよく食事をとっている人々には心配ないといえるでしょう。ただ，とくに危険な食品が存在することも事実で，例えばピーナッツに生えるカビのなかにはアフラトキシンという強力な発がん物質が含まれていることが知られています。チーズなどは心配ありませんが，得体の知れないカビの生えた食品には十分注意する必要があります。

　食物中に発がん物質のほかに，宇宙線などの自然放射線，日光の紫外線，熱刺激など発がんの要因になるものは身の回りにたくさんあります。これらのものに曝露されずに一生を過ごすことはできません。食事をいっさいとらず，自然放射線被ばくを少なくするために一生飛行機に乗らず，日光浴もいっさいしない生活は不可能です。それよりも，禁煙したりアスベストなどの強力な発がん要因を遠ざけ，バランスのよい食事を楽しむほうが合理的です。それでも長生きするう

IARCの発がんリスク分類　(2016年)		
分類	発がんリスク	登録数
グループ1	ヒトに対する発がん性がある	118
グループ2A	ヒトに対する発がん性がおそらくある	80
グループ2B	ヒトに対する発がん性がある可能性がある	289
グループ3	ヒトに対する発がん性が分類できない	502
グループ4	ヒトに対する発がん性がない	1

ちには小さなリスクが積み重なってがんになる可能性がありますが，それに対してはがん検診を受けることで，重大な結果になる前にがんを発見して治すのがよいではないでしょうか。

患者の立場に立った説明を心がけること

　日常生活に使用されている化合物のなかには発がん物質といわれているものもあります。患者の不安を和らげるためにも，発がんのリスク分類を用いて的確に説明するとよいでしょう。

〔湯田　匡美〕

Q14 たばこを吸うとがんになるのでしょうか。

　　たばこの煙には数千種類以上の化合物が含まれています。そのうち，約200種類の有害物質が含まれており，発がん性を有するものは確認されているだけで数十種類に及びます。たばこを吸っている人はたばこを吸わない人に比べ，肺がんをはじめとした各種のがんになるリスクが高くなります。また，たばこを吸う人だけでなく，その煙に曝された周囲の人の発がんリスクも高くなります。禁煙は自分でできる最大のがん予防策といえます。

　たばこの煙の中には，たばこ自体に含まれる物質に加えて，それらが不完全燃焼することによって生じる化合物も含まれ，合わせて数千種類に及ぶといわれます。そのなかには，多環芳香族炭化水素化合物やニトロソアミン類をはじめとする，発がん物質が数十種類以上含まれています。

　たばこの煙を吸い込むこと（喫煙）により発がん物質は肺の奥に吸い込まれ，そこから血液に入ります。発がん物質は血液に入ると，膵臓や肝臓のような，呼吸に関係ない臓器にも回っていき，腎臓を通って最終的に尿から排泄されます。尿が膀胱にしばらく溜まっている間に発がん物質は膀胱を刺激して膀胱がんを引き起こします。

　たばこの煙に直接的に接する喉頭や肺はとくにその影響を受けやすく，たばこを吸う人（喫煙者）はたばこを吸わない人（非喫煙者）に比べ，男性では4.8倍，女性では3.9倍，肺がんで死亡するリスクが高くなります。

　また，喫煙男性では，喉頭がんで死亡するリスクが5.5倍といわれています。

　がん種別で比べてみると，男性では肺がん，喉頭がん，尿路がん（膀胱・腎盂・尿管）の7割，食道がんの6割が喫煙が原因であり，女性では肺がんの2割，食道がん，子宮頸がんの1割が喫煙が原因とされます。

　このほかにも膵臓がん，肝臓がん，胃がんなどの死亡には喫煙が関与するといわれています（表）。

　周囲の人が喫煙者の煙に曝されることを受動喫煙といいます。受動喫煙の8割程度を占める副流煙には，本人が吸う主流煙よりも高い濃度で有害物質が含まれています。主流煙に対して，副流煙の含有率は例えば発がん物質であるタールで3.4倍，強力な発がん物質であるニトロソアミンでは52倍となります。副流煙は低い温度で不完全燃焼するたばこから発生することが原因であり，喫煙者から周囲7mまで達するとされます。受動喫煙により心筋梗塞死は1.2～1.3倍，脳卒中死は1.8倍，肺がん死は1.2倍になるといわれています。

　肺がん検診などでは，高危険度群は50歳以上で喫煙指数（1日の喫煙本数×喫煙年数）が600

がんの種類と喫煙との関係
喫煙との因果関係があると判断する十分な根拠のあるがん
肺がん，喉頭がん，食道がん，膵臓がん，口腔・中咽頭・下咽頭がん，腎盂尿管がん，膀胱がん，腎細胞がん，胃がん，肝臓がん，白血病（とくに骨髄性）
喫煙との因果関係が疑われているが十分な証拠がないがん
口唇がん，鼻腔・副鼻腔がん，上咽頭がん
喫煙との因果関係について議論が続いているがん
子宮頸がん，大腸がん，乳がん
喫煙との因果関係がないと考えられているがん
胆嚢がん・胆管がん，唾液腺がん，卵巣がん，リンパ腫，脳腫瘍，甲状腺がん，副腎がん，前立腺がん

以上といわれていますが，600で分かれるというよりは吸えば吸うほど危険度は直線的に上がっていきます。一方で，長期間喫煙を続けた人でも，禁煙を1カ月続けると，咳や痰，喘鳴などの呼吸器症状が改善します。禁煙期間が2～4年もすれば，狭心症や心筋梗塞などの心臓の病気のリスクが，たばこを吸う人と比べて著しく低下します。口腔がん，喉頭がん，食道がん，膀胱がんでは禁煙して5年でリスクは半減します。肺がんでは禁煙して5～10年でリスクは1/3になります。

禁煙は本人のがん予防策となるのはもちろんのこと，家族のがん予防にもつながるのです。

 たばこの健康に及ぼす影響についての十分な情報提供を

喫煙の健康影響はがんにとどまりません。脳卒中や心臓病などとの関連も指摘され，寿命前の死亡リスクが高くなります。また，喫煙者本人だけでなく，その周囲のたばこを吸わない家族や同僚の健康にも影響を与えます。本人のがんリスク上昇はその一部にすぎず，個人の趣向の問題にとどまらないという事実を認識してもらう必要があります。

〔速水　克〕

Q15 放射線や紫外線はがんの原因になりますか。

> 放射線や紫外線も，がんの原因として確認されているものの1つです。どちらも大量に浴びると細胞に傷をつけ，それが異常な細胞分裂を誘発してがんを引き起こすことがあります。
>
> 放射線によるがんとして，日本では戦時中の被爆によるものがよく知られています。原爆で高線量の放射線を浴びた人には，白血病をはじめとするがんが増加しました。一方，紫外線によるがんとしては皮膚がんが代表的です。また，自然界に存在する，あるいは人工的に発生する放射線・紫外線を大量に浴びた場合には，白血病，乳がん，甲状腺がんをはじめとしたさまざまながんのリスクを高めることが知られています。

　放射線や紫外線を大量に浴びると，細胞が傷つき，それが異常な細胞分裂を誘発してがんを引き起こすことがあります。自然界や工場，医療などで人工的に発生する放射線・紫外線は，白血病，乳がん，甲状腺がんをはじめとしたさまざまながんのリスクを高めることが知られています。

　放射線によるがんとして，日本では戦時中の被爆によるものが広く知られています。原爆で高線量の放射線を浴びた人には，早い時期から白血病が増えたことが確認されています。公益財団法人放射線影響研究所にて実施された調査によると，広島や長崎の放射線被ばく線量やその寿命がわかっている 105,427 人のうち，1958 ～ 1998 年の間に原発固形がんの発症が約 17％の 17,448 人に確認されています。放射線が関与していると考えられたがんの発症は，口腔がん，食道がん，胃がん，結腸がん，肺がん，乳がん，卵巣がん，膀胱がん，甲状腺がん，肝臓がん，黒色腫以外の皮膚がん，神経系がんなど，多岐にわたります。被爆による白血病は，とくに子どものときに被爆した人たちに多く認められ，被爆後 10 年間がもっとも多いとされていますが，その後は時間の経過とともに減少し現在ではほとんど発症がみられなくなりました。これに対して，白血病以外のがん（固形がん）の発症は現在も確認される場合があり，被爆者の生涯を通じて認められると考えられています。

　一方，紫外線によるがんとしては皮膚がんが代表的です。世界的にみると日本人には比較的少ないがんではありますが，過度の日焼けは皮膚がんのリスクを高めます。大量の紫外線は皮膚の細胞の DNA に傷をつけてしまいます（図）。皮膚の細胞にはこの傷ついた DNA を切り取って正しい DNA に修復する仕組みが備わっています。しかし，DNA の傷害が度重なると，修復が追いつかず，誤った遺伝情報（突然変異）が生じることがあり，それが皮膚がんの原因になると考えられています。

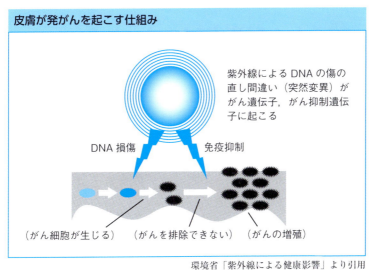

環境省「紫外線による健康影響」より引用
http://www.env.go.jp/chemi/uv/uv_pdf/02.pdf

　このように，大量の放射線や紫外線を浴びることは発がんの原因になり得ると考えられますが，がんが発生する過程で放射線がどの程度影響を及ぼしているかについてはいまだ解明されていません。医療行為におけるX線やCT撮影や放射線治療は放射線被ばくのリスクを伴いますが，得られる診断や治療効果がもたらすメリットが大きい場合が多いと考えられますし，極端に紫外線を避けることで骨軟化症のリスクが高まる可能性もあります。このため，放射線や紫外線による発がんのリスクに加えて，医療行為における放射線の有用性や日光浴の必要性についても十分に説明することが必要です。

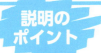 **過剰な不安を与えない**

　放射線，紫外線の発がんリスクについて説明すると同時に，放射線や紫外線を浴びたからといって直ちにがんになるわけではないことも十分に説明する必要があります。

〔山下公太郎〕

Q 16 がんは遺伝しますか。

　両親ががんだからといって，そのがんがそのまま子に遺伝することはありません。ただし，両親の形質は遺伝しますので，がんになりやすい形質が遺伝することはあります。また，遺伝子の異常がもともと存在し，それが子に引き継がれてがんになる遺伝性腫瘍（家族性腫瘍）もあります。**遺伝性と考えられるがんが，大腸がん，乳がん，卵巣がん，子宮がんなどで知られています。一般的にその家系には，①若くしてがんを発症した人がいる，②家系内に複数回がんを発症した人がいる，③特定の種類のがんが家系内に多発しているといった3つの特徴があります。このような場合，遺伝カウンセリングや遺伝子検査が有用であると考えられます。結果の解釈やその後のマネジメントについては，遺伝カウンセリングのなかで話し合われます。**

　遺伝性腫瘍と考えられるがんは，大腸がん，乳がん，卵巣がん，子宮がんなどで知られています。家族に腫瘍（がん）が集積して発生する「家族性腫瘍」のうち，1つの病的な遺伝子の変異が親から子へ伝わることにより遺伝的にがんに罹患しやすくなり，その素因をもとにがんが発症する疾患をとくに「遺伝性腫瘍症候群」と称します。例えば大腸がんの場合は約25％が家族性腫瘍であり，遺伝性腫瘍症候群は5％程度とされています。

　一般的に遺伝性腫瘍症候群の家系には，①若くしてがんを発症した人がいる，②家系内に複数回がんを発症した人がいる，③特定の種類のがんが家系内に多発しているといった3つの特徴があります。このような場合，専門の医師や遺伝カウンセラーの遺伝カウンセリングが有用であると考えられます。現在，医療の現場で遺伝子検査や対策の実践が可能な遺伝性腫瘍症候群として，**表**に示したものがあげられます。

　遺伝子検査は主に血液を用いて行われ，遺伝子の塩基の並び方や，大きな欠失・重複を調べるものです。現時点では，遺伝子検査の適応となる疾患は限られていますが，治療やがん検診の方法がほぼ確立した疾患もあります。また，がんに罹患しやすい体質を受け継いでいたとしても，適切な健康管理により治療成績の向上が期待できる可能性があります。しかし現在の遺伝子検査ですべてが説明できるわけではありませんので，結果の解釈やその後のマネジメントについては，遺伝カウンセリングのなかで話し合われます。

　また遺伝子検査の結果は家系に共通の情報となるため，遺伝情報の取り扱いには特別な配慮が必要です。こうした検査は実施するときにも細心の注意が必要ですが，その後の検査を受けた人への医療の面と心理社会的な面のケアも同等に重要です。したがって，原則として体制が整った

代表的な遺伝性腫瘍症候群と遺伝子異常

遺伝性腫瘍症候群	遺伝子異常
家族性大腸腺腫症	*APC* 遺伝子
リンチ（Lynch）症候群	マイクロサテライト不安定性
遺伝性乳がん，卵巣がん	*BRCA* 遺伝子

施設で行います。

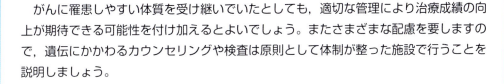

過剰な不安を与えない

　がんに罹患しやすい体質を受け継いでいたとしても，適切な管理により治療成績の向上が期待できる可能性を付け加えるとよいでしょう。またさまざまな配慮を要しますので，遺伝にかかわるカウンセリングや検査は原則として体制が整った施設で行うことを説明しましょう。

〔岡村　明彦〕

Q17 がんになるとどのような症状が出てきますか。

> がんは徐々に大きくなっていくので初期の段階では無症状です。多くの場合，ある程度の大きさに進行してからでないと症状が出ません。進行してもがんの種類によっては，身体のだるさや息切れなどのあまり特徴的でない症状しか出ないことも多くみられます。症状が出ない早期のがんを発見するには，普段から定期的な健康診断の受診が大事になります。

　がんはある程度の大きさに増殖するまで，基本的に症状が出ません。また，がんの種類によって症状は異なります。食道がんや胃がん，大腸がんのような消化管のがんでは進行すると消化管を塞ぎ，腹部膨満や嘔吐などの症状が出ます。がんから出血すると，胃がんでは黒色便，大腸がんは血便を認めます。出血が続き貧血になると，息切れや倦怠感を認めます。肝臓がんや膵臓がんは症状が出にくいですが，胆管が詰まると黄疸が出現します。肺がんは血痰，膀胱がんは血尿を認めることがあります。前立腺がんや子宮がんも症状が出にくいですが，前立腺がんは頻尿や残尿感を伴い，子宮体がんは閉経後の不正出血で気づかれることがあります。血液のがんは発熱や，貧血，出血傾向などにより発見されることがあります。乳がんはほかの臓器や骨への転移がなければ症状は出にくいのですが，体表にあるため大きくなるとしこりとして触れたりしますし，乳頭からの異常分泌，出血が起こり発見されることもあります。

　がんは進行するとほかの臓器に転移します。がんの種類によって転移しやすい臓器があり，部位によりさまざまな症状が出ます。胃がん，大腸がんや膵臓がんなどの消化器がんは腹膜や肝臓に転移しやすいことがわかっています。腹膜に転移した場合には，腹水が溜まって腹部膨満を認めたり，腸管が狭くなって腸閉塞になったりします。肺がんや乳がんは胸膜に転移して胸水が溜まって呼吸苦や，骨に転移して痛みが出ます。それぞれのがんが転移しやすい部位を知ることも，症状を理解するうえで非常に大切といえます。しかし，このように症状を自覚症状として認めるころには進行していることが多く，自覚症状が出ない早期の段階でがんをみつけるために定期的な健康診断が大事です。

説明のポイント　不安を与えない

　がんは必ずしも典型的な症状が出るわけではなく，自覚症状が出るのはある程度進行してからになります。不安を与えない程度にそれぞれのがんで注意すべき自覚症状を説明しつつ，早期の段階では定期的な健診によるスクリーニングを受けることが大事だと説明する必要があります。

　なお，早期のがんでも症状を訴えることがあります。例えば，早期の胃癌では半分くらいの例で心窩部痛など不定愁訴があります。これはがんのための痛みではなく，たまたま胃炎や胃潰瘍が併存していたために起こるものです。

〔堀江　義政〕

Q18 がんは痛みがありますか。

　がんの初期は基本的には無症状ですが，がんの発生部位や進展様式により，病状進行とともにさまざまな痛みが生じます。これらは日常生活に支障をきたすことが多く，痛みのコントロールはがん診療の重要な課題となっています。痛みは主に体性痛，内臓痛，神経障害性疼痛の3つに分類され，それらに基づいた評価方法や治療方法がガイドラインに示されています。

　がんによる痛みは，皮膚や骨，筋肉などの体性組織への機械的刺激により生じる体性痛，消化管被膜や臓器被膜への刺激により生じる内臓痛，神経への直接刺激による神経障害性疼痛の3つが主な機序とされています（**表**）。

　がんの発生母地となる各臓器の上皮領域は，基本的には痛覚の乏しいところであり，がんの初期段階では痛みを感じることはあまりありません。一方，がんは周囲組織への浸潤，破壊，圧排などを伴いながら増大し，このような変化のなかで，痛覚を有する臓器被膜や骨，筋への刺激，また神経へ直接刺激が生じることで痛みを自覚するようになります。例えば，肺がん増大による胸膜刺激，消化管がん（胃がん，大腸がんなど）増大による腹膜刺激，大腸がん増大による腸閉塞と腸管過伸展刺激，膵臓がん増大による腹腔神経叢への刺激，骨転移による骨膜刺激などです。発生部位と伸展機序によりさまざまなメカニズムで痛みが生じます。このような痛みによって日常生活の質は大きく左右され，適切な対応が必要となります。

　がんに伴う疼痛に対しては2014年に『がん疼痛の薬物療法に関するガイドライン』が示され，痛みの評価方法とオピオイド系鎮痛薬，非オピオイド鎮痛薬，鎮痛補助薬などを用いたさまざまな薬物療法などが記されています。がんによる痛みが生じる状況は，多くの場合，病期が進み生命予後が限られています。痛みに対し適切に対処し，限りある時間を痛みなく過ごせるようにすることはとても重要です。

　初期のがんは痛みに乏しいですが，がんの進行に伴いさまざまな機序で痛みが生じ，日常生活に支障が生じます。このような痛みに対しガイドラインが示されており，適切に対処することで生活の質改善が期待できます。

痛みの神経学的分類

分類	侵害受容性疼痛		神経障害性疼痛
	体性痛	内臓痛	
障害部位	皮膚，骨，関節，筋肉，結合組織などの体性組織	食道，胃，小腸，大腸などの管腔臓器 肝臓，腎臓などの被膜をもつ固形臓器	末梢神経，脊髄神経，視床，大脳などの痛みの伝達路
痛みを起こす刺激	切る，刺す，叩くなどの機械的刺激	管腔臓器の内圧上昇 臓器被膜の急激な伸展 臓器局所および周囲組織の炎症	神経の圧迫，断裂
例	骨転移局所の痛み 術後早期の創部痛 筋膜や骨格筋の炎症に伴う痛み	消化管閉塞に伴う腹痛 肝臓腫瘍内出血に伴う上腹部，側腹部痛 膵臓がんに伴う上腹部，背部痛	がんの腕神経叢浸潤に伴う上肢のしびれ感を伴う痛み 脊椎転移の硬膜外浸潤，脊髄圧迫症候群に伴う背部痛 化学療法後の手・足の痛み
痛みの特徴	局在が明瞭な持続痛が体動に伴って増悪する	深く絞られるような，押されるような痛み 局在が不明瞭	障害神経支配領域のしびれ感を伴う痛み 電気が走るような痛み
随伴症状	頭蓋骨，脊椎転移では病巣から離れた場所に特徴的な関連痛を認める	悪心・嘔吐，発汗などを伴うことがある 病巣から離れた場所に関連痛を認める	知覚低下，知覚異常，運動障害を伴う
治療における特徴	突出痛に対するレスキュー薬の使用が重要	オピオイドが有効なことが多い	難治性で鎮痛補助薬が必要になることが多い

(日本緩和医療学会緩和医療ガイドライン作成委員会：がん疼痛の薬物療法に関するガイドライン，2014年版，金原出版，東京，2014，p.18.「表1 痛みの神経学的分類」より引用)

説明のポイント　がんの痛みは怖くない

「がんは強い痛みに苦しみながら死んでいく病気」というイメージから強い不安をもっている患者も多いので，痛みを評価しそれに基づいて適切に対応することで痛みのない生活が送れるようになるという説明が必要です。

〔赤澤　直樹〕

Q19 血液検査でがんは診断できますか。

　がん診療の際によく使用される血液検査項目に、腫瘍マーカーがあります。がん診断補助として利用されることはありますが、血液検査のみでがんと診断することはできません。また、腫瘍マーカーだけでは、がんがある可能性を知ることができても、それがどの部位にあるのかを知ることはできません。主に治療効果の判定や、再発のチェックに使われる検査です。また人間ドックなどで腫瘍マーカーを測定し、高くても、その腫瘍マーカーに対応する腫瘍が本当に存在するか否かを知るためには精査が必要となります。最近は血液中にがん細胞に由来する遺伝子（DNA）が存在することがわかってきましたので、採血してこの遺伝子の変異を調べてがんの診断をしたり、最適な治療法を判定しようという試み（リキッドバイオプシー）も始まっています。

　いくつかのがんでは、そのがんに特徴的な物質を産生することがわかっています。そのような物質のうち、血液中で測定ができるものを、主に腫瘍マーカーとして利用しています（表）。

　腫瘍マーカーの基準値は、がんを患っている人とそうでない人を合わせて、多くの人たちの測定値をもとに決められています。しかし、たとえ環境が似ていても必ずしも全員が同じ数値の動きをするわけではありません。そのため、がんがあるのに数値が低い偽陰性もあれば、実際にはがんがないのに高値である偽陽性も存在します。また、早期のがんではほとんどの場合で腫瘍マーカーは高値とならず、偽陰性が多く存在します。これが、腫瘍マーカーでがんを診断してはならない理由です。ただし、がん診断補助の1つとして利用されることはあります。

　具体的に臨床の現場では、がんの治療を開始している人が、治療効果の推移をみるために利用されます。例えば、手術後や治療が有効な際には低下したり、逆に上昇する場合には増悪や再発がないかを考えたりします。

　リキッドバイオプシーは、がんの存在診断だけでなく、遺伝子の変異を知ることでそのがんに有効な薬剤を選択できるのではないかと期待されています。

人間ドックで測定されることの多い，腫瘍マーカーの一部

腫瘍マーカー	食道	胃	大腸	肝臓	膵臓	胆囊,胆管	肺	乳腺	卵巣	子宮	膀胱	前立腺	甲状腺
CEA	●	●	●		●	●	●	●	●	●		●	●
p53	●		●					●					
AFP		●			●								
CA19-9	●	●	●		●	●							
SCC	●						●			●			
CYFRA	●						●						
SLX					●		●						
PSA												●	
CA125			●		●		●		●	●			
CA15-3								●					

備考）保険収載されていない項目・疾患も含めた，臨床上重要とされている一例であり，異なる解釈もある

説明のポイント　腫瘍マーカーの意味を知ってもらう

　身体所見や画像検査に比べ，腫瘍マーカーは誰でも理解しやすい数字のみで表されるため，これに注目して一喜一憂する患者を多くみかけます。近年は人間ドックで腫瘍マーカーを気軽に測定する機会も増え，高値を指摘されることも少なくありません。もしそのような人がいれば，腫瘍マーカーに対応するがんが実際に存在するかを調べるための検査を勧めると同時に，腫瘍マーカーには偽陰性・偽陽性が存在すること，がん診断には利用できないことを患者に説明しておくことが重要です。採血のみで気軽に調べられる反面，容易に安心してしまったり，過剰に心配してしまう場合もあるので，最初に十分伝えておくとよいでしょう。

〔乾山　光子〕

Q20 内視鏡検査でどのようながんの診断が可能ですか。

　内視鏡検査には食道，胃，大腸を観察する消化管内視鏡，気管・気管支を観察する気管支鏡，喉頭鏡，膀胱鏡などがあります。それぞれの臓器の表面にあるがんを観察し，一部の細胞を採取して検査を行うことでがんを診断することができます。その対象は食道がん，胃がん，大腸がん，気管がん，一部の肺がん，喉頭がん，膀胱がんなどになります。
　また，がんがなくても，例えば胃ではピロリ菌の感染の有無や，慢性胃炎の程度を判定することで，がんになるリスクをある程度推定することもできます。

　内視鏡検査とは管状の臓器（管腔臓器）に内視鏡スコープを挿入し，内腔の表面を観察する検査です。代表的な管腔臓器には食物の通路である消化管（食道，胃，大腸）と空気の通路である気道（喉頭，気管，気管支）また尿の通路である尿道，膀胱などがあります。
　内視鏡検査では臓器表面の観察だけでなく，スコープの先端から器具を使って一部の細胞をつまみ取る（生検），あるいは擦り取る（擦過細胞診）ことができます。そのため，それぞれの臓器から発生したがんを診断することができます。食道がん，胃がん，大腸がん，喉頭がん，気管がん，一部の肺がん，膀胱がんなどが対象になります。抗血小板薬や抗凝固薬など，血液が固まりにくくなる薬を内服している人では検査前に薬剤を中止するなど，注意が必要です。最近では特殊な光（narrow band imaging；NBI，従来より狭い波長の光）を当てることにより，食道がんや咽頭がんを発見しやすくなるような内視鏡もあります〔図1：通常光による食道がん，やや発赤調のある部位（→）が食道がんです。図2：NBIで同部位は茶褐色に見えています（→）。図3：ヨードを散布すると正常では茶褐色になっていますが，黄色い面が食道がんです（→）〕。従来，咽頭食道がん（扁平上皮がん）の発見にはヨードが有用で，ヨードを内視鏡下に散布していましたが，刺激性が強いため，現在ではスクリーニング内視鏡ではチャンネル1つで切り替えられるNBIが発見に有用です。
　また，内視鏡スコープの先端に超音波端子がついた特殊な超音波内視鏡を使うことで，管腔の外にあるがんを観察し，針を刺して細胞を取る（穿刺細胞診）ことも可能です。超音波内視鏡による検査は，消化管の外にある膵臓がんや，リンパ節に転移したがんに対して行われます。
　検査を行うためには検査前の絶食，下剤による前処置，麻酔などの処置が必要になります。ほとんどの検査は外来で行われ，所要時間は30分程度です。また，超音波内視鏡による穿刺細胞診は専門の施設で入院して行われます。

図1

図2

図3

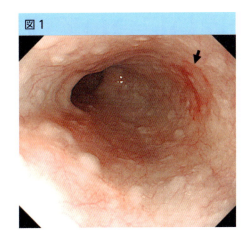
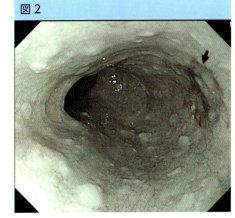
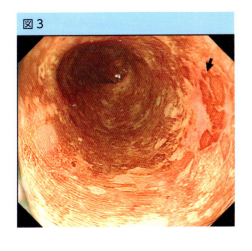

　なお，内視鏡検査ではがんを直接診断できるばかりでなく，ピロリ菌の有無や慢性胃炎の程度を直接知ることで，胃がんのリスクをある程度推定できます。これらの情報は内視鏡検診の頻度を決めるうえでも役に立ちます。

説明のポイント　内視鏡検査を安心して受けるために

　内視鏡検査はどのように行われるか，苦しくないのか，ということが患者にとってもっとも知りたい点です。検査の意義はもちろん，前処置や麻酔についても説明することで，より安心して検査に臨んでもらうことができます。

〔中野　薫〕

Q21 CTとMRIの違いについて説明してください。

　CTとMRI検査というと，どちらも丸い大きな輪の中に寝た状態で入る機械です。その大きな違いは，CT検査は放射線を使用しますが，MRI検査は放射線を使用せず，磁気を使用するため，検査を受けてもまったく被ばくしない点です。ただし，MRIはペースメーカーや金属類を体内に埋め込んでいる人には行えません。また，それぞれ撮影に適した臓器や疾患があるため，どちらが優れているというものではありません。

　CTとMRI検査はどちらも丸い大きな輪の中に寝た状態で入る機械で，がんの診断には非常に有用な検査ですが，それぞれメリット・デメリットがあります（表）。

　CT検査は，X線を身体の周りに当てて得られた情報をコンピュータで計算し，格子の目のような二次元画像を作る方法です。検査台を動かしながら複数の検出器を用いて撮影できる装置（MDCT）ができてからは検査時間が大幅に短縮され（数分），MRIに比して非常に短く，広い

表　CTとMRIの比較

	CT	MRI
撮影原理	X線の吸収	磁気の共鳴
放射線被ばく	あり	なし
基本の断面	横断面（撮影方法により三次元画像を作成することも可能）	任意の断面（横断・冠状・矢状）
検査時間	短時間（5〜10分）	比較的長い（30分〜1時間）
分解能	空間分解能に優れている	コントラスト分解能に優れている
得意な部位	脳・肺・腹部・骨	脳・脊髄・心臓・関節・骨盤腔
長所	・撮影時間が短い ・金属使用者にも検査可能 ・骨，肺，出血巣の内部構造が明確に描出される ・騒音や閉塞感が少ない	・放射線被ばくがない ・1回の検査で複数の撮像法を用いるので病変の質的診断が可能 ・血流の情報が検出できるため，造影剤なしで血管画像が得られる
短所	・X線による放射線被ばくがある ・造影剤を使用しないと，病変や血管などはよく見えない場合がある	・体内に金属が入っている人は，原則検査できない ・撮影時間が長く，閉所恐怖症や安静が保てない場合は困難 ・検査中，装置から騒音が聞こえる

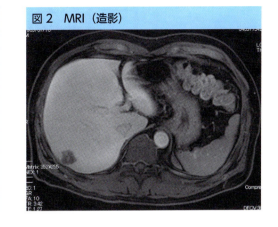

図1 CT（造影）　　図2 MRI（造影）

範囲の検査にはCTが適しています。また，MRIでは骨や肺の描出が難しいので，骨や肺の状態を観察したい場合にはCTが適しています。しかし，CT検査では放射線被ばくがあることが欠点で，病変と正常組織とのコントラストもMRIに劣ります。

　MRI検査は，磁気を利用して，体内の水素原子の量と，水素原子の存在の仕方を画像化する方法です。放射線被ばくがないため，繰り返す検査や子ども・妊婦の検査に適しています。しかし，検査の範囲が狭い，検査時間が長い（30分〜1時間程度），骨の変化がわかりにくい，という欠点があります。金属を身につけているとその影響で画像が乱れてしまったり，磁力が電子機器を誤作動させてしまう危険性があるため，歯科矯正や骨折などでボルトを体内に埋め込んでいたり，ペースメーカーをつけている患者には施行できず，また閉所恐怖症の患者にも不向きです。

　このようにCT，MRIにはそれぞれ長所・短所があり，患者の疾患や状態に合わせて，治療のための必要十分な情報が得られるように検査を行っています。どちらが優れているということは一概にいうことはできず，相補的に用いるのがもっとも正しい使い方といえます。例えば図1は進行直腸がんの転移の有無を調べるために撮影された造影CTですが，肝S6に約20mm大の結節影を認め，リング状の造影効果を呈し，肝転移が疑われます。精査目的に撮影されたEOB-MRIでは，図2のように腫瘍辺縁の造影増強効果を認め，肝転移に矛盾しない所見でした。がんの患者の場合には，局所だけでなく，転移の有無を調べるため，両方の検査を受けなくてはならないことがほとんどです。

説明のポイント　禁忌を説明することが大切

　CTとMRIは原理がまったく異なる装置のため，病状や撮影箇所，目的などによって医師が適切にどちらかを選択します。患者側に選択を迫られる心配がないことは説明しておく必要があります。また，妊婦はCTが禁忌であり，ペースメーカーや金属類を体内に埋め込んでいる人などはMRIが禁忌となりますので，自分自身が検査を受けられる状態かどうかを医師に伝えることが大事だと説明するとよいでしょう。

〔安江　千尋〕

Q22 PET検査について説明してください。

　がんの発見を目的とした検査です。放射線を出すブドウ糖類似物質を注射し撮影を行うことで、がんを光らせることができます。健診としてがん発見を目的に行う場合や、すでにわかっているがんに対して転移の有無などを調べるためにも行われます。5mm 程度の小さながんでもみつけることができるとされており、また CT と合わせて行うことにより、PET 単体よりも光っている部位が正確に同定できるようになりました。ただし、大きなものと比べると小さながんの検出率は下がり、また臓器別でも PET による検出が得意ながんとそうでないものがあります。

　PET（Positron Emission Tomography）とは：陽電子放射断層撮影という核医学の一種で、がんの早期発見を目的として行う検査です。

　PET の原理：まずポジトロン（陽電子放出）核種というがん細胞への"目印"を合成したブドウ糖（= FDG：フルオロデオキシグルコース）を点滴投与します。ポジトロン核種は電子と反応し放射線の一種であるガンマ線へと変わり、そのガンマ線を光として検出する装置が PET です。がん細胞は正常細胞に比べブドウ糖の消費が 3〜8 倍多いため FDG をより多く取り込み、そのぶん光量が増加するという原理です。

　PET の有用性：5mm 程度のがんの検出が可能とされており、原発巣の早期発見を行うスクリーニング検査として有用な検査です。またほかの検査で原発巣がみつかった患者に対し PET を行うことで、転移巣を検出し正確な stage の評価および適切な治療法を選択することができます。そのほか治療後の効果判定、再発の有無の評価にも役立つとされています。臓器別には頭頸部、食道、肺、乳房、膵臓、大腸、卵巣、子宮体部などのがんでその有用性が報告されています。また PET 単体の検査では画像が不鮮明で位置の特定が困難でしたが、これに CT の画像を重ね合わせたものが PET-CT で、検出部位の位置を正確に把握できるようになりました。

　PET のピットフォール：膀胱、腎臓、尿管、前立腺、肝臓、消化器粘膜内などでは検出率が落ちるとされています。これは FDG の排泄経路である泌尿器系の臓器や、糖代謝が活発な脳や心臓では強い集積があること、逆に胃や肝臓などでは FDG が集積しにくいことが原因と考えられています。また微小ながんであるほど FDG の取り込み量に比例し検出率が落ちることや、炎症でも FDG の集積があるため鑑別が問題となること、150〜200mg/dl の高血糖状態では筋肉に FDG が集積してしまうことなどが、正確な判定を困難にします。

　PET の安全性：被ばく量は胃透視（バリウム検査）1〜2 回分と低量で、これは年間に自然曝

露される放射線量とほぼ同量となります。ただし妊婦に対しての検査はできません。

　PETの実際の検査法：現在主流となっているPET-CTでは，5分程度でFDGを投与し1時間安静にして薬剤を全身に行きわたらせます。その後に装置内で約15分間の撮影を行います。

　PET-CTが有用であった例：56歳，男性。左腋窩の悪性リンパ腫に対し病気診断目的に施行されたPET-CTで盲腸とS状結腸にFDGの集積を認めました（図）。

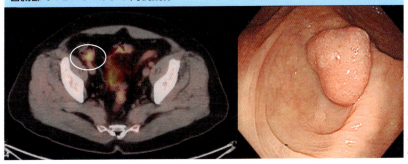

盲腸部のPET-CTおよび内視鏡像

盲腸部（左，白丸）に集積を認め，下部消化管内視鏡検査（CS，右）では盲腸部の虫垂開口部近傍に15mm大の早期大腸がんを認めました。内視鏡的粘膜切除術（EMR）を施行し治癒切除が得られました

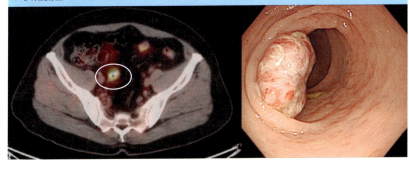

S状結腸部のPET-CTおよび内視鏡像

S状結腸の集積部（左，白丸）。CS（右）ではAV 20cmのS状結腸に25mm大のI型進行大腸がんを認めました。腹腔鏡下S状結腸切除術を施行し，根治的な治療が行えました

説明のポイント　PET検査は有用であるが万能ではない

　放射線を用いますが，安全な検査です。
　5mm程度のがんがすべてみつかるわけではありません（がん種によってはみつからないこともあります）。
　臓器別に向き・不向きがあります。患者は「PETが問題なければがんはない」と考えている場合があり，有用ですが万能な検査ではないことを伝え，内視鏡や超音波検査などほかの検査と組み合わせて弱点を補う必要があることを説明するとよいでしょう。

〔並河　健〕

Q23 超音波（エコー）検査でがんの診断ができますか。

> 超音波は被ばくがなく，患者の苦痛もほとんどない検査のため手軽に行うことができ，肝臓や甲状腺などのがんを発見するのに非常に有用な検査です。
> ただし，がんの診断には超音波のみでなく，CTやMRIなどほかの画像検査や組織診断をもとに総合的に判断することが必要です。

◆超音波検査でわかること

超音波（エコー）検査とは超音波（人間の耳で聞こえるよりも周波数が高い音）を体外から投射することにより反射・吸収させ，臓器の形態を画像化する検査です。甲状腺，乳腺，子宮，卵巣，膀胱，前立腺，腹部臓器（肝臓，膵臓，胆嚢，腎臓など）の観察に使用されており，観察部位によってセンサーの役割をもつ探触子（プローブ）の周波数が異なります。各臓器によって基本的な画像パターンがあり，腫瘍，炎症，ポリープ，結石などは正常組織の基本パターンと異なるため病変の発見が可能になります。超音波検査では病変の有無だけでなく，腫瘍の大きさや深達度を調べることもできます。

◆安全な検査

超音波自体は人体に無害であり，X線による被ばくがなく，患者の苦痛もほとんどない非侵襲的で安全な検査のため，検診やスクリーニング検査など病変の発見に有用な検査です。

◆検査の方法

腹部超音波検査の場合，腹部を広く出すためズボンやスカートなどを腰骨の高さまで下げ，検査台に仰向けに寝て，両手を頭の上に挙げた体勢をとります。超音波の性質上，肺や胃，腸など空気を含む臓器は画像としてとらえにくいことや，脂肪は超音波を跳ね返す力が強いため，肥満の人ではうまく検査ができないということもあります。また，腹部内に空気が多いと画像がみえにくく，食後は胃や腸内に空気が溜まるため検査前は絶食にて検査を行います。甲状腺や乳腺超音波検査のときは絶食の必要はありません。

◆がんの診断

がんの診断には組織診断が必要であることがほとんどであり，画像検査としても超音波検査で病変が発見された場合，CTやMRIを組み合わせて総合的に診断することが多く，超音波検査のみでがんと診断できることは多くはありません。また，最近では内視鏡と超音波を組み合わせた超音波内視鏡検査（EUS）や造影剤を使用する造影超音波検査といった精密検査目的の超音波検査も行われています。超音波検査を使用して臓器から組織採取を行う超音波ガイド下生検や，超音波検査を使用して肝腫瘍を治療するラジオ波焼灼術（RFA）など，検査のみでなく処置や

治療にも活用されています。

説明のポイント　簡便で有益な検査

　がんの診断は基本的には組織診断ですが，組織採取が困難な脳腫瘍や胆嚢，卵巣の場合は画像診断で治療方針を決めることもあります。画像診断は超音波検査，CT，MRIなどを組み合わせて腫瘍の有無，性質，大きさ，深達度，転移の有無を評価します。超音波検査は非侵襲的で安全な検査のため，スクリーニング目的または良性腫瘍のフォローアップなど定期的に施行可能な画像検査です。

説明や言い換えの必要な用語
深達度：臓器や組織に発生したがんがどの程度臓器の深くまで進んでいるかを示す度合い，がんの進行度を決定する要素の1つ。
被ばく：人体が放射線を浴びること。
侵襲的：身体に大きな負担をかけたり，傷つけること。超音波検査では単に体外から投射して画像を得る場合は非侵襲的であるが，超音波内視鏡のように体腔内に挿入する場合は侵襲的である。
スクリーニング：健常者のなかから，疾患の存在する可能性の高い人を選び出すための検査を行うこと。

〔城間　翔〕

24 造影検査とは何ですか。

　造影検査とは，造影剤を使用する画像検査のことです。造影剤とは，画像診断の際，画像にコントラスト（濃度差）をつけたり，特定の臓器を強調するために投与される薬剤です。造影剤は，①静脈や動脈などの血管系に注射薬として用いる薬剤，②消化管などの臓器に対して経口摂取として用いる薬剤，③胆管などの管腔臓器に対して内視鏡などにより直接投与する薬剤，に分けられます。

◆造影検査の種類
①に分類される主な検査

　造影 CT，MRI 検査：組織や腫瘍などに対してコントラストをつけるだけでなく，病変部の血行状態のチェックなどにも利用します。造影剤は静脈注射によって投与されます。CT ではヨード系の造影剤，MRI ではガドリニウム（Ga）という金属の一種を含んだ造影剤が用いられます。

　血管撮影（動脈造影，一部静脈造影）：脳や心臓などの動脈にカテーテルという細い管を挿入し，選択的に造影剤を注入し撮影します。心筋梗塞などの場合，緊急的に撮影が行われることがあります。

　尿路造影検査：有機ヨード製剤を静脈から注入して撮影します。血管内に注入された造影剤は尿となり，腎臓から膀胱へ排泄され，その過程を撮影します。

　造影超音波検査：肝臓や乳房の腫瘤性病変を超音波で診断する際に利用されます。造影剤は静脈注射によって投与されます。

②に分類される主な検査

　消化管造影検査：口や肛門からバリウムを投与し，食道や胃，腸などの消化管の撮影を行います。

③に分類される主な検査

　ERCP（内視鏡的逆行性膵胆管造影）：膵胆道系の X 線診断法です。内視鏡を用いて十二指腸の Vater 乳頭部よりカテーテルという細い管を挿入し，造影剤を直接注入することにより，膵管あるいは胆管を造影する検査です。

◆造影剤の種類

　利用する造影剤は，撮影部位や目的によって異なります。

　非イオン性水溶性ヨード造影剤：CT 検査や血管造影などで主に使用されます。副作用の報告があるため，造影剤使用の有用性とリスクを説明し，同意書にサインをして検査を行うのが一般

的です。

　ガドリニウムキレート剤：MRI 用に使用される造影剤で，頻度は高くありませんが副作用の報告があるため，CT と同様に検査前に同意書にサインをして検査を行うのが一般的です。MRI 用造影剤としては，ガドリニウムキレート剤以外にも用途によって Gd-EOB-DTPA（EOB・プリモビスト®）や超常磁性酸化鉄（SPIO）などが使用されます。

　硫酸バリウム：消化管造影（食道，胃，大腸検査など）に用いられます。不溶性（水に溶けない）のため，消化管穿孔が疑われる場合には使用されません。

　水溶性ヨード造影剤：消化管穿孔が疑われる場合，硫酸バリウムの代替薬剤として主に用いられます。

　イオン性ヨード造影剤：RP（逆行性尿路造影），ERCP（内視鏡的逆行性膵胆管造影），PTBD（経皮経肝胆管ドレナージ），関節造影などで用いられます。

◆造影剤の副作用

　ほとんどの人は異常なく検査が終わりますが，まれに検査中や検査後に副作用が生じる人がいます。副作用症状の多くが，使用後ごく短時間のうちに出現しますが，まれに検査後 1 時間〜数日後にかけて遅れて出現する場合があります（遅発性副作用）。

　軽い副作用：熱感，悪心・嘔吐，頭痛，めまい，発疹，かゆみ，発熱，せき，など。

　重い副作用：アナフラキシーショック，呼吸困難，血圧低下，不整脈，痙攣，腎不全，意識消失，など。

　血管外漏出：まれに造影剤が血管外に漏れ，痛みや腫れが生じ検査ができない場合もあります。

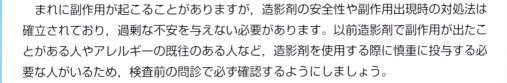

説明のポイント　基本的には安全な検査であることを説明する

　まれに副作用が起こることがありますが，造影剤の安全性や副作用出現時の対処法は確立されており，過剰な不安を与えない必要があります。以前造影剤で副作用が出たことがある人やアレルギーの既往のある人など，造影剤を使用する際に慎重に投与する必要な人がいるため，検査前の問診で必ず確認するようにしましょう。

〔山﨑　明〕

Q25 抗がん剤治療について説明してください。

　抗がん剤治療とは，がんに効く薬物を用いた治療法のことで，がん薬物療法ともいいます。がん化学療法という言葉もありますが，これは薬剤のなかでも，とくにがんに有効な化学物質を用いた治療という意味です。最初にがん治療に使われた薬剤が，化学物質であったためにできた言葉です。その後，化学療法剤によるがん治療が発展したために，がん化学療法という言葉が使われていました。しかし，がんに効く薬の開発が進み，微生物の作り出した抗生物質や，生物が作り出す抗体，ホルモン剤など化学物質以外のものも使われるようになりました。したがって，現在では抗がん剤治療あるいは，がん薬物療法という名称が一般的になってきています。最近の大きな進歩としては免疫チェックポイント阻害薬の臨床応用が始まったことと，遺伝子パネル検査で個々のがんの特性に応じた抗がん剤を選択するがん遺伝子医療があげられます。

　抗がん剤には，がんの DNA に取り込まれて効果を発揮する 5-FU などの代謝拮抗薬，直接がん細胞に毒性を示すアルキル化剤などの化学療法剤，アドリアマイシンなどの微生物が作り出した抗生物質，植物などから抽出されたタキソテール，ホルモン剤，生物の作り出す抗体，さらにバイオ技術を利用して作られた抗体など，さまざまな効能の抗がん剤が次々に開発されてきています。また，1 種類ではなく複数の抗がん薬を組み合わせることで，より効果を高めることが一般的になっています。

　今や，手術による外科治療と放射線治療と並んで，抗がん剤治療ががんの三大治療の 1 つといわれるようになりました。3 つの治療法を組み合わせた，集学的な治療も行われています。とくに抗がん剤治療の進歩が著しいのは，外科治療などが困難な白血病などの血液腫瘍です。かつては，絶望的な疾患であった白血病は薬物治療の進歩，骨髄移植の進歩によりその一部では治癒も達成できる時代になりました。また，肺がんや大腸がんのように，外科治療や放射線治療が主体であったがんに有効な抗がん剤が開発され，治療成績は年々向上しています。また，GIST などのように以前は外科切除以外まったく治療法のなかったがんでも，グリベック®などこれに選択的に有効な分子標的治療薬が開発され，治療成績も著しく向上しています。

　抗がん剤がすべての患者に効けばよいのですが，実際には効果が認められない場合もあります。使おうとする抗がん剤がそのがんに効くかどうかを前もって知ることができれば，患者にとっては大きな福音となります。従来は，薬剤ごとにどの臓器のがんに効くのかを検討して，臨床で使

われてきました。しかし，同じ臓器のがんだからすべてに効果が出るわけではなく，一般的に効果が少ないといわれているほかの臓器のがんにも効果を示す例があることがわかってきました。それはがんの遺伝子を網羅的に調べる技術が進歩したために，臓器が異なっても共通の遺伝子の変化があり，それに対応した抗がん剤が有効な場合のあることがわかってきたからです。遺伝子パネルを用いて，がんの遺伝子を詳細に検討することで，個々のがんに効果が期待できる薬剤を選択する時代が来ています。

　臨床的に抗がん剤治療は，抗がん剤単独で行われるほかに，手術や放射線治療と組み合わせることも行われます。例えば，抗がん剤単独，あるいは抗がん剤と放射線療法を組み合わせることで，がんの根治を目指す根治的化学療法（根治的化学放射線療法）が，食道がんなどでは行われています。手術治療後にその再発予防を目的として抗がん剤を投与することを，補助化学療法といい，大腸がん，胃がん，膵臓がんなどで広く行われています。また，手術できないほど進行したがんに抗がん剤を投与して，手術できるようにするネオアジュバント化学療法も，食道がん，胃がん，大腸がんなどで行われています。治癒を目的とするのではなく，がんの増大による症状を緩和したり，進行を遅くする目的で抗がん剤治療が行われることもあります。抗がん剤治療がどのような目的で使われるのか，その意義を十分説明する必要があります。

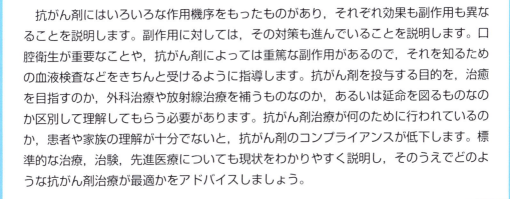

説明のポイント　抗がん剤治療は急速に進歩している分野で，新しい作用機序のものが次々に開発・臨床応用されている

　抗がん剤にはいろいろな作用機序をもったものがあり，それぞれ効果も副作用も異なることを説明します。副作用に対しては，その対策も進んでいることを説明します。口腔衛生が重要なことや，抗がん剤によっては重篤な副作用があるので，それを知るための血液検査などをきちんと受けるように指導します。抗がん剤を投与する目的を，治癒を目指すのか，外科治療や放射線治療を補うものなのか，あるいは延命を図るものなのか区別して理解してもらう必要があります。抗がん剤治療が何のために行われているのか，患者や家族の理解が十分でないと，抗がん剤のコンプライアンスが低下します。標準的な治療，治験，先進医療についても現状をわかりやすく説明し，そのうえでどのような抗がん剤治療が最適かをアドバイスしましょう。

〔山口　俊晴〕

Q26 抗がん剤の副作用について説明してください。

　抗がん剤の本来の抗がん作用以外の，生体に有害な作用を抗がん剤の副作用といいます。抗がん剤にはいろいろな種類がありますが，その種類ごとに作用機序が違うので，副作用も抗がん剤ごとに異なります。がん細胞にだけ薬剤が作用すれば，副作用は起こりませんが，抗がん剤の多くはがん細胞と正常細胞のいずれにも毒性があります。それでも抗がん剤が使われるのは，わずかにがん細胞に対する毒性が高いので抗がん剤としての効果を示すことができるからです。最近開発された分子標的治療薬は，がん細胞に特異的な分子を標的として開発されたもので，比較的副作用は少ないのですが，まったく正常組織に副作用がないわけではありません。従来の抗がん剤ではあまりみられない，間質性肺炎など重篤な副作用が発生する場合もあります。また，抗がん剤のなかにはシスプラチンのように長期間使うと，毒性が蓄積してきて，一定量以上は投与できなくなる薬剤もあります。

　アルキル化剤，代謝拮抗剤などは，正常細胞にも毒性があり，さまざまな副作用を起こします。とくに正常細胞のなかでも再生が盛んに行われている，消化管，皮膚，骨髄，肝臓，腎臓に対する影響が強く現れます。

　副作用は大きく分けて，自覚的にわかる副作用と，検査しなければわからない副作用に分けることができます。自覚的な副作用としては，例えば吐き気，食欲不振，口内炎，下痢，脱毛，全身倦怠感，知覚異常，発熱，皮膚の発疹，色素沈着などがあります。いずれもきちんと副作用の程度を評価して，対策を講じなければなりません。これらの自覚的な副作用は，ある程度はどうしても避けられませんが，重篤なものでない限りは抗がん剤を継続します。もちろん，重篤な場合には抗がん剤を減量したり，一時中止します。その後の経過をみて，また再開することもあります。嘔気や，白血球減少など副作用ごとにそれに対する支持療法が確立しています。支持療法のガイドラインも多数示されているので，それに従って適切な対策を立てることが，安全に治療を継続するために必要です。

　自覚的な症状がなく，検査して初めてわかる副作用には，白血球減少，貧血，血小板減少，腎機能，肝機能，肺炎，心筋障害などがあります。これらの副作用は自覚症状がない場合でも，一定の重症度の副作用が認められたら，減量したり中止したりする必要があります。

　一般的に抗がん剤の副作用は繰り返すうちに慣れてくるものと，増悪してくるものがあります。プラチナ系薬剤のように，毒性が蓄積してくる場合には，時間とともに投与を継続することがで

きなくなり，抗がん作用が続いているにもかかわらず，ほかの抗がん剤に変更せざるを得ない場合もあります。

抗がん剤のなかには通常の毒性のほかに，発がん性のあることがわかっているものもあります。したがって，医療従事者はその取り扱いには注意が必要です。現在多くの施設では，注射用抗がん剤の調製はドラフト内で行うなど，抗がん剤の曝露対策がとられています。強力な抗がん剤治療は生殖能を廃絶する場合があります。希望者には治療開始前に，精子や卵子の保存という選択肢もあることを説明する必要があります。

免疫チェックポイント阻害薬など，新しい作用機序の抗がん剤は，通常の抗がん剤で認められるような副作用の頻度は低いのですが，一方で従来の抗がん剤にはみられない副作用が出ることがあり注意が必要です。自己免疫疾患のような症状が出たり，副腎機能障害のために糖尿病や高血圧などがみられることがあります。このような副作用は，従来の抗がん剤ではほとんどみられなかったものです。今のところは抗がん剤の専門家のいる施設で，慎重に使われるべき薬剤です。

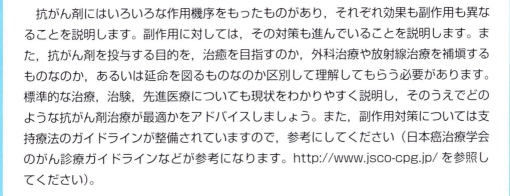

説明のポイント　副作用は抗がん剤の種類によってさまざまなものがある

抗がん剤にはいろいろな作用機序をもったものがあり，それぞれ効果も副作用も異なることを説明します。副作用に対しては，その対策も進んでいることを説明します。また，抗がん剤を投与する目的を，治癒を目指すのか，外科治療や放射線治療を補填するものなのか，あるいは延命を図るものなのか区別して理解してもらう必要があります。標準的な治療，治験，先進医療についても現状をわかりやすく説明し，そのうえでどのような抗がん剤治療が最適かをアドバイスしましょう。また，副作用対策については支持療法のガイドラインが整備されていますので，参考にしてください（日本癌治療学会のがん診療ガイドラインなどが参考になります。http://www.jsco-cpg.jp/ を参照してください）。

〔山口　俊晴〕

Q27 がんの免疫療法について説明してください。

　がんの免疫療法は長い歴史をもった治療法で，主に免疫力を強化する免疫賦活剤，がん細胞を攻撃するリンパ球を投与する細胞療法などが行われてきました。残念ながらその成果は十分とはいえず，細胞の免疫能力を強化したり，がんワクチンを開発するなど新しい研究が行われている状況です。そのなかで，がん細胞が免疫細胞の攻撃をブロックしている仕組みを明らかにして，そのブロックを阻害することでがんを治療する試みが一部で画期的な成果を上げました。開発者の本庶佑先生の業績がノーベル賞につながりました。まだ奏効率が低いことや，高価なことなど問題点はありますが，今までの抗がん剤が効かなかった例で一定の効果が認められており，今後の研究の発展が期待されます。

　がんの免疫療法は新しいものではなく，人間の免疫システムが解明されるとともに期待されてきた長い歴史をもっています。とくにリンパ球にB細胞とT細胞が存在することが明らかになり，細胞性免疫に関する理解が進むとともにがんに対する免疫療法の期待も大きくなってきました。実際，多くの実験的な知見から細胞性免疫を賦活することで抗腫瘍効果が得られることが示され，クレスチン®やピシバニール®のようないわゆる免疫賦活剤が化学療法剤と併用されることが広く行われてきました。しかし，その成果が期待するほどのものでないことが明らかになってきました。一方，細胞性免疫の複雑なシステムが解明されるに従って，がんを認識して攻撃する細胞を培養して投与する細胞療法が検討されるようになりました。しかし，これも期待されるほどの成果が得られませんでした。

　そのような状況のなかで，細胞性免疫を阻害する機構が明らかになってきました。2018年のノーベル賞を受賞した本庶佑先生は，がん細胞に対する免疫細胞のブレーキ機構をブロックする免疫チェックポイント阻害薬を開発し，これが臨床応用されて有用性が確かめられるという画期的な発見がありました。これは，がん細胞に対する免疫を増強するのではなく，がんに対する細胞性免疫が阻止されている仕組みを解明し，その仕組みを阻止するという新しい免疫療法です。すべてのがんに有効なわけではなく，その奏効率も十分とはいえませんが，従来の抗がん剤治療に抵抗するがんに対してある程度有効性が示されたという事実は，がん治療に大きなインパクトをもたらしました。

　皮膚がんの一種の悪性黒色腫で有用性が証明され，その後，肺がん，胃がんなどに適応が拡大されています。免疫チェックポイント阻害薬は抗PD-1抗体のほかに，何種類かの抗体が開発され，

抗がん剤との併用や，ワクチンとの併用などその研究も広がりをみせており，今後の発展が期待されます。免疫療法が外科治療，放射線治療，抗がん剤治療と並んで，第四のがん治療と位置づけられる可能性も十分あります。

免疫チェックポイント阻害薬は従来の抗がん剤に比較して，副作用が少ないことが期待されています。実際，従来の抗がん剤で頻繁にみられる下痢や嘔気はあまりみられません。一方，新しい作用機序の薬剤ですから，今までの抗がん剤ではみられなかった副作用があることも明らかになってきました。間質性肺炎，大腸炎による重篤な下痢，甲状腺機能障害や糖尿病，自己免疫疾患のような症状などです。広く使用されるようになって，その対策や使用上の注意点も今後明らかになると思われますので，注意が必要です。

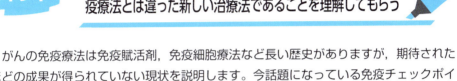

説明のポイント：オプジーボ等の免疫チェックポイント阻害薬は，従来の免疫療法とは違った新しい治療法であることを理解してもらう

がんの免疫療法は免疫賦活剤，免疫細胞療法など長い歴史がありますが，期待されたほどの成果が得られていない現状を説明します。今話題になっている免疫チェックポイント阻害薬は，一部の患者に対しては従来の免疫療法とは異なった画期的な治療法ですが，まだまだ奏効率は20％程度と低く，コストも高いことを知ってもらいましょう。オプジーボ以外にも同様の薬剤が開発され，研究が進んでいるので，近い将来どのような使い方をしたらよいのかわかってきますし，コストも下がることが期待されます。

また作用機序が従来の抗がん剤と異なっており，間質性肺炎，大腸炎による重篤な下痢，甲状腺機能障害や糖尿病，自己免疫疾患のような症状など，従来あまりみられなかった副作用が報告されているので，注意が必要です。

〔山口　俊晴〕

Q28 内視鏡治療について説明してください。

　食道がん・胃がん・大腸がんそれぞれで内視鏡治療の適応基準は少しずつ異なりますが，基本的には早期がんでリンパ節転移がないと判断された場合に限り，内視鏡治療の適応となります。内視鏡治療の適応の可否は治療前検査による総合的な診断で決定されるため，切除後の病理検査によっては追加治療が必要な場合もあります。

　消化管（食道や胃，大腸）の内側から，内視鏡を使ってがんを切除する方法です。切除後も各臓器が温存されるため，生活の質（QOL）を保ちながら，がんの治療を行えることが最大の利点です。

　内視鏡治療の適応としては，リンパ節転移の可能性がきわめて低く，腫瘍が一括切除できる大きさと部位にあること，とされています。内視鏡治療の適応の可否を決定する際には色素内視鏡検査を含む内視鏡検査，拡大内視鏡検査，超音波内視鏡検査などを行い，総合的に診断します。ここで注意したい点として，がんの治療前診断には限界があり，最終的には切除標本により正確ながんの深達度が判定されるという点です（後述）。

　切除の方法には，内視鏡的ポリープ切除術（ポリペクトミー：主に大腸で行われています），内視鏡的粘膜切除術（endoscopic mucosal resection；EMR）と内視鏡的粘膜下層剝離術（endoscopic submucosal dissection；ESD）の3種類があり（図），病変の大きさや肉眼でみた形（肉眼型），部位，予測されるがんの深さ（深達度）などによって治療方法が決定されます。

　それぞれの切除方法の特徴として，ポリペクトミーやEMRはESDと比較して治療手技は比較的容易ですが，2cmより小さな病変でも1回の切除で取り切れない場合があります（分割切除）。一方，ESDは2cmを超える大きな病変でも，1回の切除で完全な切除ができます（一括切除）。一括切除は分割切除より再発率が低いとされ，一括切除が可能なESDでは治療後の再発はほとんどありません。また，切除後の病変の正確な病理診断（組織学的検索）が可能となる点においても一括切除は分割切除より優れています。

　治療後は潰瘍ができますが，時間とともに粘膜が再生してきますので，治療前と同様の生活ができます。ただし，治療部位からの出血や穿孔のほか，治療した痕が引きつれたり，食道が狭くなる（狭窄）などの合併症が起こる場合があります。とくに過度に狭くなった場合には，内視鏡を用いた拡張術（内腔を広げる治療）が必要になることがあります。

　切除された病変は顕微鏡を用いた病理診断が行われ，内視鏡治療によってリンパ節転移の可能性なしに完全に取り切れたかどうかの評価（根治性の評価）が行われます。病変が完全に取り切

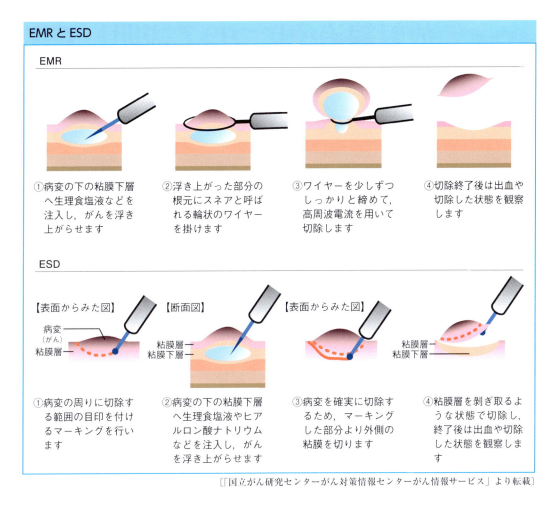

〔「国立がん研究センターがん対策情報センターがん情報サービス」より転載〕

れなかった場合やリンパ節転移の可能性が高いと判断された場合は、追加の手術が必要となります。

早期のがんを切除する以外の内視鏡治療としては、大腸がんや胃がんで腸管が狭くなった場合に、内視鏡でステントを挿入したりバルーンで拡張することが行われます。

説明のポイント　リスクもきちんと理解してもらう

内視鏡治療のベネフィットに加え、リスクも十分説明します。
内視鏡治療は外科的手術と比較すると低侵襲な治療法ですが、内視鏡治療後の病理検査結果によっては追加切除の可能性があることや、穿孔や出血のリスクなどについても十分に説明し、納得のうえで治療を受けてもらうことが重要です。

〔渡海　義隆〕

Q29 放射線治療について説明してください。

　放射線治療はがんに対する局所療法の1つであり，がん細胞内のDNAにダメージを与えることで，がんを治したり，がんによる痛みなどの症状を緩和することができます。がんの種類や進行具合によって，放射線治療のみ，あるいは手術や化学療法と組み合わせて治療が行われます。放射線治療でもっとも重要なことはがん細胞には十分ダメージを与えつつ，正常な細胞に対しては可能なかぎりダメージ与えないことです。最大限の治療効果を得るため，また放射線に関連した有害事象を減らすために，照射方法や範囲など専門医による十分な治療計画が必要です。

◆放射線治療とは

　放射線は簡単にいえば，「エネルギーをもって空間を飛び交っている非常に小さな粒子の総称」であり，目に見えませんが，私たちの身の回りに溢れています。一般的な放射線治療とは，光子線と呼ばれるX線，ガンマ線などの放射線を用いた治療方法で，手術と同様に，がんのできている部位とその周辺に対して行われる治療（局所療法）です。がんを治したり，がんの増大による痛みなどの症状を緩和する目的で行われます。放射線は，がん細胞内の遺伝子（DNA）にダメージを与え，がん細胞を壊します。正常細胞も同様にダメージを受けますが，がん細胞のように活発に分裂している細胞ほど放射線の影響を受けやすいこと，また正常細胞はがん細胞よりも自分自身で修復する力が強いことを利用して放射線治療が行われています。

◆放射線治療の適応と種類

　病気の状態に合わせて，放射線治療のみを行うこともありますが，ほかの治療方法と組み合わせて放射線治療を行うこともあります。例えば，早期の前立腺がんや喉頭がんは，放射線だけで治療を行いますが，乳がんでは，手術や薬物療法と組み合わせて治療します。放射線治療の目的は，がんに十分な放射線を当てることですが，周囲の正常組織へのダメージは最小限に抑えなければなりません。そのため，がんの場所や大きさ，種類によって，最適な治療法が変わります。

　放射線治療の種類は，外照射と小線源治療の2つに分けられます。

　外照射は，リニアック（電気の力で放射線を発生させる装置，図）を用いて，身体の外から体内の病巣部に放射線を当てます。たとえ放射線の総量が同じであっても，長い時間をかけて少しずつ放射線を浴びるほうが，短い時間で一気に浴びるより人体への影響は少なくなるため，多くの場合は1日1回少量の放射線を数週間に分けて行う分割照射法が用いられます。

　一方，小線源治療とは，病巣の中や近くに放射性物質を入れて，身体の中から放射線を当てる

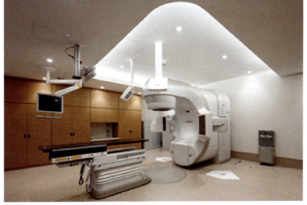
外照射に用いるリニアック

(がん研有明病院放射線治療部より)

方法です。外照射に比べ病巣に集中して放射線を当てることができ，周囲の正常組織への線量は少なくてすみます。主に，子宮がんや前立腺がんなどで行われています。

◆合併症について

　放射線治療の有害事象は，早期に発症する急性期障害と数カ月後～数年後に遅れて発症する晩期障害があります。放射線照射部位にもよりますが，急性反応には，全身倦怠感，食欲不振，悪心・嘔吐，下痢などの消化器症状のほか，皮膚炎や，感染に弱くなったり貧血の原因となる骨髄抑制などがあげられます。これは，消化管，皮膚，骨髄などの細胞が活発であることから放射線によるダメージを受けやすいためです。治療中は無理をせず，体調を整えましょう。いずれも治療が終われば2～3週間で回復します。一方，遅発性反応としては，白内障，聴力障害，放射線肺炎，消化管狭窄，腸閉塞，皮膚潰瘍，発がんなどがあげられます。遅発性反応は急性反応と比べ発症頻度は低いですが，発症してしまうと難治性のことが多く，手術が必要になったり重篤な状態になることもあるため，放射線専門医による適切な治療計画が必要です。

説明のポイント　不安を与えない

　放射線という言葉の意味を正しく理解することは難しく，放射線治療を不安に感じる患者は多いと思われます。放射線はごく身近に存在するものであり，十分な知識と経験を積んだ専門医のもとで，医療用に使用されることを十分に説明することが重要です。また，急性期障害のみならず，治療後数十年経過しても晩期障害が起こり得ることは説明が必要です。

〔永岡　智之〕

Q30 陽子線・粒子線治療について説明してください。

> 陽子線は粒子線の一種で，通常行われる放射線治療には用いられません。身体の深いところでは効果が減弱してしまう通常の放射線治療と異なり，粒子線治療は身体の深い場所でも狙って強く作用させることができるため，正常な細胞をできるだけ傷つけず，がん細胞を集中して攻撃することが可能です。ただし，現在国内で粒子線治療を受けることができる施設は限られており，さらに保険適用もごく一部のがんに限定されています。

◆放射線の種類

放射線治療に使われる放射線は光子線と粒子線の2つに大きく分けられます。一般的な放射線治療で使われるのは光子線という波長の短い高エネルギー電磁波の一種で，光子線にはX線やガンマ線があります。一方，粒子線とは水素原子や炭素原子から電子を奪い，原子核を加速器を用いて高エネルギーまで加速したもので，もっとも軽い水素原子核を用いたものを陽子線，炭素原子核など水素原子核より重い元素を用いたものを重粒子線と呼びます（図）。これらは宇宙からも降り注いでおり，目には見えませんが私たちの身近に存在しています。

◆粒子線の特徴

従来の放射線治療に用いられる光子線は，身体の深部に進むにつれて効果が減弱してしまうといった特性がありますが，粒子線は一定の深さでもっとも強く作用するといった特性があります。この特性を活かし，粒子線治療では通常の放射線治療と比較し周辺の正常な細胞を損傷せず，がん細胞だけを集中的に攻撃することが可能です。その結果，身体への負担が少なく，早期の社会復帰や，高齢者でも比較的安全に受けることが可能といわれています。粒子線治療には，炭素原子核を加速する重粒子線治療と，水素原子核を加速する陽子線治療があります。治療時間は1回15〜30分程度で，外来治療が可能です。

◆適応疾患

粒子線治療には高額のコストがかかるため，通常の放射線治療で十分な効果が得られない疾患に対して，保険が適用されています。

現在，重粒子線は骨軟部腫瘍，頭頸部悪性腫瘍，前立腺がんの一部に，陽子線治療は，小児腫瘍，骨軟部腫瘍，頭頸部悪性腫瘍，前立腺がんの一部に保険が適用されています。そのほかに先進医療として肝細胞がん，胆管がん，非小細胞肺がん，肝内胆管がんなどに対して行われています。先進医療は自己負担も大きいので，通常の放射線治療より大きな利点がある場合に限定して行うべきです。担当医とよく相談しましょう。

粒子線とは

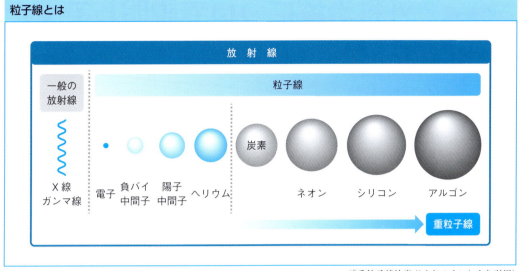

（「重粒子線治療ガイドライン」より引用）

◆国内での治療可能な施設と治療費用

　現在，粒子線治療（陽子線と重粒子線を含む）が可能な施設は国内で 22 施設しかなく（2019 年 2 月現在），決して身近な治療とはいえないのが現状です。また，保険適用もごく一部のがんに対してのみに限られているため，先進医療として治療費は約 300 万円と非常に高額です。先進医療以外に，通常の治療と同じ部分（診察，検査，入院，投薬など）の費用については公的医療保険（1 割〜3 割負担）が適用されます。

 現状を丁寧に説明する

　従来の放射線治療に比べ，有害事象の面から優れた点はあります。また，一定の治療効果を認めており今後が期待されていますがコストが高いこと，国内でもごく限られた施設でしか治療を受けることができないこと，また比較的新しい治療法であり，今後さらなる大規模な治療成績の検証が必要な治療方法であることを十分に説明する必要があります。さらに，現在ごく一部のがんを除き，保険診療の適用ではないため治療費の説明も行う必要があります。

〔永岡　智之〕

Q31 外科治療について説明してください。

手術によりがんの治療を行うことです。化学療法，放射線療法とともにがんの三大治療法の1つであり，がんを周囲の組織やリンパ節を含めて切除することが一般的です。近年では手術のみではなく，手術前/後に化学療法や放射線療法と組み合わせることがあります。治療効果を高めたり，切除する範囲を小さくとどめ臓器が温存できることが期待されます。外科治療は病巣を確実に取り除くことができるのがメリットですが，傷や体力の回復にある程度時間がかかることがデメリットです。最近は，鏡視下手術やロボット支援手術といった身体への負担を少なくする方法も進歩してきています。

「外科治療」は「化学療法」「放射線療法」とともにがんの三大治療法の1つです。腫瘍や周囲のリンパ節，組織を確実に切除して，肉眼的な根治術を行うことがもっとも重要です。手術の前あるいは後に化学療法や放射線療法を組み合わせることで，再発のリスクを下げたり，切除範囲を縮小して身体の機能や臓器を温存したりすることが多くなっています。このようにいくつかの治療法を組み合わせて行う治療を集学的治療といいます。外科治療のメリットは1回の治療で目に見える病巣と周囲の所属リンパ節を完全に取り除くことができることで，大きな進歩を遂げたほかの治療法と比べても外科治療の最大の魅力であるといえます。一方，デメリットは傷や体力の回復にある程度時間がかかることで，手術後の合併症によっては入院が数カ月と長期になってしまう可能性があります。

最近は，傷や体力への負担を少なくする鏡視下手術（腹腔鏡下手術や胸腔鏡下手術など）も広く行われています（図）。鏡視下手術は直径10mm以下の細長いカメラスコープを身体に挿入し，特殊な手術器械（鉗子）を使ってモニター画面を見ながら行う手術のことです。従来の開腹や開胸手術に比べて傷が小さくてすむため，多くの場合，術後の回復が早くなります。従来の手術と同じようにがんに対する良好な治療成績が得られ，かつ，出血量や合併症の頻度が従来の手術に比べて低いために鏡視下手術が積極的に選択される領域もあります。さらにロボット支援手術という新しい手法も開発され，進歩しています。執刀医が術野の3D画像を見ながら，ロボットアームを用いて鉗子を遠隔操作する手術です。深部の繊細な操作性がよく，手術中の出血量軽減，術後の回復の早さなどが評価され，前立腺がん領域では2012年にすでに保険収載されました。しかし，その後，ロボット支援手術の通常の腹腔鏡下手術に対する優位性が十分立証されず，2018年になっていくつかの手術でロボットの使用が認められたものの，そのコストは評価されませんでした。今後は科学的にその有用性を証明する必要があります。

外科治療

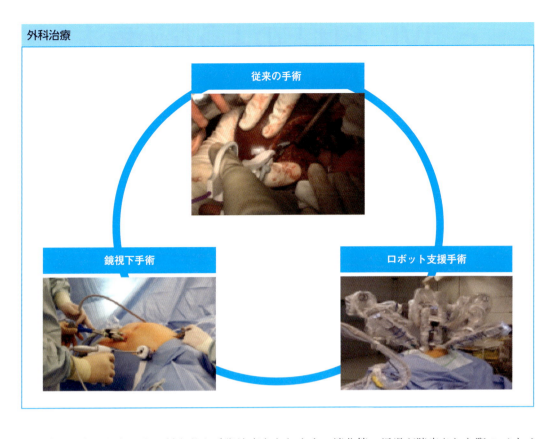

腫瘍切除を目的としない緩和的な手術治療もあります。消化管の通過が障害された際のバイパス術，切除後に審美性を保つための手術や機能を回復させるための手術もあります。

説明のポイント：集学的治療のなかの外科治療

手術による治療は，患者がイメージしやすい治療法ですが，過度にポジティブなイメージやネガティブなイメージをもたれていることがあります。また，集学的治療の一部として外科治療が行われる機会が増えてきているため，外科治療のメリットとデメリットを適切に，なぜこのタイミングで手術が必要になるのかを丁寧に説明する必要があります。

〔大庭　篤志〕

Q32 IVRとはどのような治療法ですか。

　IVRは，Interventional Radiologyの略語で，画像下治療とも呼ばれる低侵襲医療の1つです。X線透視装置やCT，超音波などの画像診断装置を用いて，リアルタイムに体内を観察しながら，針やカテーテルなどを挿入して行う治療法です。外科手術のように胸や腹部を切らずに身体の奥にある臓器や血管に対する治療ができ，身体への負担が少ないという特徴があります。がんの領域でも，診断，治療，痛みの軽減などを行うために欠かせない技術の1つです。

　IVRは，Interventional Radiologyの略語で，日本語では画像下治療と訳されます。さまざまな医療場面で活躍の場を広げている治療法で，X線透視装置やCT，超音波などの画像診断装置を用いて，リアルタイムに体内を観察しながら，針やカテーテルなどを挿入して行う治療法です。外科治療のように開腹や開胸操作をせずに体内の深部にある臓器や血管の治療ができ，身体への負担が少ないという特徴があります。心筋梗塞などの際に行われるカテーテル治療や血管内治療などもIVRに含まれます。さらに，がんの領域でも，診断，治療，痛みの軽減などを行うために欠かせない技術になってきています（表）。

　がんに対するIVRの代表的なものに，肝臓がんに対する治療があります。皮膚から特殊な針を腫瘍に刺し，ラジオ波と呼ばれる電磁波で腫瘍を焼く「ラジオ波焼灼療法」や，がんに栄養を送っている血管だけにカテーテルを進め，その血管を詰めて血流をストップさせる「動脈塞栓術」があげられます。また，挿入したカテーテルからがん病巣に直接抗がん剤を注入する「動注化学療法」は，少ない量の薬で高い効果が期待できる方法です。他のがん治療をサポートするIVR治療もあります。抗がん剤を簡便かつ安全に投与する方法としての「中心静脈ポート留置術」や，がんに伴う痛みに対する「神経ブロック」なども広い意味でのIVRに入ります。痛み以外にもがんの治療の過程で出現する症状に対して，効果を発揮するIVR治療があります。がんにより狭くなった消化管（胃や腸）や胆管などにステントという金属の筒を挿入し拡張する「ステント挿入術」，腫瘍やその治療に伴ってできた体内の膿などに針を刺して抜く「穿刺ドレナージ術」，手術後の出血や腫瘍破裂に対する止血術として行う「動脈塞栓術」は外科治療よりも身体への負担が少ないため積極的に選択される治療法です。がんが進行し，腹部に水が溜まってしまう腹水を減らす方法の1つとして「腹腔-静脈シャント造設術」や，尿が出なくなって起こる水腎症に対する「腎瘻造設術」などIVR治療の活躍の場は多岐にわたります。

　IVRには特殊な設備や機器が必要です。また，その実行には危険性を伴うため，きわめて高

がんに対する IVR 治療
・腫瘍への IVR 治療
→ラジオ波焼灼療法，動脈塞栓術，動注化学療法など
・腫瘍治療をサポートする IVR 治療
→門脈塞栓術，中心静脈ポート留置術など
・がん疼痛への IVR 治療
→神経ブロック，経皮的椎体形成術（骨セメント療法）など
・その他の症状緩和への IVR 治療
→ステント挿入術，膿瘍穿刺ドレナージ術，止血のための動脈塞栓術，腹腔 - 静脈シャント造設術，腎瘻造設術，消化管減圧術など

度の技術が必要です。設備だけでなく，十分な人的体制が整っているか，また，IVR の実績が十分あるかを確認しておくことも重要です。

 なじみの薄い IVR の有効性を丁寧に

　IVR は著しい技術の進歩により低侵襲かつ安全に施行できるようになってきました。また緊急対応も可能であり，病態が多岐にわたるがん治療の現場では重要な位置づけとなっています。しかし，同時に患者の認知度はまだまだ低い分野です。全身状態が悪い患者でも場合によって高い治療効果を望める治療法ですので，患者に合った IVR 治療について丁寧に説明して理解してもらう必要があります。

〔大庭　篤志〕

33 緩和治療と終末期治療について説明してください。

　がんに対する緩和治療（緩和ケア）とは，がんによる身体的な痛みだけでなく，診断されたときから直面する精神・心理社会的問題に対しても，予防や対策を行うことです．がんに対する治療（手術や抗がん剤治療，放射線治療など）と同時に行い，がん患者の生活の質を保つことを目的としています．一方，終末期治療は，終末期を迎え，がんに対する治療を行わない患者に対して，症状（痛みや息苦しさなど）の緩和を目的として行う治療です．

緩和治療：生命を脅かす疾患による問題に直面している患者とその家族に対して，疾患の早期から痛み・身体的問題・心理社会的問題・スピリチュアルな問題に関して，きちんとした評価を行い，それが障害とならないように予防したり，対処したりすることで，QOL（クオリティオブライフ：生活の質）を改善するための治療（WHO）。

終末期治療：終末期を迎えた患者に対して，肉体的・精神的な苦痛などを緩和することに焦点を置き，よりよい最期を迎えるための治療。

　緩和治療は終末期治療と混同されやすいものですが，大きく異なるものです（表）。もっとも大きな違いは，緩和治療はがんと診断されたときから始まるということです。もちろん，治癒を目指した治療を受ける患者にも行います。患者によっては，がんと診断された時点で痛みや息苦しさなどの身体的症状を抱えていて，これらは，がんに対する治療を始めても続くことがあります。このような患者に対してがんに対する治療を行いながら，がんに付随する身体的苦痛を取ることが緩和治療（緩和ケア）の目的の1つです。麻薬による痛み止めを使うこともあります。また，がんと診断されたことで家族との関係や本人の社会生活，家族の生活に変化が生じることもあります。これらに対して評価と対応を行い，患者だけでなくその家族に対して生活の質を維持または改善することも緩和治療（緩和ケア）の目的の1つです。そのためには，がんと診断されたときから緩和治療（緩和ケア）を開始することが大切です。緩和治療を受けるということは，治療をあきらめたということではありません。がんの治療を行いながら，状況に合わせて身体的・心理社会的に患者のケアを行うということです。患者本人や家族だけでは難しい対応であっても，病院に相談できる部署があったり，行政から支援やサービスを受けたりすることができます。

　一方，終末期治療は終末期を迎えた患者に対して行う治療です。終末期に決まった定義はありませんが，がん患者の場合では一般的に病状の進行によりがんに対する治療の継続が困難な状況（いわゆる末期）をさします。終末期治療はがんを治すことではなく，よりよい最期を迎えるこ

緩和治療（緩和ケア）	・がんと診断されたときから，がんに対する治療（手術，抗がん剤，放射線治療など）と並行して行う ・麻薬を用いることもある ・身体的苦痛だけでなく，心理社会的問題にも対処する
終末期治療	・終末期を迎えた患者に行う ・よりよい最期を迎えるために，身体的・精神的苦痛を和らげる ・本人が病状を把握することが大切

とを目的としています。そのため，一般的にがんに対する治療は行わず，身体的苦痛や精神的苦痛を十分に和らげることに焦点を置きます。終末期にどのような治療（鎮静薬の使用や人工呼吸器の装着，心臓マッサージなど）を受けたいかは，患者や家族，医療従事者との話し合いのなかで患者の意思により決定します。最期のときを迎えるときにどのような医療行為を受けたいか受けたくないか，どのようなときに始めたいか中止したいか，その医学的妥当性も含めて話し合いを行います。終末期医療を行うためには，可能なかぎり患者が自分自身の病状を把握することも大切です。本人の意思が確認できるのにもかかわらず隠して終末期医療を行うことは，本人の孤独や不安を強めることになります。受け入れがたい病状であっても，段階的な説明などを行い，本人に正確に理解してもらうことで，よりよい終末期医療が可能になります。終末期医療にも，もちろん患者の家族に対する精神的・社会的援助が含まれます。

緩和治療を正しく理解する

緩和治療を終末期治療と混同し，敬遠してしまう患者がいます。正しく理解してもらい，がんの診断時から緩和治療を始めることで，よりよいQOLを得ることができるでしょう。

〔武田　良祝〕

Q34 がんを予防するためには，どのような食事をとっていればよいですか。

　ある特定の食事をとっていればがんにならないということはありません。あらゆる食品の中に，ある程度発がん性のある成分が混入しています。また，野菜などのようにがん予防に効果があるといわれている食品もありますが，その効果には限界があり，ある程度年齢を重ねるとがんはできてくる可能性が高いのです。健康食品のなかにはがん予防を謳っているものもありますが，特定の健康食品の摂取でがんの発生が予防できるという証拠はありません。一般的には，同じものを長期間とりつづけることをやめて，いろいろな食品をバランスよくとることが大事です。また，古くて変質した油類や，古くなってカビの生えたような食品は避けたほうがよいでしょう。

　国立がん研究センターのがん予防・検診研究センターが公開した「がんを防ぐための新12か条」の中では，がん予防のための食事について，①バランスのとれた食生活を，②塩辛い食品は控えめに，③野菜と果物は豊富に，と3点があげられています。発がん物質の研究では，食品の中に発がん物質が検出されることが報告されています。われわれが日常摂取している食事の中には，ある程度の発がん物質が含まれることは避けがたいことです。発がん物質がまったくない食品だけを食べて生きていくことはできません。また，食事以外にも自然放射線，ウイルス感染，細菌感染，紫外線，熱刺激など，発がんにかかわる因子も皆無にすることはできません。そもそも老化するに従って，がんが発生してくるのは自然なことなのかもしれません。もちろん，あえて発がん性の成分が多く含まれているものを積極的に摂取する必要はありませんが，特定の食品を集中的に食べるのではなく，バランスよくいろいろな食品を食べることが大事です。また，塩分は発がんにかかわるだけでなく，過剰摂取は高血圧などの成人病につながる可能性がありますので，控えめがよいでしょう。果物，野菜の摂取は推奨されますので，毎日メニューに加えるのがよいでしょう（**表**）。

　詳しくは，公益財団法人がん研究振興財団のホームページに掲載されている，「食事とがん」というパンフレットの中に記載されている，国立がん研究センターがん予防・検診研究センターの笹月静先生の書かれた「食事とがん─食生活を見直す5分間─」を参考にしてください。

食塩摂取量の目安

日本人の食事摂取基準（厚生労働省策定「日本人の食事摂取基準 2015年版」）では，1日当たりの食塩摂取量を男性は 8.0g 未満，女性は 7.0g 未満にすることを推奨しています。塩蔵食品，食塩の摂取は最小限にするよう心がけましょう

野菜と果物の摂取について

野菜や果物不足にならないようにしましょう。厚生労働省策定「健康日本21」では，1日当たり野菜を 350g とることを目標としています。果物も合わせた目安としては，野菜を小鉢で5皿分と果物1皿分を毎日食べる心がけで，400g 程度になります

熱い飲食物について

熱い飲み物や食べ物は，少し冷ましてから口にするようにしましょう

説明のポイント：がんを予防する魔法の食事はないことを理解してもらう

　これさえ食べていればがんにならないという食品はありません。がんを予防する健康食品もありません。野菜をたくさん摂取し，塩蔵品を過剰にとらないことががん予防の基本になります。ピロリ菌などのように経口的に感染する細菌が胃がんの原因になっていますから，古い食品や不潔な水を避けることも重要です。過度のアルコール摂取も，食道がんや肝臓がん発生の原因の1つになることも説明しましょう。なお，食事とがんについては，公益財団法人がん研究振興財団のホームページ（https://www.fpcr.or.jp/pamphlet.html）が参考になります。

〔山口　俊晴〕

Q35 発がん物質の入っている食品にはどのようなものがありますか。

　あらゆる食品には，多かれ少なかれ発がん物質が含まれています。ただし，発がん物質はある程度の量が，長期間作用しないと発がんにはつながりません。1回の食事で摂取する発がん物質はわずかでも，これを毎日，何年もとりつづけると発がんに至ることがあるわけです。食品の中に含まれる発がん物質が多いものとしては，塩分濃度の高い食品などがあげられています。塩蔵された肉・魚類，漬け物は食べ過ぎないように注意が必要です。肉・魚のこげなどにも発がん物質が含まれていますが，量的にはわずかであり相当の量を長期間とりつづけないかぎり心配ありません。むしろ，アフラトキシンのようにカビに含まれている強力な発がん物質が知られていますので，カビが生えた古い食品の摂取はとくに避けるべきです。

　一般に高濃度の塩分を含む，いわゆる塩蔵品の中には発がん物質が含まれています。例えばハム，ソーセージ，干し魚（干し鱈など）とか，食塩を多量に使用する漬け物などがよい例です。これらの食品は日常的なものですが，これを食べると直ちにがんになるわけではありません。毎食，大量に，長期間食べつづけなければがんはできません。ただし人間の一生は長いので，毎日食べつづけるとその影響は大きなものになります。これを防止するためには，同じものを毎日食べつづけず，いろいろな食品をバランスよくとることが重要になってきます。また，食品の中には野菜や果物のように発がん防止に関与する食品もありますので，これらを十分に摂取することも重要です。

　アルコールもがんとの関係が指摘されています。とくに，食道がんの発生には喫煙とアルコール摂取が強くかかわっていることがわかっています。また，アルコールは大腸がん，乳がん，膵臓がんとの関係も指摘されています。お酒は肝臓で分解されアセトアルデヒドになりますが，これをさらに分解する酵素の活性が弱いとアセトアルデヒドが溜まってきて，悪酔いの症状が出たりします。また，アセトアルデヒドには発がん作用のあることがわかっています。人によってアセトアルデヒド分解酵素の活性が違っていて，酵素の活性の弱い人はアセトアルデヒドの血中濃度が高いまま維持されるのでがんになりやすいのです。具体的には，お酒を飲むとすぐに赤くなる人は，この酵素の活性が低いと考えられるので，食道がんなどに注意が必要です。

　お酒も適量であれば問題ありませんので，量に注意してたしなむことが勧められます。適切な量については，日本酒であれば1合以内，ビールであれば大瓶1本以内，ワインならグラス2杯以内を目安にしてください（表）。

アルコール摂取量の目安（エタノールに換算して22g）	塩蔵品の例
日本酒1合，180ml ビール大瓶1本，633ml ワイングラス2杯，100ml ウイスキーダブル1杯，60ml 焼酎（25度）0.6合，100ml	ハム，ソーセージ 干し魚（干し鱈など） たらこ（明太子など） 漬け物

説明のポイント：あまり神経質にならないように指導する

　世の中の食品の多くにはわずかとはいえ発がん物質が含まれていますから，寿命が延びて食べつづけるとがんになるのは避けがたいのかもしれません。食品の発がん物質を無視したり，カビの生えた古いピーナッツを食べるようなことは絶対いけませんが，ほとんどの食品はバランスよく摂取することで問題ないことを理解してもらいましょう。

　食事とがん，お酒とがんについては，公益財団法人がん研究振興財団のホームページ（https://www.fpcr.or.jp/pamphlet.html）が参考になります。

〔山口　俊晴〕

Q36 X線（レントゲン）検査のためにがんになることはありますか。

> 放射線の被ばくと発がんとの相関は，被ばく量（実効線量はミリシーベルト mSv という単位で示します）が100mSv 以上の場合は明らかにされていますが，それ以下では明確なデータはありません。放射線以外の因子の重みが大きいため検証が難しいのです。現在医療検査機器で被ばくする量は，胸部 X 線撮影では約 0.05mSv，胃バリウム検査では 2.0mSv 程度，腹部 CT でも 7.0mSv 前後です。したがって，通常の医療の X 線検査の際に被ばくする放射線の量では，発がんなどの影響を及ぼす可能性はきわめて低いといえます。検査によるメリットのほうが，被ばくによるデメリットより大きいのです。

被ばく量については，放射線が人体に与える影響の度合いを示す実効線量，シーベルト（Sv）という単位が使用されます。例えば，宇宙線や大地や食品からの自然界の被ばくなどから，一人当たり年間被ばく量は2.1mSv と算定されています。原爆の被害調査などのデータからは100mSv 以上になると被ばく量に比例して発がんが促進されることがわかっています。それ以下の被ばく量については，通常身の回りにある発がん物質などの影響に隠れてしまい，正確に影響の程度を知ることはできません。

医療機器による被ばくについては，使用する機器や撮影の条件によって異なりますが，胸部 X 線撮影では約 0.05mSv，胃バリウム検査では 2.0mSv 程度です。腹部 CT でも 7.0mSv 前後です。したがって，通常，医療で検査のための被ばく量では，発がんなどの影響を及ぼす可能性はきわめて低いといえます。

ただし，医療従事者は毎日のように検査機器の周辺で作業しますし，X 線透視下の作業が必要な IVR（インターベンショナルラジオロジー）では長時間の被ばくになる可能性があるので，フィルムバッジの着用などにより厳重に被ばく量をモニターすることが必要です。

また，妊婦（胎児）や小児に対しては低い線量でも影響を与える可能性があるので，被ばくは極力避けるべきです。

表は被ばく量が放射線の被ばくとがんの相対リスクについて，生活習慣因子とどのような関係があるか示したものです。100mSv 以下ではリスクが0ということではなく，ほかの因子の重みのために検証ができないことを示しています。ただし，100mSv 以下では相対的リスクがあったとしてもきわめて低いレベルのものであると推定できます。

放射線の線量 （ミリシーベルト / 短時間 1 回）	がんの相対リスク* （倍）		生活習慣因子
1,000 ～ 2,000	1.8		
		1.6	喫煙者
		1.6	大量飲酒（毎日 3 合以上）
500 ～ 1,000	1.4		
		1.4	大量飲酒（毎日 2 合以上）
		1.29	やせ（BMI < 19）
		1.22	肥満（BMI ≧ 30）
200 ～ 500	1.19		
		1.15 ～ 1.19	運動不足
		1.11 ～ 1.15	高塩分食品
100 ～ 200	1.08		
		1.06	野菜不足
		1.02 ～ 1.03	受動喫煙（非喫煙女性）
100 以下	検出不可能		

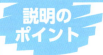

通常医療で診断などのために受ける X 線検査では発がんの心配はないことを説明する

　X 線検査を過度に恐れる必要はありませんが，回数が多くなるとその影響も無視できません。X 線検査は検査のメリットが大きいときだけ受けるべきです。

　放射線とがんについては，放射線医学総合研究所ホームページ（http://www.nirs.qst.go.jp/index.shtml）や環境省の放射性物質汚染廃棄物処理情報サイトのホームページ（http://shiteihaiki.env.go.jp/）が参考になります。

〔山口　俊晴〕

Q37 がんを予防するワクチンはありますか。

A がんのワクチンには、がん細胞に対する免疫力を誘導あるいは強化するがんワクチンと、がんの原因になるウイルス感染などを予防するワクチンに分けることができます。その効果が明確に立証されて実用化しているのは、ウイルス感染などを予防するワクチンであり、いわゆるがんワクチンは研究的に行われています。

胃の発がんには、ヘリコバクター・ピロリ菌感染による萎縮性胃炎が大きくかかわっていることが明らかになっています（**表**）。ピロリ菌に対するワクチンも研究されていますが、まだ実用化していません。抗生物質などで感染を治療することができますので、現在はピロリ菌の除菌療法が広く行われています。ピロリ菌の感染率は年々減少してきています。その要因として大きいのは、上下水道の普及であると考えられています。とくに、下水道が整備され、し尿がきちんと処理されるようになったことが、ピロリ菌感染の減少につながった可能性があります。

ピロリ菌感染がアジアや南米など上下水道の整っていない発展途上国に多く、北米など先進国で少ないこともそのような考え方が正しいことを裏づけています。

C型肝炎ウイルス（HCV）やB型肝炎ウイルス（HBV）による感染は、肝細胞がんの原因になります。HCVについてはインターフェロン、プロテアーゼ阻害薬、核酸アナログなどの治療薬が広く使われています。HBVに対しては同様の治療薬のほかに、ワクチンが開発され、日本では母子感染阻止の目的で使用されてきました。2016年からは1歳未満の乳児に定期接種するようになりました。また感染の可能性の高い医療従事者などに対してもワクチン接種が行われています。

がん種	病原菌，病原ウイルス	治療，予防法
胃がん	ヘリコバクター・ピロリ菌	抗生物質，プロトンポンプ阻害薬
肝細胞がん	C型肝炎ウイルス（HCV）	インターフェロン，核酸アナログ，プロテアーゼ阻害薬
肝細胞がん	B型肝炎ウイルス（HBV）	ワクチン，インターフェロン，核酸アナログ
子宮頸がん，皮膚がん	ヒトパピローマウイルス（HPV）	ワクチン
咽頭がん，胃がんの一部	EBウイルス（EBV）	ワクチンなし
成人T細胞白血病	成人T細胞白血病ウイルス（HTLV）	断乳（母子感染を防ぐ）

ヒトパピローマウイルス（HPV）も子宮頸がんとのかかわりが明らかで，ワクチン接種によりその感染やがんになる過程と考えられている異形成を予防することができます。日本では副作用の問題から，広く使われていませんが，海外では多くの国で定期接種が行われています。

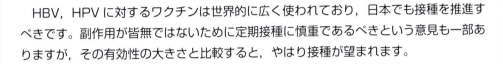

がんワクチンとの違いを説明する

　HBV，HPVに対するワクチンは世界的に広く使われており，日本でも接種を推進すべきです。副作用が皆無ではないために定期接種に慎重であるべきという意見も一部ありますが，その有効性の大きさと比較すると，やはり接種が望まれます。

〔山口　俊晴〕

Q38 がんであることを本人に知らせなくてはいけませんか（告知の必要性）。

　がんの患者には自分の病気について知る権利があり，同時に他者に知られないようにする権利があります。また，がんであることを隠して，診断や治療を進めることは難しく，適切な形でがんであることを正確に本人に知らせる必要があります。正確な病状を本人に知らせないことで，かえって本人が不安になったり，家族とのコミュニケーションをとりづらくなることもあります。

◆知る権利
　基本的に患者には自分の病気について，知る権利があります。患者が病気を理解できない状況であったり，精神的にきわめて落ち込んだ状態にない限り，患者本人に正確に病名や病状を説明することは必須です。

◆適切な治療ができない
　告知しないで診療を進めようとすると，本人が事態の重要性を理解できず，検査や治療をためらったり拒否したりして，その結果，治療が遅れたりすることがあります。例えば本人に十分説明せずに抗がん剤治療を開始しても，病識がないと軽度の副作用でも服用を拒否したり，無断で中止することもあります。また，手術治療や放射線治療などのように危険を伴う治療を，告知なしで受け入れることは困難です。

◆告知の注意点
　①ゆっくりそしてわかりやすく：医療関係者には常識的な言葉でも，患者たちには理解できない医学用語に注意して，わかりやすい言葉で説明してください。説明もあまり簡略なものではかえって理解できず不安を増しますので，ある程度しっかり説明する必要があります。一度の説明ですべてを理解し，後で思い起こせる人は少ないので，要点は別の機会に繰り返し説明する必要があります。

　②できれば本人の信頼できる同席者と一緒に：どんなにしっかりした人でもがんと告知されると，精神的には動揺しますし，冷静に医師の説明を理解できなくなることはしばしば経験されます。夫あるいは妻，息子や娘などの親族や友人など信頼できる人と同席することで，告知を冷静に受け止めることが可能になります。また，多くの患者は告知されたとたん，その後の説明は十分理解できなくなります。同席者にメモでもとってもらいながら，説明を聞くことが勧められます。本人の病状をよく理解した同席者は，説明の後も本人とのコミュニケーションを継続でき，患者をサポートすることが可能になります。なお，今後のチーム医療の重要性を考えると，告知

という重要な作業には，医師も単独でなく看護師に同席してもらうことも推奨されます。

　③正確に：ショックを和らげるために，進行がんの患者に早期がんだといって安心させるのは，真実を知ったときのショックを大きくするだけです。先送りせずに，ゆっくり正確に説明しましょう。予後がきわめて悪い患者にも，段階的に説明し最終的に病状を正確に理解してもらうべきです。余命が限られたことを本人が知ることは，その時間をどのように過ごすか決めたり，やるべきことをやるためにも重要です。医師や家族が気をつかって嘘の説明を続けることは，本人を孤独にし，不安もつのることに必ずなります。

◆告知したときから緩和医療は始まる

　緩和医療は末期の医療だけをさすのではありません。がんの告知を受けたときから始まり，その後，手術や抗がん剤などの治療を受けた後も続きます。患者や家族が告知の際に不安のようであれば，その時点で腫瘍精神科の医師の診察を受けることも勧められます。

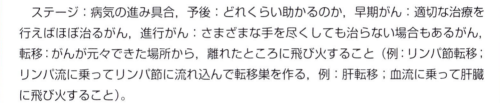

説明や言い換えの必要な用語

　ステージ：病気の進み具合，予後：どれくらい助かるのか，早期がん：適切な治療を行えばほぼ治るがん，進行がん：さまざまな手を尽くしても治らない場合もあるがん，転移：がんが元々できた場所から，離れたところに飛び火すること（例：リンパ節転移；リンパ流に乗ってリンパ節に流れ込んで転移巣を作る，例：肝転移；血流に乗って肝臓に飛び火すること）。

〔山口　俊晴〕

Q39 がん検診について説明してください。

　がん検診とは，がんを早期に発見し，がんによる死亡率を減らすために行うスクリーニング検査です。「スクリーニング検査（ふるい分け検査）」とは，問題所見のない人と，がんの可能性が疑われる人をふるい分けるための検査で，対象となるがんによって検査方法が異なります。日本のがん検診は，対策型検診と任意型検診に大きく分けられます。対策型検診は，市区町村が行っている集団検診（住民検診や職域検診）などがあたります。任意型検診は，個人が自分の死亡リスクを下げるために受けるもので，人間ドックなどがあたります。

　対策型検診におけるがん検診の種類は，厚生労働省の『がん予防重点健康教育及びがん検診実施のための指針』によって，がんの種類ごとに検診方法や対象者，受診間隔が定められています（**表**）。現在，胃がん，子宮頸がん，乳がん，肺がん，大腸がんの5種類が対象となっています。この指針は，2016年に一部改訂され，胃がん検診は，これまで，「40歳以上は，毎年，胃部X線検査を受ける」となっていましたが，年齢が「50歳以上」に引き上げられ，回数は「2年に1回」，検診方法も，「問診と胃部X線検査または胃内視鏡検査」に変更されました（胃部X線検査については，当分の間，従来どおりの実施でも可）。

　がん検診受診率は，2007年6月に策定された「がん対策推進基本計画」において，受診率50％以上とすることが個別目標の1つに掲げられました。5年後の見直しを経て2012年6月に策定された「がん対策推進基本計画」では，「5年以内に受診率50％（胃，肺，大腸は当面40％）」が掲げられ，受診率の算定には40〜69歳（子宮頸がんは20〜69歳）までを対象とすることになりました。国立がん研究センターがん情報サービスが提供する，がん検診受診率（国民生活基礎調査による推計値）によると，2016年度のがん検診受診率は，胃がんで46.4％（男性），35.6％（女性），肺がんで51.0％（男性），41.7％（女性），大腸がんで44.5％（男性），38.5％（女性），子宮頸がんで42.3％，乳がんで44.9％でした。以前と比べ受診率の向上はあるものの，目標には届いていません。国際的にも日本のがん検診受診率は低く，国民によりいっそうの啓蒙が必要です（**図1，2**）。

　また，精密検査受診率（「精密検査が必要」と判定された人のうち，精密検査を受けたことが確認できた人の割合）も重要です。近年の水準（2013年度）は，全国値では，乳がん検診がもっとも高く（85.9％），次いで胃がん検診（80.7％），肺がん検診（79.2％），子宮頸がん検診（70.5％），大腸がん検診（67.4％）の順です。精密検査受診率は，本来は100％を目指すべき指標であり，がん検診の受診率向上と併せて精密検査の重要性を啓蒙していくことも大切なことです。

表　対策型がん検診

種類	検診方法	対象者	受診間隔
胃がん検診	問診に加え，胃部X線または胃内視鏡検査のいずれか	50歳以上※ ※当分の間，胃部X線検査に関しては40歳以上に実施も可	2年に1回※ ※当分の間，胃部X線検査に関しては年1回の実施も可
子宮頸がん検診	問診，視診，子宮頸部の細胞診，および内診	20歳以上	2年に1回
乳がん検診	問診および乳房X線検査（マンモグラフィ）	40歳以上	2年に1回
肺がん検診	質問（問診），胸部X線検査および喀痰細胞診※ ※喀痰細胞診は，原則50歳以上で喫煙指数が600以上の人のみ。過去の喫煙者も含む	40歳以上	年1回
大腸がん検診	問診および便潜血検査	40歳以上	年1回

（厚生労働省：がん予防重点健康教育及びがん検診実施のための指針）

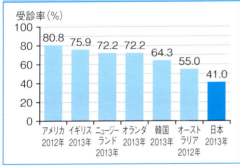

図1　乳がん検診受診率（50〜69歳）

※50〜69歳の乳がん検診受診率を比較しています
（資料：OECD, OECD Health Data 2015, Nov 2015.）

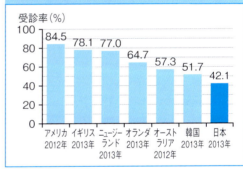

図2　子宮頸がん検診受診率（20〜69歳）

※20〜69歳の子宮頸がん検診受診率を比較しています
（資料：OECD, OECD Health Data 2015, Nov 2015.）

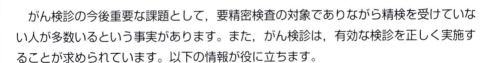

説明のポイント　がん検診は受診だけでなく，精密検査受診までセットで説明

　がん検診の今後重要な課題として，要精密検査の対象でありながら精検を受けていない人が多数いるという事実があります。また，がん検診は，有効な検診を正しく実施することが求められています。以下の情報が役に立ちます。

- 厚生労働省　がん検診
  http://www.mhlw.go.jp/stf/seisakunitsuite/bunya/0000059490.html
- 日本対がん協会
  http://www.jcancer.jp/about_cancer_and_checkup/

〔山本　安則〕

Q40 臨床試験について説明してください。

　人における試験を一般に「臨床試験」といいます。新しい治療法や治療薬が開発された場合，これを人で応用するために必要なデータを，ステップを踏んで作り上げていく必要があります。培養がん細胞や動物を用いた基礎的な研究で，毒性や有効性がある程度研究されますが，そこでよい結果が出たからといってこれを直ちに人に応用することはできません。臨床に応用すると，動物実験ではわからなかった副作用が初めて明らかになることもあるからです。また，人のどのようながんに有効なのか，そして従来の薬剤に比較して優れている点があることも明らかにする必要があります。そのために，第Ⅰ相試験，第Ⅱ相試験，第Ⅲ相試験という3つのステップを経て，新しい抗がん剤は検討され臨床に応用されます。

　第Ⅰ相試験とは，新しい抗がん剤の体内動態や安全性をみる試験です。新しい薬が開発されたら，動物を用いてその毒性や体内動態を調べます。しかしこれを人に投与した場合，動物ではわからなかった副作用が出てきたり，体内の薬物の動態も必ずしも人と動物とでは同じではないこともあります。そして，臨床応用するときに最大でどれくらいの量の薬が使えるのかを知る必要があります。つまり第Ⅰ相試験では，毒性をチェックしながら投与量を少しずつ増やし，最大どれくらいの薬剤を投与可能か検定します。また，薬剤を投与して経時的に血中や尿中の薬剤濃度がどのように変化するのかを調べます。この試験で，有効性が期待できる量の薬が，安全に投与可能であることがわかって初めて，第Ⅱ相試験といってどのようながんに効くのか，抗がん作用を調べることが行われます。これで，あるがんに対して有効であることがわかった場合には，第Ⅲ相試験といってそのがんに対して現在標準的に行われている治療法と比較する試験が行われます。第Ⅲ相試験で新しい薬剤が従来の標準的な治療法より優れた効果のあることが証明されて，初めてその薬剤は保険収載され広く臨床で用いられるようになるのです（表）。

　臨床試験は新しい有望な薬剤を使って行われますが，従来の薬剤に比較して必ずしも有用であるとは限らないうえ，予期せぬ副作用が出てくることもあります。つまり，効果を確かめる試験ではなく，効果が本当にあるのか検証する試験です。第Ⅰ相試験に参加しても，薬の量が少ない段階では効果は期待できませんし，重篤な副作用が発現することもあります。第Ⅱ相試験でも，必ずしも自分のがんに効くことがわかっているわけではなく，試験的な治療であることを理解して参加する必要があります。さらに，第Ⅲ相試験では通常試験に参加するものは，従来の標準的な治療法を行う対照群と，新しい薬を投与する試験群に無作為に分けられてしまいます。新しい

臨床試験

	目　的	注意点
第Ⅰ相試験 （臨床薬理試験）	薬の安全性と薬物動態を明らかにする	予期せぬ副作用が発生することがある。治療効果はほとんど期待できない
第Ⅱ相試験 （探索的試験）	適切な用量用法の推定，有効ながん種の推定など	必ずしも自分のがんに有効なわけではない
第Ⅲ相試験 （検証的試験）	多数の被験者を対象に，薬剤の安全性と有効性を，既存薬と比較する	一般に従来の治療を受けるコントロール群と新しい薬剤による治療を受ける試験群に無作為に分けられる。いずれの治療を受けるかは，被験者には決定できない

薬を投与する群を希望しても，それは受け入れられません。これは効果の科学的な検証には最善の方法で，無作為化比較試験といわれます。

　臨床試験は医学が進歩するために必須のものですが，患者には今述べたような犠牲を伴う方法でもあることを理解したうえで参加してもらえるよう説明を尽くす必要があります。

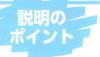

臨床試験で試される治療は，必ずしも従来の治療よりよいわけではない

　臨床試験の意義を正確に説明します。患者は新しくてよい治療が試験群だと思いがちですが，そうではなく厳密に対照群と試験群に無作為に分けて，比較検討する必要があり，必ずしも試験群に入らないことを理解してもらいます。また，臨床試験が新薬の開発や，新しい治療法の確立に必要であることも十分説明し，試験に協力してもらうことが大事です。

〔山口　俊晴〕

Q41 先進医療について説明してください。

　先進医療制度は，先進的な医療を混合診療の形で導入することによる弊害を防ぐために，保険外診療と保険診療の併用を一定のルールのもとに認めたものです。これによって，有望な先進的な医療が迅速に評価され，保険収載されることでより多くの人に適用されるようになると期待されています。つまり，先進医療とはいっても最新最高の医療という意味ではなく，その有用性は保険診療で認められているものほど明確になっていません。また，先進医療にかかわる費用は自費になりますので，最善の医療と考えて飛びつく必要はありません。なお，最近は，自己負担分をカバーする民間保険も用意されています。

　医療サービスは原則として，保険診療と保険外診療を併用することは混合診療と呼ばれ，これは現在の保険制度のなかでは許されません。ただし保険外併用療養費制度として，例外的に保険診療と保険外診療の併用が認められています。

　例えば，患者の選定（選択）に委ねられるいくつかのサービスと保険診療の併用が認められており，これを選定療養と呼んでいます。また，先進的な医療技術のなかで，これを保険給付の対象にすべきか，効率的にかつ迅速に評価するために，先進医療に代表される評価療養と呼ばれる技術があります。

　先進医療はどの施設でもできるわけではなく，技術ごとにそれを行える施設の要件が決められており，安全性や技術の質が担保される仕組みになっています。つまり，先進医療はある程度の安全性があり，もし有用であれば早急に保険収載すべき技術について適用されており，確実な安全性や技術の有用性は先進医療のなかで評価されるように試験計画が立てられています。先進医療は，必ずしも最新で最高の医療ではなく，先進医療で実施して，従来の方法と大差なかったり，時には劣っていることがわかることもあります。

　先進医療は第2項「先進医療技術（先進医療A）」と，第3項「先進医療技術（先進医療B）」に分けられています。先進医療Aは未承認薬の投与や未承認機器などの使用を伴わない技術であり，体外診断薬などもこれに含まれています。先進医療Bは，未承認薬，未承認機器などの使用を伴ったり，再生医療等製品の適応外使用を伴う医療技術などが含まれます。先進医療会議では先進医療をAとBに振り分け，先進医療Bについては，先進医療技術審査部会で詳細に検討されています。現在どのような技術が先進医療として，どのような施設で行われているか厚生労働省のホームページ（https://www.mhlw.go.jp/topics/bukyoku/isei/sensiniryo/kikan02.html）

を参考にするとよいでしょう。

　先進医療の保険でカバーされない新しい技術にかかわるコストは個人負担になるので，試験によっては高額になりますが，民間保険のなかには先進医療技術の個人負担分をカバーするものもあります。

> **説明のポイント　先進医療は保険診療と自費による先進的な医療を併用する試験的な医療です**
>
> 　先進医療という名称から，患者は最高最新の治療と誤解している場合が多くみられます。先進医療は有望な治療を，迅速に保険収載すべきか評価するために，特別に試験的治療と保険診療の併用を認めた制度であることを理解してもらいましょう。また，先進医療にかかわる費用は自己負担になること，民間保険のなかには自己負担分をカバーするものがあることも説明しましょう。

〔山口　俊晴〕

Q42 患者申出療養について説明してください。

　わが国では基本的に国民に必要かつ適切な医療は保険収載され，国民皆保険制度のもと提供されています。将来保険収載を目指す先進的な医療などについては，保険外併用療養費制度として，安全性・有効性などを確認したうえで，保険診療との併用が認められています。その代表的な制度が，先進医療です。技術の安全性が確認され，有用性がある程度示された技術について，保険収載の可否の決定につながるような臨床試験が保険診療とともに行われています。先進医療は研究者からの提案，申出を起点としたものですが，患者申出療養は困難な病気と闘う患者の思いに応えるため，先進的な医療について，患者の申出を起点とし，安全性・有効性などを確認しつつ，身近な医療機関で迅速に受けられるようにする制度です。手続きが比較的煩雑で，相談された医療施設の負担も大きいため，それほど広くはまだ行われていないのが実情です。

　未承認薬などを迅速に保険外併用療養として使用したいという困難な病気と闘う患者の思いに応えるため，患者からの申出を起点とする新たな仕組みとして創設されました。将来的に保険適用につなげるためのデータ，科学的根拠を集積することを目的としています。例えば，①治験，先進医療，患者申出療養のいずれも実施していない医療を実施してほしい場合，②先進医療で実施しているが，実施できる患者の基準から外れてしまった場合，③先進医療で実施しているが，自分の身近な保険医療機関で行われていない場合，④すでに実施されている患者申出療養が自分の身近な保険医療機関で行われていない場合などです（**表**）。

　まず，かかりつけの医師など身近な保険医療機関に相談します。相談された医師は大学病院などと連携して対応します。そして，保険外の治療方法が患者に適しているか否かの検討や情報を収集します。また，既存の患者申出療養や先進医療で行われているか，または治験実施中の治療かどうかについて情報収集します。また治療のための計画を立てるために十分な情報（科学的根拠）があるかについても情報収集します。そして，治験・先進医療が行われている治療法のときは，治験あるいは先進医療として実施できるか，まず検討します。

　そのほか必要な書類を添えて，臨床研究中核病院を経由し，厚生労働省保険局医療課に提出する必要があります。

　なお，患者申出療養を受けたときの費用は，患者は一般の保険診療の場合と比べて，「患者申出療養に係る費用」を多く負担することになります。例えば，未承認薬など（保険診療の対象外）

実施中の患者申出療養（2019年2月7日現在）

告示番号	患者申出療養技術名（適応症）	臨床研究中核病院	開始年月日	終了予定日
1	パクリタキセル腹腔内投与および静脈内投与ならびにS-1内服併用療法（腹膜播種または進行性がん）	東京大学医学部附属病院	2016年10月14日	2019年10月14日
2	耳介後部コネクターを用いた植込み型補助人工心臓による療法（重症心不全）	大阪大学医学部附属病院	2017年3月3日	2020年12月31日
3	リツキシマブ静脈内投与療法（難治性天疱瘡）	慶應義塾大学病院	2017年5月2日	2023年3月31日
4	チオテパ静脈内投与，カルボプラチン静脈内投与およびエトポシド静脈内投与ならびに自家末梢血幹細胞移植術の併用療法（髄芽腫，原始神経外肺葉腫瘍または非定型奇形腫様ラブドイド腫瘍）	名古屋大学医学部附属病院	2017年5月2日	2019年11月30日

終了予定日は今後変更される可能性あり

の金額など，「患者申出療養に係る費用」は，患者が全額自己負担することになります。「患者申出療養に係る費用」は，医療の種類や病院によって異なりますから問い合わせる必要があります。

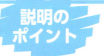

患者申出療養は，新しい医療を患者と医療機関が協力して行う医療

　患者申出療養は，先進的な医療を希望する患者に，保険外療養制度の一つとして創設された仕組みです。先進医療と違うのは，先進医療が研究者の申請により行われるのに対して，患者申出療養制度は患者の申し出を起点として検討されます。もちろん患者自身で申請を行うことは困難ですから，まずかかりつけ医など，近くの保険診療機関に相談します。相談された場合には，大学病院などと連携して検討を進め，最終的には臨床研究中核病院を通して申請されます。すでに十分検討されたうえで行われている先進医療に比較すると，患者の負担も相談された医療機関の負担も大きいので，まず，先進医療として行えないか検討するのがよいでしょう。

〔山口　俊晴〕

Q43 ガイドラインについて説明してください。

ガイドラインは「手引き」や「指針」と訳されます。政府や企業，学会などが作成して公開しています。医学関連学会では疾患に対する標準的な「治療指針」として，科学的な根拠に基づいて作成しています。ガイドラインはすべての人に適用されるのではなく，大多数の人に適用される標準的な治療法を示したものです。evidence based medicine（EBM）を実践するために参照する指針であり，盲目的にガイドラインに従って一律に適用すべきではなく，これをもとにそれぞれの人に最適の治療方針を決定する必要があります。

　日本で最初に作成されたがんの治療ガイドラインは，日本胃癌学会が2001年に発行した『胃癌治療ガイドライン』です。これは胃がんの病期別に推奨される治療を記載したものです。そのほかに，臨床上の問題点（クリニカルクエスチョン）を洗い出し，その問題点に関する文献を網羅的に検索して作る方法が，Mindsでは推奨されています（Minds診療ガイドライン作成マニュアル2017）。クリニカルクエスチョンを網羅的に抽出することには困難を伴いますが，多くのガイドラインはMindsの推奨に従って作られています。『胃癌治療ガイドライン』も，最近の版ではクリニカルクエスチョンも加えられています。

　胃がんと大腸がんについては，患者向けのガイドライン解説が学会から発行されていますので，参考になります。

　最初は推奨の根拠となる文献が必ずしも十分でないために，難しい点もありましたが，ガイドラインを作ることでどのようなエビデンスが不足しているかが明らかになったために，その問題点を前向きに解決するような臨床試験が行われるようになりました。その結果，ガイドラインの精度は年々向上しています。

　患者や家族が一番誤解しやすいのは，ガイドラインどおりに100％行うのが正しいと考えることです。ガイドラインは高齢者や全身のリスクの高い人を除外した臨床試験の結果をもとに作られることが多いため，高齢者やリスクの高い人たちにそのまま適応することができません。ほぼ70〜80％の患者に適応できるように作ったものといえましょう。したがって，適応できない患者に対しては，患者や家族と相談することはもちろん，外科，内科，放射線科などその疾患にかかわる多くの医師が協議したうえで，個々の患者に最適の治療法を選択する必要があります。とはいえ，多くの患者に適応できる原則を示したものなので，ガイドラインを無視して治療の選択を進めることも間違っています。

● 参考になる資料

　各学会や研究会のホームページのほか，公益財団法人日本医療機能評価機構がweb上で公開している，Mindsガイドラインライブラリ（https://minds.jcqhc.or.jp/）が参考になります。

説明のポイント：ガイドラインはすべての人に当てはまるわけではないことを理解してもらう

　ガイドラインは指針であって，規則ではないことがわかるように説明することが重要です。また，ガイドラインが推奨するレベルも，さまざまであることを理解してもらいましょう。患者一人ひとりの病状や体力，社会環境を考慮したうえで，時にはガイドラインどおりに治療しないほうがよい場合もあることを理解してもらいます。学会によっては、患者や家族のためのガイドラインを作成しているところもあるので，これを参照してもらうこともよい方法です。

〔山口　俊晴〕

Q44 キャンサーボードについて説明してください。

　キャンサーボードとはある疾患にかかわるさまざまな分野の医師が，病気の診断，病期，患者のリスクなどについて総合的に検討し，患者ごとに最適の治療方針を示すための委員会です．米国では疾患に関する複数のエキスパートによる，キャンサーボードを組織し，患者相談（有料）という形で提供しているところもあります．

　日本では，がん診療連携拠点病院の指定を受ける際の要件として，キャンサーボードを設置することが義務づけられました．また，文部科学省ではがんの専門家育成の観点から，がんプロフェッショナル養成プランを策定し，その要件の中にもキャンサーボードの設置が規定されています．

　がん治療が進歩して多様化するに伴い，一人の医師がすべての治療法に精通して正しい判断を下せる時代は終わりました．診断の専門医，内視鏡の専門医，抗がん剤治療の専門医，外科の専門医，放射線治療の専門医，緩和医療の専門医が集まり，個々の患者にどのような治療が最適か検討する仕組みが求められています．それを実現するのがチーム医療ですが，その司令塔になるのがキャンサーボードという会議体です．

　キャンサーボードは何か規定されたものではなく，医師や医療にかかわるスタッフが集まって，がん患者の診断や治療方針について検討する集まりのことをいいます．がんプロフェッショナル養成プランでは，複数の診療科の医師を中心とした合同検討会と，教育的な講演を組み合わせた形式のものが多いようです．一般病院でも基本的には同様ですが，一部の病院では標準的な治療が適用できない患者について検討し，最終的な方針を決める，チーム医療の司令塔としての役割をもたせているところもあります．

　いずれにしろ，主治医や単独の診療科で検討するだけでなく，複数の医師や診療科，時には看護師，薬剤師など医療にかかわるすべてのスタッフが参加することで，医療の透明性が高まります．診断や治療法の決定に苦慮するような症例を検討する場として，重要な役割をもっています．がんの専門施設には基本的に設置されていますが，たとえ規模が小さくても複数の医師が集まって検討することには大きな意義があります．

　キャンサーボードの運営で重要なポイントは，参加者に治療法の最終決定の場がキャンサーボードであることを認識してもらうことです．キャンサーボードでいくらよい議論が行われても，最終的に主治医や診療科の長の独断で治療方針が変更されては何にもなりません．これを明確に規定しておくことで，参加者も増え議論も活発になります．また，キャンサーボードで多くの診

療科の医師が集まり議論して決めた治療方針であることを患者に説明すると，多くの場合，患者は安心します。

> **説明のポイント　キャンサーボードは医療の透明性の確保に役立つ**
>
> 　治療方針は従来から主治医が自分の考え方に沿って決める傾向が強く，内科と外科の連携も十分でない施設があったことも事実です。その結果，外科を受診したので外科治療，内科を受診したので抗がん剤治療などということが起こりかねませんでした。複数の診療科の医師が共同して治療方針を決定する仕組みがチーム医療ですが，その司令塔になるのがキャンサーボードという会議です。また，キャンサーボードは標準治療が適用できない場合に，主治医単独で判断するのではなく，広く診療科を越えて検討することでより客観的で妥当な医療を行える可能性があります。そのような場でどのような議論が行われたかを説明するとともに，その結果，決定した治療方針であることを理解してもらいましょう。一部の先進的な施設では，患者の参加を認めているところもありますが，一般的ではありません。

〔山口　俊晴〕

Q45 セカンドオピニオンについて説明してください。

　セカンドオピニオンとはそのまま日本語にすると「2番目の意見」ということになります。医療の分野では，現在診てもらっている医師の説明では，十分に理解できなかったり，納得できない場合に，他の医師の意見を聞くときに使用される言葉です。セカンドオピニオンを受けるためには，担当医から今までの経過や検査所見をきちんと記載した紹介状と，画像などの検査資料を準備する必要があります。現在診てもらっている医師の説明がわかりやすく，その内容にも納得している場合に念のために聞くものではありません。もちろん，今診てもらっている医師に遠慮して，十分理解できないのに，きちんと質問もしないで検査や治療を受けるべきではありません。

　昔は医師にかかっても，医療は難しいのですべて医師まかせにすることが普通でした。しかし現在では，自分の病気について十分な説明を受け，これから受ける検査や治療の内容についても，その必要性と安全性を理解したうえで同意することが求められるようになりました。

　医師が十分に説明しない場合は論外ですが，医療の内容が高度化してくると，患者や家族に十分理解してもらうにはそれなりの技術と時間が必要です。また，十分な説明が行われても，高度に進行したがんなどでは，提示された治療に納得できない場合も出てきます。そのような場合にも，他施設の医師の説明を聞いたうえで，最終的に治療方針を決める意義があります。たとえ，同じ内容の説明であっても，複数の医師の説明を聞いたうえで，重大な決断を確認することができれば安心できます。

　セカンドオピニオンを受けるためには，詳細な紹介状と資料の準備が必要なことも伝えましょう。また，セカンドオピニオンは原則自費診療になること，その価格は施設によって異なるのであらかじめ確認しておくことを勧めましょう。

　疾患によっては施設間の治療方針が異なることもあります。とくに外科治療は，施設により技術力や経験数の格差がある程度存在することは避けられません。また，新薬の治験などが行われている施設もあるので，推奨される治療法が異なる可能性があります。

　時間をかけて説明を受けても，がん治療について十分理解するのは容易ではありません。説明を受けるときは，必ず複数（患者本人と家族など）で聞くことを勧めましょう。初めて聞く言葉や知識も多いうえに，生命にかかわることだと思うと，つい最悪のケースを考えてしまい，平常心を保つことは容易ではありません。その点でも，家族や友人がいると，本人が動揺して理解が進まなくても，ある程度説明を客観的に聞くことが可能なので安心です。また，メモを取っても

らうことも重要で，ちょっとした語句のメモが理解の役に立ちます。また，次回の面談のときまでに知識を整理し，わからない点を質問として準備しておくことができます。

　説明する側にも，医学用語は医療者が考えているほど理解されないことを知っておく必要があります。電子カルテのモニターだけをみていないで，話を聞いている患者や家族の目をしっかりみて，話した言葉が理解されているのか探る配慮が基本です。また，重要なことは面倒がらずに繰り返し説明すべきです。説明を助ける図や資料を日頃から準備することも心がけてください。

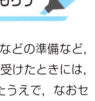

説明のポイント　セカンドオピニオンは現在かかっている医師の説明を十分理解したうえで，本当に必要なときに受けてもらう

　セカンドオピニオンを依頼されると，紹介状の準備や，画像データなどの準備など，担当医にはある程度の負担がかかります。セカンドオピニオンの依頼を受けたときには，説明に足りない部分があったのか確認して，必要であれば再度説明したうえで，なおセカンドオピニオンを希望された場合には速やかに紹介状・資料を準備してあげるべきです。そのような態度が，最終的には担当医への信頼につながります。「俺の説明に納得できないのか」と怒る気持ちはある程度理解できますが，このような態度は論外です。理解できなかった点を聞くだけでも，次の説明のときの参考になります。

〔山口　俊晴〕

第2章 各論

臓器別のがん

- 食道のがん
- 小腸・大腸のがん
- 胆道のがん
- 乳腺のがん
- 内分泌のがん
- 婦人科のがん
- 胃のがん
- 肝臓のがん
- 膵臓のがん
- 肺のがん・縦隔腫瘍
- 泌尿器のがん

Q46 食道がんとはどのようながんですか。

　食道がんは，口からとった食べ物を胃まで運ぶ食道という消化管にできるがんです。わが国では1年間に人口10万人当たり男性約30人，女性約5人に発症します。60～70歳代に多く，約90%は扁平上皮がんです。扁平上皮がんは胸部中部食道に多く，飲酒と喫煙が主な危険因子です。腺がんは食道がんの約5%ですが，近年増加傾向にあります。腺がんは胸部下部食道に多く，胃酸が食道に逆流することによって起こる逆流性食道炎やそれに伴うバレット食道が危険因子です。食道がんは比較的早期から頸・胸・腹部の3領域のリンパ節に転移を起こしやすいことが特徴です。

　食道はのどぼとけのすぐ下から始まり，胸部の中を下行して腹部に至って胃につながる管状の臓器で，口からとった食べ物を腹部の中にある消化管に運ぶ役割を果たします。成人男性で約25cmと縦に長い臓器で，身体の奥深くに位置し，心臓，肺，気管・気管支，大血管などの重要臓器に囲まれています。この食道にできるがんが食道がんです。食道がんには主に扁平上皮がんと腺がんという2つの異なる顔つきのがんがあります。扁平上皮がんはアジア諸国に多く，日本では食道がん全体の約90%を占めます。60～70歳代の男性に好発し男女比は約6：1です。飲酒と喫煙が主な危険因子で，胸部中部食道に好発します。一方，腺がんは胃酸の食道への逆流に伴う繰り返す炎症を背景に，食道と胃の境界，あるいは胸部下部食道に好発します。欧米では1980年代から急増し，現在では食道がんの半数以上を占めています。日本では約5%とその頻度は高くありませんが，食生活の欧米化や肥満の増加に伴い近年増加傾向にあります（表）。欧米では高齢の男性に多いとされていますが，日本での食道腺がんの特徴はよくわかっていません。

　食道がんは放置すると周囲の重要臓器に直接浸潤し命を落とします。また比較的早い段階から頸・胸・腹部の3つの領域のリンパ節に転移を起こしやすいという特徴があります。治療の手段としては主に手術・抗がん剤・放射線治療があり，がんの進行度と患者の全身状態に応じて適切な治療法が選択されます。とくに進行食道がんに対しては上記の治療法を組み合わせた集学的治療が行われるのが一般的です。近年の診断技術の向上に伴い，初期の段階で発見される食道がんが増えており，このような症例に対しては内視鏡的な粘膜切除で治癒が可能な場合もあります。食道がんに対する手術は頸部・胸部・腹部にわたる操作が必要になることが多く，身体に負担がかかる大きな手術です。従来は右開胸と開腹で行われることが多かった手術ですが，近年では胸腔鏡や腹腔鏡を使った侵襲の少ない手術が普及しつつあります。食道がんの手術は術後合併症や死亡率が高いことが問題ですが，近年はチーム医療の導入により手術の安全性が向上しています。

食道がんの特徴	
罹患率	1年間に人口10万人当たり男性30人，女性5.2人*
男女比	約6：1*
好発年齢	60〜70代**
組織型	90%が扁平上皮がん，5%が腺がん**
好発部位	胸部中部食道が約半数，次いで胸部下部食道に多い
主な危険因子	飲酒，喫煙
他臓器重複がん	約24%に認められ，胃がん，咽頭がんの順に多い**

*国立がん研究センターがん対策情報センターがん情報サービス
http://ganjoho.jp/public/index.html
**日本食道学会編，Comprehensive Registry of Esophageal Cancer in Japan, 2010.

食道がん手術後の5年生存率はⅠ期，Ⅱ期，Ⅲ期でそれぞれ約80%，60%，40%です。扁平上皮がんは比較的放射線が効きやすいがんであり，手術を避けて放射線と抗がん剤の組み合わせ（化学放射線療法）で治療することも可能です。とくにⅠ期の食道がんに対しては手術と化学放射線療法はほぼ同等の生存率が得られることが知られています。Ⅱ期・Ⅲ期の食道がんに対しては術前化学療法後の手術の成績が化学放射線療法に勝っており，化学放射線療法は全身状態不良のために手術が困難な患者，手術を希望しない患者に対する選択肢です。

食道がんの患者にはほかの臓器にもがんが存在することがまれではありません。日本食道学会の全国登録調査によると，食道がん患者の約24%に他臓器がんの重複が認められ，もっとも多いのは胃がん，次いで咽頭がんとされています。食道がんの治療前には他臓器重複がんの存在を疑って十分な精査を行うとともに，術後の定期健診においても他臓器がんが発生するリスクを念頭に置いて検査を行うことが勧められます。

説明のポイント：食道がんの解剖学的・腫瘍学的特性の理解を図ろう

食道がんは解剖学的に治療が困難な位置に存在し，早期から広範なリンパ節に転移をきたすことから，消化器がんのなかではもっとも難治性のがんの1つです。また高齢者に多く，臓器障害や併存症を有する症例もまれではありません。このような食道がんの特性を十分に理解したうえで，選択し得る治療戦略を提示し，患者の希望も含めて治療方針を決定することが重要です。

〔渡邊　雅之〕

Q47 食道がんの危険因子について教えてください。

　食道がんには扁平上皮がんと腺がんの2つの異なる顔つきのがんがあります。扁平上皮がんの危険因子は飲酒と喫煙です。とくにこの両者の組み合わせでリスクがさらに高くなります。また，少量の飲酒で顔が赤くなる体質の人が飲酒をすると食道がんのリスクが高くなることが知られています。良性疾患のなかで食道アカラシアや腐食性食道炎は食道がんを合併しやすい疾患です。腺がんの危険因子は胃食道逆流症とそれに伴うバレット食道という変化です。肥満や喫煙が腺がんのリスクを増大させます。胸部への放射線治療の既往は扁平上皮がん・腺がん両者のリスク因子です。

　食道がんには主に扁平上皮がんと腺がんという2つの異なる組織型のがんがあり，危険因子は両者で異なります（表）。

　飲酒と喫煙が食道扁平上皮がんの危険因子であることはよく知られています。さらに，両者の組み合わせは食道扁平上皮がんのリスクを著明に増大させます。また，飲酒に関しては少量の酒で顔が赤くなる体質の人が習慣的に飲酒をすると頭頸部がんと食道がんのリスクが高くなることが明らかになりました。これはアルコールを代謝する酵素の活性が，単塩基多型といわれる個人間の遺伝子配列の違いにより低下していることが原因です。とくにアルデヒドデヒドロゲナーゼ2（*ALDH2*）遺伝子の単塩基多型は日本人を含むアジア人に多く，日本人では約40%に酵素活性の低下があることが知られています。*ALDH2*の活性低下があると，アルコール摂取に伴い，アルコールの代謝中間産物であるアセトアルデヒドの血中濃度が高くなります。これが飲酒後に顔が赤くなる原因ですが，アセトアルデヒドには発がん性があり，とくに唾液内に分泌されやすいことが頭頸部がんと食道がんの発がんを促進する原因と考えられます。食道アカラシアは食道の固有筋層内の神経節が脱落することにより，下部食道括約筋の弛緩不全が起こり食道から胃への通過障害をきたす食道運動機能異常症ですが，発症後10～15年の経過観察で食道がんの発生率が健常人の約16～28倍と報告されています。また，腐食性食道炎は薬物などの誤飲あるいは自殺目的での飲用で食道の炎症から瘢痕狭窄をきたす疾患です。腐食性食道炎の症例においては発症イベントから10年以上の期間を経て食道扁平上皮がんの発生率が健常人の約1,000倍とされています。発がんリスクの高いこれらの良性疾患については早期発見のためのスクリーニング検査が勧められます。

　欧米では1980年代から食道腺がんが急増しました。日本ではまだ食道がん全体の約5%を占めるにすぎませんが，近年その頻度は増加傾向にあり，今後欧米を追うように急増する可能性が

食道癌の危険因子	
扁平上皮がん	腺がん
喫煙 飲酒 アルコール代謝酵素異常 アカラシア 腐食性食道炎 胸部への放射線治療 low socioeconomic status 口腔衛生不良 栄養障害 掌蹠角化症	胃食道逆流症 バレット食道 肥満 喫煙 胸部への放射線治療 野菜・フルーツの不足 高齢 男性 下部食道括約筋の弛緩（薬剤） 家族歴（まれ）

(Pennathur A, et al：Oesophageal carcinoma. Lancet, 381：400～412, 2013. より引用・改変)

危惧されています。食道腺がんの主な原因は胃食道逆流症であり，背景には肥満や食道裂孔ヘルニアの存在があります。食生活の欧米化や肥満の増加が胃食道逆流症の増加に関連しています。飲酒と食道腺がんの関連は報告されていませんが，喫煙は食道腺がんのリスクを増大させます。繰り返す胃食道逆流によって下部食道の扁平上皮が円柱上皮に置き換わるバレット食道という変化は食道腺がんの発生母地となることが明らかとなりました。バレット食道から食道腺がんの発生は年間に約0.3%程度と報告されています。ヘリコバクター・ピロリ（ピロリ菌）の感染は胃がんの原因であることが知られていますが，ピロリ菌未感染あるいはピロリ菌の除菌は胃の酸度を強め，胃食道逆流症を悪化させることが知られています。欧米ではピロリ菌感染率の低下に引き続いて胃食道逆流症の頻度が増加し，さらに遅れてバレット食道や食道腺がんの頻度が増大したことから，ピロリ菌感染率低下が食道腺がん増加の一因と考えられています。

肺がんや乳がん，縦隔腫瘍などに対する胸部への放射線治療では食道が放射線照射野に入ることがあり，放射線照射領域に一致して扁平上皮がんや腺がんが起こるリスクが高いことも報告されています。

説明のポイント　食道がんは予防と早期発見が重要です

飲酒・喫煙は扁平上皮がんの危険因子であり，飲酒歴・喫煙歴のある症例には内視鏡によるスクリーニングを勧めます。とくに少量のアルコールで顔が赤くなる体質の人は要注意です。一方，逆流症状や逆流性食道炎の既往がある場合には食道腺がんの危険性を説明し，内視鏡検査を勧めます。食道アカラシアや腐食性食道炎の治療をする際には将来の食道がんのリスクとスクリーニング検査の重要性を説明しましょう。

〔渡邊　雅之〕

Q48 食道がんの症状にはどのようなものがありますか。

> 食道がんも初期の段階ではほとんど症状がありません。しかし，がんがだんだん大きくなってくると，胸の違和感やしみるような感じを自覚することがあります。がんが大きくなり，食道の内腔が狭くなってくると，食物のつかえ感を感じるようになります。このつかえ感は，最初は比較的大きく固いものを食べたときに生じやすいのですが，がんが進行するにつれて小さく軟らかいものでも同様の症状を感じるようになります。さらに進行すると，水分しか飲み込めなくなり，体重の減少，胸部や背部の痛み，咳，しゃがれ声，吐血・喀血などの症状が出る場合があります。

　食道がんの症状は，もともとの食道の構造やがんの存在場所と密接に関連します。食道は，長さ約 25cm，太さ 2～3cm の管状の臓器で，のどと胃をつなぐ食べ物の通り道です。食道は胸の中の右肺と左肺の間にある「縦隔」を貫くように存在します。この縦隔には，生命活動を維持する大動脈，気管・気管支，心臓などの重要臓器が食道を取り囲むように位置しています（図）。食道の壁は 4 層構造になっており（内側から粘膜層，粘膜下層，固有筋層，外膜），食道がんはもっとも内側の粘膜層から発生し，時間とともに増大することで症状を呈するようになります。食道がんが粘膜層，粘膜下層までにとどまっている場合は，「表在がん」と呼び，固有筋層や外膜に及ぶと「進行がん」と呼びます。

◆表在がんの症状

　表在がんのなかでも，がんがまだ粘膜層にとどまっている場合は，自覚症状が出現することはほとんどありません。このような早い段階の食道がんは，内視鏡検査による検診などでみつかる場合がほとんどです。粘膜下層にまで及ぶ表在がんでは，人によっては飲み込むときの違和感や，熱いもので胸がしみるといった症状を呈する場合があります。ただし，粘膜下層に及ぶようながんであっても無症状であることが多く，食道がんのリスクファクターである習慣的なアルコールの摂取や，長期間に及ぶ喫煙歴のあるような人には定期的な内視鏡検査が食道がんの早期発見につながります。

◆進行がんの症状

　がんが固有筋層や外膜に及ぶような場合，食べ物を飲み込む際につかえた感じを自覚します。これはがんによる食道内腔の物理的狭窄と，がんの浸潤による食道の固有筋層の蠕動運動の障害により，食物の胃への運搬がうまくいかなくなることが原因と考えられます。このような食事の通過障害が続くと，体重減少や，嘔吐などの症状が出現します。さらにがんが進行し外膜を越え

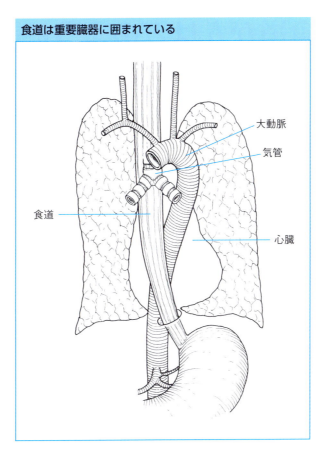

食道は重要臓器に囲まれている

大動脈
気管
食道
心臓

て浸潤すると，食道を取り囲む重要臓器に関連した症状が出現してきます。例えば，肺や気管・気管支に及んだ場合には頻回の咳を，さらに発熱などの肺炎症状をきたします。また，大動脈などのとくに重要な臓器に及ぶと大出血の原因となり致命的になることもあります。

説明のポイント　食道の機能をおさえて説明する

　食道がんの症状を理解するためには，食道の基本的知識が必要です。食道がんは口から胃への食物の通り道にできることから，多くの場合，がんによる食道の狭窄状態をつかえ感として自覚し発見されます。また，食道は生命維持に重要な心肺系臓器に囲まれて存在するため，それらの臓器にがんが及ぶ場合は，その臓器特有の異常症状を生じます。

〔今村　裕〕

Q49 食道がんはどのように診断しますか。

　食道がんの診断は，まずがんであることの診断と，次にがんの病期（Stage）診断の2つが必要です。両者とも画像検査が必須となります。がんの診断は，内視鏡検査でがんの一部を採取し（生検），病理検査でがんかどうかの診断を行います。食道がんの病期は，内視鏡検査，CT・PETなどの画像診断法を用いて，『食道癌取扱い規約』に基づき，腫瘍の壁深達度（T：がんが食道の壁のどの深さまで及んでいるか），リンパ節転移の程度（N），遠隔転移臓器の有無（M）によって病期診断がなされ，それに応じた治療方針が選択されます。

　がんであることの診断，食道がんの病期（Stage）診断には，ともに内視鏡，CTやPET検査が必要になってきます（表）。それぞれの診断方法やその過程について，以下に説明します。

◆がんであることの診断

　食道にできる腫瘍の多くはがん（上皮性腫瘍）ですが，がん以外にも良性腫瘍や肉腫（非上皮性腫瘍）であることもあり，組織型によって治療が異なります。がんであるかどうかは病理検査で診断されます。

　食道がんの多くは，内視鏡で食道上皮の異常として発見されます。通常の白色光での観察に加え，ルゴール散布による色素観察，表面の細かい異常を観察できる拡大内視鏡や，NBI（narrow band imaging）という特殊な波長を用いた観察を組み合わせることで，より正確な病変の検出が可能になります。周囲の正常上皮との色調の違いや凹凸の変化，ルゴールによる染色の有無，血管異常の所見などから総合的にがんが疑われるかどうかを判断します。がんを疑う場合には，病変部組織の一部を内視鏡下に採取し，病理検査に提出し，がんの確定診断が行われます。

◆食道がんの病期（Stage）診断

　食道がんの病期診断には，壁深達度（T），リンパ節転移の程度（N），遠隔転移臓器の有無（M）の診断が必要です。

1．壁深達度（T）の診断

　粘膜層や粘膜下層にとどまる表在がんの場合，壁深達度はとくに内視鏡治療の適応の判断のために重要です。粘膜層や粘膜下層はそれぞれ3層ずつに細分化され診断されますが，前述の拡大内視鏡による血管の形や太さなどの特徴，超音波内視鏡（endoscopic ultrasonography：EUS）による病変部の断層観察によって，より正確で詳細な壁深達度診断が可能となります。

　固有筋層よりも深く浸潤した進行がんの場合，内視鏡では明らかな腫瘍性病変として，CT検査では食道壁の肥厚として描出されます。とくに外膜を越えた周囲の重要臓器への浸潤の有無は，

食道がんの診断と主な検査方法	
①がんの確定診断	内視鏡下生検組織の病理診断
②がんの病期診断	
壁深達度（T）	表在がん：内視鏡（拡大内視鏡，超音波内視鏡など） 進行がん：CT，MRIなど
リンパ節転移の程度（N）	CT，PET，頸部超音波検査，など
遠隔転移臓器の有無（M）	CT，PETなど

外科的な切除適応を判断する際にとても重要です。例えば，気管や大動脈への浸潤のある場合には，そのままの状況では切除が不可能なこともあります。また，浸潤のより正確な診断を行うために，気管支鏡やMRIを用いた評価も追加されることがあります。

2. リンパ節転移の程度（N）の診断

リンパ節転移診断は主にCT検査によってなされます。一般的には，リンパ節の長径もしくは短径が10mm以上であることや，リンパ節の造影パターンの異常などからリンパ節転移が診断されます。『食道癌取扱い規約』では，転移リンパ節が食道の原発巣からどれくらい離れているかによってリンパ節転移の病期診断がなされます。

3. 遠隔転移臓器の有無（M）の診断

食道がんの遠隔転移は肝臓，肺，骨などの臓器に認められることが多く，主にCT検査を用いてスクリーニングされます。一般的に遠隔転移のある症例は手術を行っても予後不良であり，外科的切除の適応とはなりません。遠隔転移の診断には，CTに加えてPET検査を追加することが有用とされています。PET検査は，放射線トレーサーである^{18}F-fluorodeoxyglucose（FDG）を用い体内のグルコース代謝を測定する方法で，がん細胞が正常細胞よりも糖代謝が活発であることを利用して，リンパ節を含めた転移巣をFDGの集積として検出することができます。

病理診断と病期診断が重要

食道がんの診断には，がんであることの確定診断と，食道がんの病期（Stage）診断の2つが重要です。前者には病理診断が必須であり，後者には主に内視鏡検査やCTによる食道病変の評価と，食道以外の部位へのがんの広がりを評価することが必要です。それぞれの検査で得られる情報を理解することで，より正確な病状の把握とより適正な治療方針の決定が可能になります。

〔今村　裕〕

Q50 食道がんの進行度と予後について教えてください。

　食道がんの進行度は，腫瘍の壁深達度（T因子），リンパ節転移（N因子），遠隔転移（M因子）をもとに決められます。日本食道学会の『食道癌取扱い規約』とUICCのTNM分類によって，0期からⅣ期に分類されています。最新のものは取扱い規約が11版，TNM分類が第8版です。日本食道学会の『食道癌診療ガイドライン』（2017年版）では，『食道癌取扱い規約』（第11版）をもとに治療のアルゴリズムが作成されています。一般的に，がんの進行度が上がるに従って予後は不良となります。

◆進行度（stage）

　日本食道学会の『食道癌取扱い規約』とUICCのTNM分類によって，0期からⅣ期に分類されています。最新のものは前者が第11版，後者が第8版です。両者の主な違いは，リンパ節転移が『食道癌取扱い規約』では転移領域で規定されているのに対し，TNM分類では転移個数で規定されています。また『UICC』（第8版）では腺がんと扁平上皮がんについて，clinical stage（cStage）とpathological stage（pStage）が別々に分類されています。

◆進行度と予後

　日本食道学会の編纂した最新のデータ（Comprehensive Registry of Esophageal Cancer in Japan, 2010）によると，cStage 0，Ⅰ，Ⅱ，Ⅲ，ⅣA，ⅣB〔『食道癌取扱い規約』（第10版）〕の手術後の5年全生存率（以下，OS）は，それぞれ84.9％，80.5％，62.2％，38.8％，22.8％，14.2％です（図）。また，pStageではそれぞれ87.6％，79.7％，53.4％，35.4％，21.4％，15.4％です。

　手術以外では，内視鏡治療（EMR/ESD）を施行されたpT1a（cN0，cStage 0）の5年OSは88.9％，pT1b（cN0，cStage Ⅰ）では68.9％です。『食道癌取扱い規約』cStage ⅣBに関しては，手術以外の治療が行われていることが多いと考えられます。前述のデータによれば，化学療法単独で治療した食道がんの1年，3年，5年OSは36.0％，11.7％，0％でした。

　代表的な臨床試験の結果を以下に示します。cStage Ⅰに対して5-FU/CDDP（FP療法）を同時併用した根治的化学放射線療法（JCOG9708）の成績は，完全奏効割合87.5％，4年OS 80.5％，4年無再発生存率（以下，RFS）68.1％です。完全奏効のうち41％に再発を認め，そのなかの2/3は再発時に根治切除が可能でした。pStage Ⅱ，Ⅲに対する手術±補助化学療法の臨床試験JCOG9204（手術単独療法 vs. 手術＋FP療法による補助化学療法）では，補助化学療法群の5年RFSが55％，手術単独群では45％でした（$p=0.037$）。とくにリンパ節転移を有する症例では，補助化学療法群の5年RFSは52％，手術単独群は38％（$p=0.041$）でした。5年OSはそれぞれ

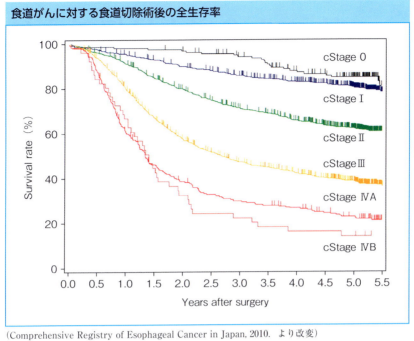

食道がんに対する食道切除術後の全生存率

(Comprehensive Registry of Esophageal Cancer in Japan, 2010. より改変)

61%と52%でした（$p=0.13$）。リンパ節転移がない場合は，補助化学療法群の5年RFSは70%，手術単独群は76%でした（$p=0.433$）。cStage Ⅱ，Ⅲ（T4除く）に対する術前補助化学療法＋手術および手術＋術後補助化学療法の比較試験JCOG9907では，術前化学療法群の5年OSが55%で，術後補助化学療法群は43%でした（$p=0.04$）。cStage Ⅱ，Ⅲ（T4除く）に対して根治的化学放射線療法を行ったJCOG9906では，5年OSが36.8%，progression free survivalが25.6%でした。cStage Ⅳ（再発がんを含む）に対するFP療法の成績は，奏効割合が33.3～35.9%，生存期間中央値6.7～7.6カ月と報告されています。

説明のポイント：治療後の生活にも配慮して説明する

さまざまな検査によって診断した食道がんの進行度を説明します。治療方針や見込まれる予後を説明するとともに，それぞれの治療のメリット，デメリットを伝え，患者の治療法の選択をサポートします。また食道がんでは，がんそのものや治療に伴ってADLの大幅な低下がみられることがあります。そのため患者だけでなく，生活を共にする家族など周囲でサポートする人にも丁寧に説明を行う必要があります。

〔吉田　直矢〕

Q51 バレット食道とは何ですか。

胃から連続して食道内に存在する円柱上皮粘膜をバレット粘膜といいます。胃食道逆流症（gastroesophageal reflux disease；GERD）に起因し，肥満が原因の1つと考えられています。わが国におけるバレット食道の定義は，バレット粘膜が全周性にあり，最短長が3cm以上のものとされています。バレット食道はバレット食道（腺）がんの発生母地となります。日本でも食事の欧米化やピロリ菌除菌によるGERDの増加により，バレット食道がんの増加が危惧されています。

◆バレット食道

胃から連続して食道内に存在する円柱上皮粘膜をバレット粘膜といいます。GERDによる下部食道の持続的な炎症に起因し，肥満が原因の1つと考えられています。日本でも食事の欧米化，ピロリ菌除菌によるGERDの増加によってバレット粘膜の発生頻度が増加していると考えられます。日本におけるバレット食道の定義は，バレット粘膜が全周性で最短長が3cm以上のものとされ，long-segment Barrett's esophagus（LSBE）と同義です。この定義以外のものはshort-segment Barret's esophagus（SSBE）と定義されます。欧米におけるSSBEからの発がんは0.19%/年，LSBEからの発がんは0.33〜0.63%/年と報告されています。

◆バレット食道がん

バレット粘膜に生じた腺がんをバレット食道がんと呼びます。欧米では1970年ごろから腺がんが食道がんの過半数を占めるようになり，発生数は1970年代から2000年にかけて約7倍にまで増加しました。日本でも食道腺がんの増加が危惧されていますが，日本食道学会の報告では2005〜2010年の食道がんに占める腺がんの割合は3.6〜4.3%であり，急増しているとはいえない状況です。

◆診　断

バレット食道は内視鏡によって診断されますが，食道裂孔ヘルニアによって食道胃接合部（esophago-gastric junction；EGJ）が胸部に移動している症例では診断が困難なこともあります。EGJは内視鏡で観察される下部食道に柵状に配列する静脈の下端と定義されていて，この部位よりも口側に円柱上皮があればバレット食道と診断できます（図）。逆流性食道炎やがん浸潤で柵状血管が透見できないときは，内視鏡，あるいはX線検査による胃粘膜（皺襞）の上縁をEGJと判断します。組織学的には円柱上皮のほかに固有食道腺，導管，扁平上皮島の存在，粘膜筋板の二重化などの所見をもとにバレット食道と診断されます。

◆バレット食道がんの治療

日本におけるバレット食道がんの治療方針の詳細は，明確には定まっていません。食道扁平上

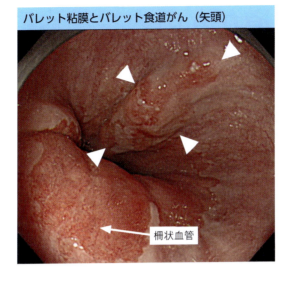

バレット粘膜とバレット食道がん(矢頭)

柵状血管

皮がんに準じて，粘膜がんに対しては内視鏡治療，根治切除可能な粘膜下層以深のがんについては手術が行われることが多いと考えられます。Stage Ⅱ，Ⅲの切除可能進行食道がんの場合に，食道がんに準じて術前補助化学療法を行うか，胃がんに準じて術後の補助化学療法を行うかについても定まっていません。現時点では，ESMOやNCCNのガイドラインに従って，術前補助化学（放射線）療法を行うべきかもしれません。手術の郭清範囲についても明確には定まっていません。現在は，日本胃癌学会・日本食道学会合同作業部会によって作成された，「長径4cm以下の食道胃接合部がんに対するリンパ節郭清アルゴリズム」を参考に手術が行われています。

◆バレット食道の治療

バレット食道がんの発がん予防を目的として，バレット食道に対してアルゴンプラズマ凝固術や光線力学的治療を行うことに関しては，日本食道学会の『食道癌診療ガイドライン』(2017年版)では「推奨しない」となっています。一方でLSBEや高度異型上皮の存在，粘膜内腺がん治療後といった症例では，定期的な内視鏡による経過観察が必要と考えられます。

説明のポイント　過度の不安を与えない

バレット食道とは何かについてわかりやすく伝えるとともに，GERDの原因（肥満，食道裂孔ヘルニアなど）が明らかである場合は，その治療法についても説明します。バレット食道は食道腺がんの発生母地であるものの，日本においては予防的な意味での内視鏡的治療の有用性は確立されていません。このような点を踏まえ，過度の不安を与えない説明が望まれます。

〔吉田　直矢〕

Q52 食道がんの内視鏡治療について教えてください。

　内視鏡を使って食道の内腔側からがんを切除する治療法であり，内視鏡的粘膜切除術や内視鏡的粘膜下層剝離術などがあります。食道がんのうち内視鏡治療の対象となるのは，基本的にごく早期のがんです。『食道癌診療ガイドライン』において，内視鏡治療の絶対的適応になるのは，"リンパ節転移の可能性がほとんどない，粘膜固有層までにとどまるがん"であり，一括切除が望ましいとされています。内視鏡治療の合併症としては，出血，狭窄，穿孔などがあり，より熟練した内視鏡医が治療をする必要があります。

　食道がんの治療においては，内視鏡治療，外科治療，放射線治療，化学療法（抗がん剤による治療）などを組み合わせて行う集学的治療が重要です。このなかでも内視鏡治療は，身体への負担がもっとも少なく，"一番身体にやさしい治療"といえます。

　内視鏡治療は，口腔から内視鏡を挿入し，食道の内側からがんを切除する治療法です。身体にメスを入れる必要がないため，身体に対する負担・侵襲が少なく，治療後の回復が早いのが特徴です。通常は内視鏡室で静脈麻酔を使って行いますが，麻酔が効きにくい場合や手技の難易度が高い場合などは，全身麻酔で行うこともあります。

　治療方法は，内視鏡的粘膜切除術（endoscopic mucosal resection；EMR）と内視鏡的粘膜下層剝離術（endoscopic submucosal dissection；ESD）に大別されます。内視鏡的粘膜切除術は，ループ状のワイヤー（スネア）をかけて，ワイヤーをしぼり，高周波電流を流してがんを焼き切る治療法です。短時間で行えて治療自体の安全性は高くなりますが，切除できる大きさに限界があり小さながん組織の取り残しを起こしやすいという欠点があります。内視鏡的粘膜下層剝離術は，電気メスを用いて病変周囲の粘膜を切開し，さらに粘膜下層の剝離をしてがんを切除する方法です（図）。治療の手順としては，まずがん周囲をマーキングし，どこを切るべきなのかを明確にします。その後，病変部をヒアルロン酸やグリセオールなどで浮かせて，穿孔しないように食道壁を厚くします。病変周囲の粘膜を電気メスで全周性に切開し，粘膜下層を直接観察しながら，少しずつ電気メスで剝離して切除します。この方法には，大きいがんやひきつれを伴う瘢痕合併例などでも切除できるという長所があります。一方で，内視鏡的粘膜切除術に比べて熟練した手技が必要で，治療時間がやや長くなるという短所があります。

　食道がんのうち内視鏡治療の対象となるのは，基本的にごく早期のがんです。日本食道学会の『食道癌診療ガイドライン』（2017年版）では，"リンパ節転移がきわめてまれであり，内視鏡治療により十分に根治性が得られる粘膜固有層までにとどまるがん"が内視鏡治療の絶対的適応と

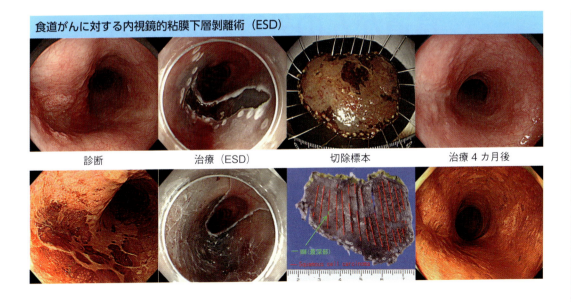

食道がんに対する内視鏡的粘膜下層剥離術（ESD）

診断　　　　治療（ESD）　　　切除標本　　　治療4カ月後

なっています。がんが粘膜筋板に達したもの，粘膜下層にわずかに浸潤するもの（200μmまで）では内視鏡治療が可能ですが，リンパ節転移の可能性があり，相対的な適応となります。粘膜下層に深く浸潤したもの（200μm以上）では50％程度のリンパ節転移率があり，表在がんであっても進行がんに準じて治療を行う必要があります。

　偶発症で問題になるのは，切除に伴う出血，切除後の瘢痕性の狭窄，穿孔などです。治療後に狭窄をきたすと，食事を飲み込みづらくなるなどの症状が出ることがあります。『食道癌診療ガイドライン』にも記載されていますが，全周の3/4周以上の食道がんを切除すると狭窄が起こりやすいといわれています。そのため，狭窄予防のために，予防的バルーン拡張術，ステロイドの局所投与，ステロイドの内服のいずれかを行うことが推奨されています。

　内視鏡治療で切除した標本を詳しく調べた結果，がんが予想よりも進行していること（粘膜筋板よりも深く浸潤）が明らかになった場合には追加治療（外科手術または化学放射線療法）を行うことが推奨されています。とくにがんが脈管（リンパ管）に浸潤している場合には，転移・再発の危険性が高く，追加治療を行うことが強く推奨されます。

説明のポイント　適応，偶発症をしっかり説明する

　内視鏡治療の絶対的適応は，粘膜固有層までにとどまるがんです。また，狭窄や穿孔などの偶発症についても十分に説明し，治療後に追加治療（手術や抗がん剤治療，放射線治療）が必要になる可能性があることも前もって説明しておくことが重要です。

〔馬場　祥史〕

Q53 食道がんの外科治療について教えてください。

　手術は食道がんに対するもっとも標準的な治療法です。食道は頸部，胸部，腹部にまたがっており，がんの発生部位によって，選択される手術術式が異なります。もっとも頻度の高い胸部食道がんに対しては，右開胸により胸腹部食道を全摘し（食道亜全摘），頸部，胸部，腹部の3領域のリンパ節を含めた切除範囲とすることが一般的です。胸腔鏡を用いた手術が普及しており，低侵襲性と拡大視効果による精微な手術操作が期待されますが，その安全性，有効性に関する十分な結論は現時点では得られていません。

　内視鏡治療の適応とならないcStage Ⅰ食道がんおよびcStage Ⅱ，Ⅲ食道がんが外科的切除の適応となります。cStage Ⅱ，Ⅲ食道がんに対して手術療法を中心とした治療を行う場合には，術前化学療法を行うことが強く推奨されています。術式は，がんの占居部位，リンパ節転移の程度，周囲組織へのがんの広がりの程度などに基づいて決定されます。

　食道は頸部から始まり胸部を通って腹部の胃に至る縦に長い臓器ですが，そのうち食道がんの発生部位としてもっとも多いのが胸部食道です（全体の87％）。胸部食道がんは，頸部，胸部，腹部の広範囲にリンパ節転移を認めることが多いのが特徴です。通常，右側胸部の肋間にメスを入れ（右開胸），胸部食道と腹部食道を全摘出します（食道亜全摘：図）。頸部，胸部，腹部の3領域のリンパ節も一緒に郭清します（3領域リンパ節郭清）。なお，最近では，それほど進行していない食道がんに対しては，大きく開胸・開腹することなく，内視鏡（胸腔鏡，腹腔鏡）を用いた手術も行われつつあります。小さな創で手術を行うことができ，身体に対する負担が軽減されるというメリットがあります。また，拡大視効果による精微な手術操作が期待されますが，その安全性，有効性に関する十分な結論は現時点では得られていません。現在，標準的開胸手術と胸腔鏡手術の長期成績を比較する臨床試験が行われており，その結果が待たれるところです。

　再建臓器としては，胃を用いることが多いのですが，胃切除後や胃がん合併例などでは小腸や結腸を用います。食道の再建経路は，胸骨の前に通す「胸壁前経路」，胸骨の後ろで肺と心臓の前に通す「胸骨後経路」，肺と心臓の後ろに通す「後縦隔経路」の3経路があります。それぞれの再建経路には，長所と短所があり，どの方法がもっとも優れているかという標準治療は定まっていないのが現状です。そのため，それぞれの患者で，進行度や手術の安全性，術後の嚥下機能などの合併症リスクや美容上の外観などを考えて，個別に選択する必要があります。

　頸部食道がんは，気管など周囲臓器へ浸潤しやすいのですが，リンパ節の転移が頸部に限局していることが多く，その場合でも根治手術が可能です。食道がんが高位（咽頭近く）まで進展し

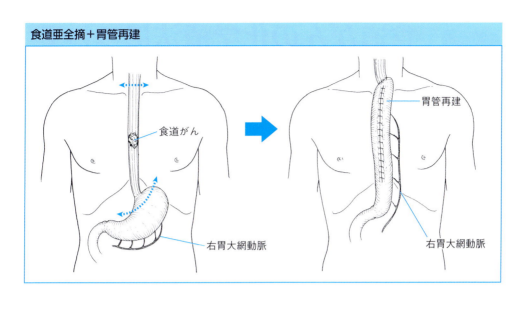

食道亜全摘＋胃管再建

ている場合は，頸部食道のすべてと喉頭を切り取る必要があります。喉頭を切除すると，声帯がなくなるため声が出せなくなります。そのため喉頭合併切除を行うかどうかは，術後のQOLも考えて慎重に決定する必要があります。

腹部食道から噴門までにある腹部食道がんでは，①胸部食道がんと同様の方法で右側から開胸し（もしくは胸腔鏡操作で），食道亜全摘，リンパ節郭清を行う，②左側（もしくは右側）開胸を行い，下部食道切除と噴門側胃切除または胃全摘を行う，③開胸を行わずに，腹部からのみのアプローチで経裂孔的に下部食道切除を行う術式があります。再建臓器は，胃または空腸を用いる場合が多くなっています。

食道がん切除術は消化器外科領域のなかでも危険性の高い手術の1つです。外科手術手技，麻酔手技，術後管理などの進歩により，食道がん切除術の安全性は高まってきましたが，現在でも手術関連死亡率は他がん種と比較して高率です。日本全国の手術成績を集積した"National Clinical Database"における術後30日以内死亡率は1.2％，90日以内死亡率は3.4％と報告されています。また，食道がんに対する手術後には，一時的な反回神経麻痺による嗄声（声のかすれ），誤嚥性肺炎，吻合部狭窄，逆流性食道炎，ダンピング症候群様症状などさまざまな後遺症が残る可能性があります。

説明のポイント リスクについて十分に説明する

食道がんに対する手術の術式は，がん占居部位，リンパ節転移の程度，周囲組織へのがんの広がりの程度などに基づいて決定されます。現在でも手術関連死亡率は他がん種と比較して高率であり，術前に合併症などに関する十分な説明が重要です。

〔馬場　祥史〕

Q54 食道がんの化学療法について教えてください。

　化学療法は食道がん治療における全身治療の1つであり，術前または術後の補助療法，あるいは切除不能進行・再発がんの治療に用いられます。また化学放射線療法として放射線療法の治療効果を高める目的でも使用されます。補助化学療法は，切除可能な StageⅡ，Ⅲ 胸部食道がんが主な適応です。根治的化学放射線療法は，T1-4N0-3M0〔『UICC-TNM 分類』（第7版）〕および M1（鎖骨上リンパ節転移のみ）が適応です。レジメンはフルオロウラシル（5-FU）＋シスプラチン（CDDP）（FP 療法）が標準治療とされています。

◆薬 剤

　5-FU，プラチナ系薬剤，タキサン系薬剤，ビンカアルカロイド系薬剤を用います。奏効割合は単剤より併用療法が高く（15〜40％ vs 20〜60％），補助化学療法の標準治療は FP 療法となっています。切除不能進行・再発がんに対する一次治療も FP 療法が標準であり，奏効割合の高いドセタキセル（DOC）/5-FU/ CDDP 療法（DCF 療法）が臨床研究として用いられます。また 5-FU/ ネダプラチン（FGP）療法，5-FU/ ドキソルビシン /CDDP 療法（FAP 療法）の報告もあります。二次治療では DOC やパクリタキセル（PTX）を用います。有害事象は，骨髄抑制（白血球・血小板・赤血球の減少），消化器症状（嘔気・嘔吐，口内炎，下痢），腎機能障害（とくに CDDP），末梢神経障害（とくに DOC，PTX）などがあります。

◆術前・術後補助化学療法

　StageⅡ，Ⅲ に対して術前（または術後）補助化学療法が行われます（『食道癌診療ガイドライン』を参照）。JCOG9907 により術前治療が術後治療よりも全生存率が有意に良好であることが示されています（55％ vs 43％，$p=0.04$）。術前治療のメリットは，①術後よりも完遂しやすい，②原発巣・リンパ節転移・微小転移制御により切除率および遠隔成績の向上が期待できる，③切除検体の組織学的検索により化学療法に対する治療反応性を評価できる，があげられます。デメリットとして，①無効症例で病勢進行により手術の機会を失うおそれがある，②有害事象により時に手術までの期間が長くなる，があげられます。術前補助化学療法による術後合併症の増加はないと報告されています。

　術前化学療法の適応外症例で，術後病理学的検索によって補助療法の適応となる StageⅡ，Ⅲが判明した場合，JCOG9204（手術単独療法 vs 手術＋FP 療法による術後補助化学療法）を根拠に補助化学療法を行います。この試験では，無再発生存期間が補助化学療法群で有意に良好で（45％ vs 55％，$p=0.037$），とくに病理学的リンパ節転移陽性例で顕著でした。

現在，術前補助療法として，FP療法，DCF療法および化学放射線療法（FP療法＋放射線41.4Gy）の優越性を検討するランダム化比較試験（JCOG1109）が進行中です。

◆切除不能進行・再発食道がんに対する化学療法

一次治療としてはFP療法が標準的で，奏効割合33.3～35.9％，生存期間中央値6.7～7.6カ月と報告されています。FGP療法もほぼ同様の成績です。3剤併用療法（FAP療法，DCF療法）は生存期間中央値10～11カ月ですが，各々を比較したRCTは未施行です。現在，FP療法とDCF療法（DOC隔週投与）のRCT（JCOG1314）が進行中です。FP療法不応症例に対する二次治療として，明確な生存期間延長を示す薬剤はないものの，タキサン系薬剤（DOC，PTX）が投与されます。分子標的治療薬であるゲフィチニブ（EGFR阻害薬）の有用性は示されていません。免疫チェックポイント阻害薬であるニボルマブの有用性が第Ⅱ相試験で示され，第Ⅲ相比較試験の結果が待たれます。

◆化学放射線療法

RTOG8501では，放射線単独よりも化学放射線療法で予後改善が示され，非外科的治療において化学放射線療法が標準的治療となっています。根治的化学放射線療法は，T1-4N0-3M0〔『UICC-TNM分類』（第7版）〕およびM1（鎖骨上窩リンパ節転移のみ）が適応となり，FP療法の併用が標準的です。

わかりやすい言葉で説明する

化学療法の目的をわかりやすく伝えることが重要です。補助療法の目的は再発予防と予後改善であり，他臓器転移を伴うStage Ⅳ食道がんでは延命が主な目的です。化学放射線療法では根治あるいは緩和目的のいずれもあります。それぞれの治療成績に加え，どのような有害事象（副作用）があるのか丁寧に説明します。

〔小澄　敬祐〕

Q55 食道がんの放射線療法について教えてください。

RTOG8501試験の結果から，放射線単独よりも化学放射線療法が推奨されます。StageⅠでは，化学放射線療法と手術の治療効果がほぼ同等ですが（JCOG9708, 4年全生存率80.5％），「StageⅡ，Ⅲ」切除可能進行食道がんでは，術前補助化学療法＋手術よりも劣ることが示唆されます（JCOG9906）。他臓器浸潤のある切除不能食道がんでは，down stagingによる切除率改善目的に化学放射線療法を行います。手術拒否の場合，Stageを問わず化学放射線療法が標準治療となります。局所の非根治切除，遠隔転移のない再発症例も化学放射線療法の適応となり得ます。

◆根治的化学放射線療法

非外科的治療を行う場合，化学放射線療法が標準的治療であり，T1-4N0-3M0またはM1（鎖骨上窩リンパ節転移のみ）〔『UICC-TNM分類』（第7版）〕が適応となります（**表**）。

StageⅠの場合，内視鏡治療の適応とならない広範囲な病変，もしくは粘膜下層以深への浸潤をきたす症例が適応です。JCOG9708試験では，StageⅠに対する根治的化学放射線療法後41％に再発を認めたものの，完全奏効割合87.5％，4年生存率80.5％と良好な成績を認めています。StageⅡ，Ⅲ（T4除く）に関しては，JCOG9906試験の結果，完全奏効割合62.2％，3年生存率44.7％，5年生存率36.8％と，術前補助化学療法＋手術よりも劣ることが示唆されたため，化学放射線療法は耐術能に問題のある症例や手術拒否例に対する根治的治療として推奨されます。他臓器浸潤を伴う切除不能食道がんでは，化学放射線療法が標準治療となります。JCOG9516では完全奏効割合15％，2年生存率31.5％と報告され，併用化学療法はFP療法が標準となっています。

根治的化学放射線療法における至適総線量については，RTOG9405（50.4Gy vs 64.8Gy）の結果，高線量群の優位性は認められず，米国では50.4Gy/28回が標準的線量となっています。日本では50Gy/25回/5週以上に相当する線量が必要で，60Gy/30回/6～8週程度が標準的でしたが，最近では50.4Gyを用いた臨床試験が行われるようになりました。放射線治療単独の場合は，60～70Gyを行うことが多いようです。化学療法と放射線療法のタイミングは，同時併用が順次併用より有意に生存期間を延長することがメタアナリシスで示されています。

化学放射線療法後の遺残・再発は，食道原発巣とリンパ節が最多で，多くは治療開始後1～2年以内に認めるため，化学放射線療法終了1年目は3カ月ごと，StageⅡ以上の進行がんでは3年目まで同様に経過観察を継続し，最終的には治療後5年間経過観察を行います。放射線治療に

食道がんに対する放射線治療

	目的	適応	治療期間	照射量	有害事象
根治的化学放射線療法	根治	・T1-4N0-3M0（UICC-TNM分類，第7版） ・M1（鎖骨上窩リンパ節転移） かつ，耐術能に問題もしくは手術拒否のある症例	6～8週程度	約50～60Gy/約30回	急性期毒性（治療開始後1～2カ月）：消化器毒性，悪心・嘔吐，腎機能障害，白血球減少，食道炎，嚥下困難など 晩期毒性（治療終了後数カ月～数年）：放射線性肺臓炎，胸水・心囊液貯留，収縮性心膜炎，甲状腺機能低下症など
姑息的放射線療法	通過障害の改善，症状の緩和	通過障害がある切除不能食道がん症状のある遠隔転移	可能なかぎり短期間	目的達成の必要最低限度	

よる晩期障害，食道内他部位や他臓器（頭頸部・胃・大腸）の多重がんに関しても慎重な経過観察が必要です。

◆**症状緩和のための放射線療法**

通過障害がある切除不能食道がんに姑息的放射線療法（緩和照射）が行われます。また症状がある遠隔転移に対しても緩和照射が行われます。放射線療法は症状改善に有効であるものの，食道穿孔など重篤な有害事象を認めることがあるため，メリット・デメリットの説明を十分に行う必要があります。

◆**有害事象（副作用）**

発症時期により急性期毒性（治療開始後1～2カ月）と晩期毒性（治療終了後数カ月～数年）に分類されます。急性期毒性として，消化器毒性，悪心・嘔吐，腎機能障害，白血球減少，食道炎，嚥下困難などがあり，制吐薬適正使用ガイドライン・発熱性好中球減少症診療ガイドラインを参考に対策を行います。晩期毒性には，放射線性肺臓炎，難治性胸水，心囊液貯留，収縮性心膜炎，甲状腺機能低下症などが含まれ，致死的な場合もあるため，定期的なフォローアップが必要です。

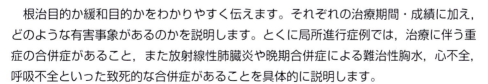

長所・短所を具体的かつ丁寧に説明する

根治目的か緩和目的かをわかりやすく伝えます。それぞれの治療期間・成績に加え，どのような有害事象があるのかを説明します。とくに局所進行症例では，治療に伴う重症の合併症があること，また放射線性肺臓炎や晩期合併症による難治性胸水，心不全，呼吸不全といった致死的な合併症があることを具体的に説明します。

〔小澄　敬祐〕

Q56 胃がんとはどのようながんですか。

　胃がんは胃壁のもっとも内側の胃粘膜上皮から発生します。さまざまな原因でがん細胞が無秩序に増殖すると，徐々に胃壁深くに入り込み，がん細胞は胃壁を貫き，近くの臓器（膵臓や大腸など）に及び，腹部の中に広く散布されます。また，リンパ管や血管を介して，全身へ飛び火（転移）し，致命的となり得ます。腫瘍の深さ，リンパ節への広がり，全身への転移の程度で，Stage（進行度）を決定し，治療方針を決定します。胃がんの全体数は横ばいですが，死亡率は，2013年時点で男性では2位，女性では3位で，徐々に減少しています。

　胃がんの罹患率は年齢とともに徐々に高くなります。日本では，戦後から罹患率，死亡率ともに胃がんが第1位でした。人口10万人当たりの罹患率は男女とも減少していますが，高齢化のために胃がん全体数は横ばいです。胃がんの死亡率は，早期診断や治療技術の向上により，2013年時点で男性では2位，女性では3位で，徐々に低下しています。世界的にみると，半数以上の胃がんが日本を含む東アジア（中国，日本，韓国）で発生しています。国内では東北地方の日本海側で罹患率が高く，九州，沖縄では低い傾向があります。ヘリコバクター・ピロリ菌（ピロリ菌）の除菌により，胃がんは今後，減少していくことが予想されます。しかし，近年，ピロリ菌の除菌により胃酸の増加，食生活の欧米化による胃酸の逆流などが原因で食道胃接合部がんの頻度が増加してきています。

　日本では日本胃癌学会による『胃癌取扱い規約』（第15版）を用いて，進行度を決定します。胃がんは胃粘膜上皮から発生し，T因子は腫瘍径ではなく，壁深達度で決定されます。がんが漿膜に露出すると，腹膜播種を高頻度にきたします。これが，胃がんの転移再発においてもっとも多い形式です。また，原発巣の肉眼型を0型から5型まで分類します。N因子は領域リンパ節の転移個数で決定されますが，鎖骨上リンパ節や大動脈周囲リンパ節などの領域外リンパ節は遠隔転移とみなされます。M因子のうち肝転移（H因子），腹膜転移（P因子），腹腔内洗浄細胞診（CY）は別途に扱われます。取扱い規約は外科治療，内視鏡的治療，化学療法，放射線療法の記載法も含まれており，臨床診断から病理診断，治療に至るまでの包括的な分類が記載されています。上記のT，N，Mに基づき，進行度をIAからIVの8段階で定めます（表）。また，胃がんの大部分は腺がんです。『胃癌取扱い規約』では病理組織学的に分化度の高いもの（乳頭腺がん，管状腺がん）と低いもの（低分化腺がん，印環細胞がん）に分類されますが，複数の組織型が混在することが多く，その場合は量的に優勢な組織像に従って診断します。

胃がんの進行度

	リンパ節転移は認めない（N0）	リンパ節に1〜2個の転移（N1）	リンパ節に3〜6個の転移（N2）	リンパ節に7〜15個の転移（N3a）	リンパ節に16個以上の転移（N3b）
胃の粘膜・粘膜下層にとどまっている（T1a, T1b）	ⅠA	ⅠB	ⅡA	ⅡB	ⅢB
胃の固有筋層にとどまっている（T2）	ⅠB	ⅡA	ⅡB	ⅢA	ⅢB
胃の漿膜下層にとどまっている（T3）	ⅡA	ⅡB	ⅢA	ⅢB	ⅢC
胃の漿膜を越えて胃の表面に出ている（T4a）	ⅡB	ⅢA	ⅢA	ⅢB	ⅢC
胃の表面に出て，他の臓器に続いている（T4b）	ⅢA	ⅢB	ⅢB	ⅢC	ⅢC
肝・肺・腹膜などの遠くの臓器へ転移している（M1）	Ⅳ				

（日本胃癌学会編：胃癌取扱い規約，第15版，2017年10月，金原出版，東京，2017．より引用・一部改変）

　胃がんの治療は取扱い規約によって決定された進行度と患者の状態に応じて，『胃癌治療ガイドライン』（2018年1月改訂，第5版）を参考にして行われます。治療は後述する，①内視鏡的切除，②手術，③化学療法の三本柱で行います。内視鏡的治療後の外科的追加切除や，術後の補助化学療法など，進行度に応じて3つの治療法を組み合わせた集学的治療を行うこともあります。

　早期胃がんの多くは胃X線検査や内視鏡検査による検診で多く発見，診断されています。しかし，胃がんの検診率は全国平均で30％台であり，決して高い受診率ではありません。早期に発見されれば，その多くは根治を目指すことが可能ですので，患者の家族，友人などへ検診の受診を勧め，啓蒙することも重要です。

説明のポイント　早期発見の大切さ

　胃がんの罹患率，死亡率は徐々に減少していますが，日本では頻度の高いがんです。ピロリ菌の感染が一因であることが解明され，予防や治療に応用されています。早期発見されれば，内視鏡的治療，外科的治療などで根治を目指すことが可能です。早期胃がんの多くの患者は検診で発見されていることから，症状の有無にかかわらず，患者の家族，周囲の人へ検診を促すことを付け加えることも重要でしょう。

〔岩槻　政晃〕

57 胃がんの危険因子について教えてください。

胃がんの発生には環境要因として，食塩の過剰摂取，喫煙，野菜，ビタミンの摂取不足などがあげられます。また，ヘリコバクター・ピロリ菌（ピロリ菌）やEBウイルス（*Epstein-Barr virus*；EBV）などの微生物の持続感染が関与しています。とくにピロリ菌の感染は胃がんの発がんリスクを高め，除菌により発症率や死亡率が低下することが知られ，胃がんの予防においても重要です。遺伝子異常による遺伝が関与する家族性胃がんの報告もありますが，わが国では非常にまれと考えられています。

胃がんの発生には，①環境要因，②微生物による感染，③遺伝的素因が関与しているといわれています（表）。これらの要因が単独または複合して関与していると思われます。

①環境要因として，食塩の過剰摂取があげられます。日本の報告では，地域別にみた塩分摂取量と胃がんの発生率が深く関与していると報告されています。東北地方は食塩摂取量が多く，摂取量に比例して胃がんに罹患する傾向にあります。また，発がんだけではなく，胃がんによる死亡率も食塩摂取量が関与しているとされています。食塩の胃粘膜・粘液への直接障害作用やピロリ菌の感染に有利となる胃粘液環境の変化に影響を与えているともいわれています。次に，喫煙との関連も報告されています。日本人男性を対象とした疫学研究で，これまで喫煙歴がある人は1.6倍，現在も喫煙している人は1.7倍の胃がん発生リスクがあるとされています。国内，国外にかかわらず，胃がんの罹患率，死亡率は喫煙率と正の相関があることが報告されています。また，男性は女性に比べ高いリスクを示していますが，喫煙の有無だけではなく喫煙本数が多く，より多く曝露されることがリスクであることが示唆されます。

②微生物の感染で代表的なものとして，ピロリ菌感染があげられます。1983年にWarrenとMarshallがピロリ菌の存在を報告し，消化性潰瘍に除菌が必要であることが証明され，のちにWHOが疫学データからピロリ菌を発がん物質に指定しました。日本でも2000年に胃・十二指腸潰瘍に除菌が保険適用となり，現在はピロリ菌感染胃炎に除菌が保険適用となりました。ピロリ菌の感染は胃がんの発がんリスクを高め，除菌により発症率や死亡率が低下することが明らかにされ，胃がんの予防として非常に重要です。また胃がんの約10%ですが，EBV陽性であり，発がんに寄与する因子として重要と考えられます。

③頻度は低いながらも，遺伝性素因を有する胃がんがあります。E-カドヘリン遺伝子の生殖細胞変異による遺伝性びまん性胃がんは，家族性集積を示し，若年で印環細胞がんを発症することが特徴的です。北米では5〜10%と推定されていますが，日本では少数例ですが報告が散見さ

胃がんの危険因子

	要因	関連事項
環境因子	喫煙	男性で 1.73 倍，女性で 1.87 倍
	食塩摂取	食塩摂取量と正の相関，1 日 10g 以上が危険因子
	野菜・果物摂取不足	アリウム属野菜（ネギ，ニラ，ニンニクなど）がリスク低下
	ビタミン摂取不足	ビタミン A，ビタミン C がリスク低下
微生物	ヘリコバクター・ピロリ菌	除菌により発症率や死亡率が低下
	Epstein-Barr virus	胃がんの約 10％に潜伏感染
遺伝子性要因	遺伝性びまん性胃がん	E-カドヘリンの生殖細胞系列の変異
	遺伝性がん症候群	遺伝性がん症候群の一部として（Li-Fraumeni 症候群，Lynch 症候群）

れています。近年，分子生物学的手法が発展し，胃がんに関与する遺伝子異常を 4 つのサブタイプに分類する試みがなされ，発がんに関する分子生物学的メカニズムが徐々に明らかになってきています。

説明のポイント　検診の重要性を説明する

　近年明らかになってきたピロリ菌感染と胃がん発生について，十分説明する必要があります。ピロリ菌感染や慢性胃炎のある人は，胃がん発生のリスクが高いことや，ピロリ菌除菌が胃がん発生のリスクを下げることも説明しましょう。

　胃がんの家族歴がある場合は，遺伝的な要因が強いのではないかという患者，家族の不安が強い場合があります。現時点では，日本では胃がんそのものの頻度が高いこと，遺伝性胃がんはまれであることから，遺伝的な要素がかかわっている可能性は少ないことの説明に加え，遺伝的な要素は別として検診の重要性を家族へ説明することが重要でしょう。

〔岩槻　政晃〕

58 胃がんの症状にはどのようなものがありますか。

> 胃がんにおいて，早期の段階で自覚症状が出ることは少なく，進行しても無症状の場合もあります。胃がんの代表的な症状として，上腹部の痛み，不快感，違和感，胸やけ，消化不良，吐き気，食欲不振などがあります。これらの症状は，胃がんに特異的なものではなく，胃潰瘍やびらんなどでも認められます。胃がんは進行すると，腫瘍増大に伴う通過障害，体重減少，腫瘍出血に伴う黒色便（タール便），貧血症状，倦怠感や，他臓器転移に伴う黄疸，疼痛，および腹膜播種による腹水貯留，腸閉塞症状，尿管狭窄による発熱などを認める場合もあります。

　胃がんにおいて早期の段階で自覚症状が出るとは限りません。また，進行しても無症状の場合もあるために，定期的な検査を受けなければ，早期での発見は難しいことがあります。胃がんの代表的な症状は，胃部の痛み・不快感・違和感，胸やけ，消化不良，吐き気，食欲不振などがあげられます（表）。これらの症状は，胃粘膜のびらんや潰瘍にも認められ，胃がんに特徴的なものではありません。胃がんは潰瘍を伴っていることも多く，プロトンポンプ阻害薬などの制酸剤によって，症状が改善することもあります。また，制酸剤を用いなくても潰瘍は自然経過にて増悪と軽快を繰り返すこともあります。症状が軽快すると精査の時期が遅れてしまい診断が遅れる場合もあるために注意が必要です。これらの症状がある場合は，制酸剤の内服だけではなく，上部消化管内視鏡検査を受けることが重要です。また症状がなくても定期的に検査を受けることで胃がんを早期発見することが可能です。上部消化管内視鏡検査にてピロリ菌感染に伴う慢性胃炎の鑑別も可能です。ピロリ菌感染に伴う慢性胃炎が胃がんの発生に関与していると報告されています。胃潰瘍や十二指腸潰瘍のみでなく，保険診療にてピロリ菌感染に伴う慢性胃炎に対してピロリ菌除菌療法を行うことが可能です。

　胃がんは，進行すると腫瘍は徐々に浸潤・増大し，やがて他臓器への転移，腹膜播種をきたします。腫瘍増大に伴い食べ物の通過障害や食事摂取不良に伴う体重減少を認めます。腫瘍が増大することで神経を浸潤・圧迫し，疼痛を認めることがあります。腫瘍から出血を認めた場合は，黒色便（タール便）を認めます。痔核や大腸ポリープからの出血は鮮血の場合が多く，上部消化管からの出血ではヘモグロビンが酸化されるため，黒色の便になります。出血に伴い貧血を呈すると，ふらつきや倦怠感などの貧血症状を認めることがあります。転移による症状は転移する臓器によりさまざまです。肝臓へ転移した場合は進行すると，黄疸や倦怠感が出ることがあります。また，骨に転移する場合は，骨折や神経圧迫による強い疼痛，下肢の麻痺を認めることもありま

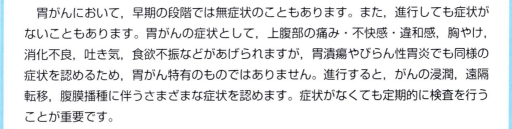

す。腹膜播種は進行すると腹腔内全体に小結節を認めるようになります。症状として，播種結節が産生する腹水が腹腔内に貯留することで腹部膨満を認めたり，静脈還流障害による下肢の浮腫，腸閉塞症状，尿管閉塞に伴う発熱などを認めたりすることもあります。

　上記症状を認める場合は積極的に検査を受けて，進行する前に早期の段階で発見し，内視鏡および手術による根治的な切除術を行うことはたいへん重要です。進行してからでも抗がん剤治療，放射線治療を行うことで症状の改善が期待できます。気になる症状がある場合は，病院を受診し検査を受けることが重要です。

説明のポイント　定期的に検査を受けるように勧めましょう

　胃がんにおいて，早期の段階では無症状のこともあります。また，進行しても症状がないこともあります。胃がんの症状として，上腹部の痛み・不快感・違和感，胸やけ，消化不良，吐き気，食欲不振などがあげられますが，胃潰瘍やびらん性胃炎でも同様の症状を認めるため，胃がん特有のものではありません。進行すると，がんの浸潤，遠隔転移，腹膜播種に伴うさまざまな症状を認めます。症状がなくても定期的に検査を行うことが重要です。

〔澤山　浩〕

Q59 胃がんはどのように診断しますか。

　胃がんは，上部消化管内視鏡検査にて粘膜不整面や色調変化がありがんを疑う部位から組織を採取し，病理検査をすることで確定診断を行います。胃がんの確定診断後は，治療方針の決定のため，超音波内視鏡検査による腫瘍の壁深達度の評価，上部消化管造影検査による病変の局在の評価，造影CT検査によるリンパ節，遠隔転移の有無の評価を行います。肝転移は造影MRI検査，骨転移は骨シンチ検査，そのほか，遠隔転移の評価にPET検査を行うこともあります。画像診断では小さな播種病変は評価困難ですが，審査腹腔鏡を行うことで確定診断を得ることができます（図）。

　上部消化管検査は，大きく上部消化管造影検査と内視鏡検査に分かれます。上部消化管造影検査では，バリウムを内服した後に，体位を変え胃の中でさまざまな位置に造影剤を移動させX線撮影を行います。胃壁粘膜面に変化を伴う小さな病変も同定することができます。透視検査にて異常所見が認められた場合は，上部消化管内視鏡検査を行い，組織を採取して確定診断を得る必要があります。一方，上部消化管内視鏡検査では，粘膜不整面ばかりでなく，粘膜の凹凸を伴わず粘膜の色調変化しか認めない早期胃がん病変も診断可能です。上部消化管内視鏡検査では，一度の検査で観察のみでなく組織検査も行えることも大きなメリットです。

　上部消化管内視鏡検査にてがんが疑われる場合は，組織検査を行い病理診断にて確定診断を行います。病理診断は，Group 1：正常組織，Group 2：腫瘍性か非腫瘍性かの判断の困難な病変，Group 3：腺腫，Group 4：腫瘍と判断される病変のうち，がんが疑われる病変，Group 5：がん，の5段階に分かれます。スキルス胃がんはGroup 2と判断され診断が困難な場合もあります。Group 2と診断されがんを疑う場合やGroup 4では再検査を行います。

　組織診断で胃がんと診断された場合，治療方針決定のために，がんの壁深達度，リンパ節あるいは遠隔転移の有無，腹膜播種の有無に関して検査を行います。また，血液検査にて，CEA，CA19-9，STNなどの腫瘍マーカーを測定します。胃がん患者で腫瘍マーカーが陽性となる頻度は20％ほどであり，腫瘍マーカーが正常であっても胃がんでないとはいえません。

　がんの壁深達度の判定では，超音波内視鏡検査を行うこともあります。壁深達度診断は治療方針の決定に重要です。粘膜にとどまるがんであり，そのほかの治療適応基準を満たせば，内視鏡的粘膜下層剥離術（ESD）にて根治可能な場合もあります。がんの局在に関しては，上部消化管造影検査が有用です。がんの正確な位置を診断することで，手術において適切な切除範囲の決定が可能となります。

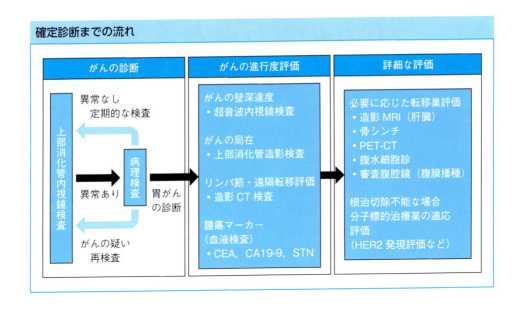

　リンパ節や遠隔臓器への転移の有無は，造影 CT 検査にて診断します。小さい播種結節は造影 CT 検査では診断困難なことも多く，進行がんで播種が疑われる場合は，全身麻酔下に審査腹腔鏡を行うこともあります。腹腔鏡で腹腔内を観察することで，小さい播種病変を同定し病理診断することが可能です。また腹水中のがん細胞の有無を細胞診で診断することも可能です。腹膜播種陽性症例では，治療の主体は抗がん剤治療ですので，審査腹腔鏡を行うことで速やかな治療方針決定と抗がん剤治療の導入が可能となります。遠隔転移が疑われる場合は，肝臓に対しては造影 MRI 検査，骨転移に対しては骨シンチ検査，そのほか PET 検査を行うことで，より正確に病変の広がりを診断することが可能となります。

　近年，さまざまながん種において，特定の遺伝子発現・変異を調べることで新規治療薬の感受性評価が行われます。胃がんでは，HER2 の発現を調べることで分子標的治療薬（ハーセプチン®）が有効であるかを判定できます。

説明のポイント　組織検査での確定診断と転移の評価が重要

　胃がんの確定診断は，上部消化管内視鏡検査でがんを疑う部位から組織を採取し，組織検査結果で確定診断を行います。スキルス胃がんや炎症を伴う病変では，確定診断が困難なこともあり，再検査を要することもあります。胃がんの確定診断後は，治療方針の決定のため，各種検査にて，がんの壁深達度，がんの局在，リンパ節・遠隔転移の有無の評価を行います。腹膜播種が疑われる場合は審査腹腔鏡を行うこともあります。

〔澤山　浩〕

Q60 胃がんの進行度と予後について教えてください。

　胃がんの進行度すなわちがんの進み具合は，①胃がんが胃壁のどの深さまで達しているか，②リンパ節にいくつ転移があるか，③他の臓器に転移があるかどうかで決定されます。これを「進行度分類」や「Stage」といいます。わが国では『胃癌取扱い規約』に基づいた進行度分類が一般的に採用され，StageはⅠA，ⅠB，ⅡA，ⅡB，ⅢA，ⅢB，ⅢC，Ⅳの8段階に分けられています。このStageにより治療法が決定され，また，予後を反映します。

　胃がんがどれくらい進んだ状態かを表現する方法として進行度分類があります。日本においては日本胃癌学会が提唱する『胃癌取扱い規約』による分類が一般的ですが（Q56「胃がんとはどのようながんですか。」参照），国際的にはUICC（Union for International Cancer Control）によるTNM分類が用いられています。『胃癌取扱い規約』（第15版）ではTNM分類との整合性が図れるよう改正が行われました。

　進行度は胃がんの壁深達度（T），リンパ節転移の個数（N），遠隔転移（M）により規定されます。壁深達度は粘膜T1a（M），粘膜下組織T1b（SM），固有筋層T2（MP），漿膜下組織T3（SS），漿膜表面T4a（SE），他臓器浸潤T4b（SI）に分けられます。リンパ節転移の程度は領域リンパ節に転移を認めない（N0），1～2個の転移（N1），3～6個の転移（N2），7～15個の転移（N3a）16個以上の転移（N3b）に分けらます。領域リンパ節転移以外のリンパ節転移は遠隔転移として扱われます。遠隔転移とは肝臓，腹膜，肺，骨，皮膚などの他臓器への転移のことです。

　術前検査により診断されたStageにより日常診療で推奨される治療法が決定されます。StageⅠ，Ⅱ，Ⅲではリンパ節郭清を伴う胃切除が行われます。StageⅠのうち，2cm以下の分化型がんで潰瘍を伴わない肉眼的粘膜内がんは内視鏡的切除の適応となります。StageⅣでは化学療法やQOL改善のための対症療法（緩和治療を含む）が治療の主体となります。

　がんの予後とは治療を開始してからの患者の生存期間ですが，Stageがこの予後を反映します。一般的には5年生存率（治療開始から5年後に生存している人の割合）が用いられます。Stageが進むほど手術などの治療を行っても再発する確率が高くなり，すなわち5年生存率は低くなります（図）。

胃がんの5年生存率

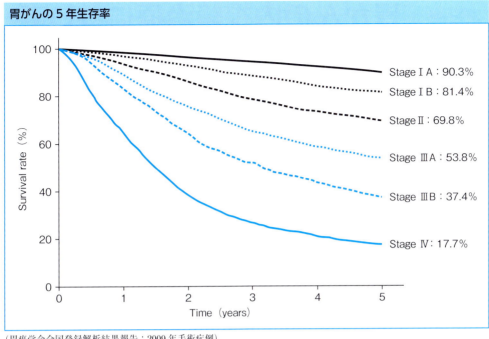

(胃癌学会全国登録解析結果報告；2009年手術症例)

説明のポイント 臨床分類と病理分類

　進行度分類には臨床分類（clinical classification）と病理分類（pathological classification）の2つがあります。臨床分類は術前検査として行われた内視鏡検査や画像診断，また手術所見などにより決定されます。病理分類は内視鏡切除および外科的切除で得られた検体の病理診断で決定されます。臨床分類は治療法決定の基礎となり，病理分類は予後予測の基礎となります。

〔岩上　志朗〕

61 胃がんの内視鏡治療について教えてください。

　検診の普及により胃がんの約50％が早期胃がんとして発見され，また，早期がんでは95％以上で転移がないとされています。早期胃がんのなかでリンパ節転移の可能性がきわめて低い病変に対しては内視鏡による治療が行われています。外科的切除と比べて開腹の必要がないので低侵襲であり，また胃の大部分が温存できるため治療後の機能障害もほとんど認めず早期胃がんに対する有効な治療法の1つです。適切な治療が行われれば根治が期待できる患者が対象となるため，再発や転移を起こさないためにもその適応を十分に理解することが必要です。

　内視鏡治療の方法としては内視鏡的粘膜切除術（endoscopic mucosal resection；EMR）と内視鏡的粘膜下層剥離術（endoscopic submucosal dissection；ESD）の2つがあります。EMRは

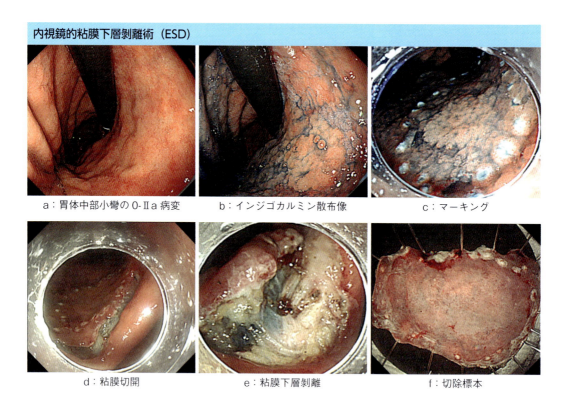

内視鏡的粘膜下層剥離術（ESD）

a：胃体中部小彎の0-Ⅱa病変　　b：インジゴカルミン散布像　　c：マーキング

d：粘膜切開　　e：粘膜下層剥離　　f：切除標本

表1 内視鏡治療の適応病変

1) 絶対適応病変

① EMR/ESD 適応病変
- 2cm 以下，cT1a，分化型がん，UL0

② ESD 適応病変
- 2cm を超える cT1a，分化型がん，UL0
- 3cm 以下の cT1a，分化型がん，UL1

2) 適応拡大病変
- 2cm 以下の cT1a，未分化型がん，UL0

3) 相対適応病変
- 1)，2) 以外

表2 外科切除例からみた早期胃がんのリンパ節転移頻度

深達度	潰瘍	分化型		未分化型		脈管侵襲
		≦2cm	>2cm	≦2cm	>2cm	
M	UL(−)	0% (0/437)	0% (0/493)	0% (0/310)	2.8% (6/214)	ly0, v0
		0〜0.7%	0〜0.6%	0〜0.96%	1.0〜6.0%	
		≦3cm	>3cm	≦2cm	>2cm	
	UL(+)	0% (0/488)	3.0% (7/230)	2.9% (8/271)	5.9% (44/743)	
		0〜0.6%	1.2〜6.2%	1.2〜5.7%	4.3〜7.9%	
SM1		≦3cm	>3cm			
		0% (0/145)	2.6% (2/78)	10.6% (9/85)		
		0〜2.6%	0.3〜9.0%	5.0〜19.2%		

上段：リンパ節転移率，下段：95% 信頼区間　　　　　　（国立がん研究センター中央病院，がん研有明病院）

病変の粘膜下層に生理食塩液などを注入して隆起させ，鋼線のスネアをかけて高周波により焼灼切除します。ESD は高周波ナイフで病変周囲の粘膜を切開したのち，粘膜下層を剥離して切除します（図）。

『胃癌治療ガイドライン』第5版ではその適応はリンパ節転移の可能性がきわめて低く，腫瘍が一括切除できる大きさと部位にあることと規定してあります。すなわち，絶対適応病変として，① 2cm 以下の肉眼的粘膜内がん（cT1a），分化型がん（pap，tub1，tub2），UL0，② 2cm を超える cT1a，分化型がん，UL0，③ 3cm 以下の cT1a，分化型がん，UL1 と判断される病変があげられます。また，適応拡大病変として 2cm 以下の cT1a，未分化型がん（por1，por2，sig），UL0 と判断される病変があげられます（表1）が，この条件を満たす病変に関しては長期予後に関するエビデンスが乏しいため臨床試験の結果が待たれます。上記以外の病変に対しては外科的胃切除の適応となりますが，年齢や併存症など何らかの原因で外科的胃切除が困難な場合には相対適応病変として内視鏡治療が選択されることがあります。この場合，リンパ節転移の危険性

（表2）や局所再発，遠隔転移などの可能性があることを十分に説明する必要があります。

内視鏡治療後は病理検査により根治度の判定を行い，その後の治療方針を決定します。治癒切除の場合には年に1～2回の内視鏡検査による経過観察が必要です。適応拡大治癒切除の場合には年に1～2回の内視鏡検査に加え，腹部超音波検査やCT検査などで転移の評価が必要となります。いずれの場合でもピロリ菌感染の有無を評価し，陽性の場合には除菌を行うことが推奨されています。非治癒切除の場合には追加治療として外科的切除が必要となります。

> **説明のポイント　適応拡大病変に対する内視鏡治療**
>
> 術前検査による臨床診断と切除後の病理診断で結果が異なる場合もあります。病理診断の結果によっては追加切除が必要となる場合があることを説明しておきましょう。適応拡大病変に対するESDは外科的切除に比べ低侵襲で治療後のQOLも優れていますが，生命予後に関しては外科的切除と同等以上であることのエビデンスがまだ出ていません。現在JCOG1009/1010などの臨床試験が行われていて，その結果が期待されます。

〔岩上　志朗〕

Q62 胃がんの外科治療について教えてください。

　胃がんに対する外科治療は，胃とその周囲のリンパ節を切除する治療法です。胃がんはたとえ早期であっても，胃の周りのリンパ節にすでに転移している（がんが移っている）ことがあります。したがって，胃がんを治す（根治）ためには，胃がんのみをくり抜くようにして切り取るのではなく，ある一定の範囲の胃切除とその周りの転移している可能性のあるリンパ節も一緒に取る手術が必要です。がんの場所や進行度（Stage）により手術の方法が異なります。近年では，早期胃がんを対象として腹腔鏡を用いた胃切除術が安全に行われるようになってきました。

　胃がんに対する外科治療は，全身麻酔下に胃とその周囲のリンパ節を切除する（リンパ節郭清といいます）治療法です。病気の場所や進行度により，適切な手術の方法を選択しますが，胃がんを治すため（根治）の手術には定型手術と縮小手術，拡大手術があります。
　「定型手術」とは胃がんに対する標準手術で，胃の2/3以上の切除とリンパ節郭清を行う手術です。胃の下部2/3の切除を行う幽門側胃切除術と胃を全部切除する胃全摘術がこれにあたります。
　「縮小手術」とは胃の切除とリンパ節郭清の範囲を小さくする手術であり，術前検査にてリンパ節転移がない早期胃がんと診断された症例に限り行われる手術です。胃の上部1/3と幽門の一部を残す幽門保存胃切除術や，噴門を切除し胃の下部およそ2/3が温存可能な噴門側胃切除術がこれにあたります。胃がんの部位に応じて術式を選択します（図）。これらの術式では胃の機能を温存することで，術後に予想される後遺症の発生を抑えることが期待されるため，機能温存手術と呼ばれることもあります。
　「拡大手術」とは進行胃がんで他臓器へ病気が進行していることが疑われる場合や，通常取るべき範囲以外のリンパ節（遠くのリンパ節）への転移が疑われる場合に，切除範囲を広げて行う手術です。ただし，これまで日本で行われた複数の臨床試験の結果では，拡大手術を行うことでの生存期間の延長は得られていないこと，また術後合併症が増えることもあり症例の選択は慎重に行う必要があります。
　手術の方法には，開腹手術と腹腔鏡下手術があります。開腹手術は従来の手術方法で，胃がんの場合みぞおちから臍下まで縦に切開し，直視下に手術を行います。腹腔鏡下手術は腹部に5カ所前後，それぞれ5mmから12mm程度の穴をあけて，そこから腹腔鏡（カメラ）や鉗子などの器具を挿入し，腹腔鏡が映す映像をモニターで見ながら行う手術方法です。開腹手術に比べて術

胃切除術

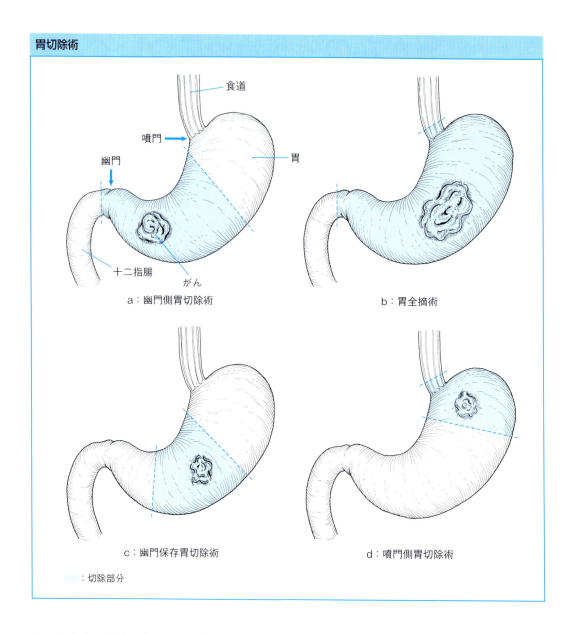

a：幽門側胃切除術
b：胃全摘術
c：幽門保存胃切除術
d：噴門側胃切除術

■：切除部分

中の出血量や術後の痛みが少なく，術後の創感染なども少ないといわれています。ただし，モニターを見ながらの操作は難易度が高く，手術時間は開腹手術より長くなる傾向があります。現在日本では開腹手術が標準治療ですが，腹腔鏡下幽門側胃切除術は安全かつ有望な治療法であるため，Ⅰ期の胃がん患者に十分に説明したうえで臨床研究として行われています。今後は進行胃がんへもその適応が徐々に広がっていくものと思われます。さらに，手術支援ロボットを用いた胃切除術も先進医療として国内の限られた施設で行われています。

一方で，治癒が望めない症例に対しても，症状緩和などのために手術を行うことがあります。出血や狭窄などの切迫した症状を改善するために行う手術です。胃空腸バイパス術が代表的な術式ですが，身体への負担を減らし術後できるだけ早く抗がん剤の治療を始めることを目指して腹腔鏡にて行うこともあります。

胃の手術後はどうしても一度に食べられる食事量が減るため，一時的に体重が減ったり，栄養状態が悪くなったりすることがあります。また，食べ物がすぐに小腸に流れていくことで，食後に腹部の調子や気分が悪くなったりすること（ダンピング症候群といいます）もあります。退院後も栄養管理について医師や栄養士などと相談していくことも必要でしょう。

説明のポイント：病状に応じた術式を決定する

　腹腔鏡下手術や縮小手術などが広く行われるようになり，患者が希望するケースもあると思われます。しかし胃がんの外科治療は，安全に行われ，かつ病気を治すことが最大の目的です。病状によりその適応を十分検討し，患者に丁寧に説明し術式を決定していくことが必要です。

〔井田　智〕

Q63 胃がんの化学療法について教えてください。

胃がんに対する化学療法には，切除不能進行・再発胃がんに対する化学療法と，手術後に行う術後補助化学療法があります。両者の化学療法の意味合いは大きく異なります。前者では化学療法のみでの完全治癒（根治）は非常に困難です。最近の薬剤の進歩によりがんが顕著に縮小する症例も経験しますが，症状緩和や生存期間の延長が当面の治療目標になります。後者は根治を目指した治療であり，治癒切除後の再発予防を目的としています。また最近ではより治療効果を高める目的で，手術前の化学療法（術前化学療法）が臨床研究として行われています。

　胃がんは診断された時点で，肝臓や肺などほかの臓器に転移がみられたり，根治手術が行われたものの別の臓器に再発することがあります。このような切除不能進行・再発胃がんに対する治療として患者の全身状態が許せば化学療法を行うことが推奨されています。それは，これまでの複数の臨床試験の結果から，化学療法を投与した群では投与しなかった群と比較して，有意に生存期間の延長が示されたことによります。しかしながら，化学療法のみでの根治は非常に困難であり，がんの進行に伴う症状の発現時期を遅らせたり，生存期間の延長が当面の治療目標になります。また，最初の化学療法（一次治療）開始からの生存期間の中央値はおおよそ6～14カ月であることも考えると，全身状態が悪い患者には無理に行うべきではありません。一方で，根治を目指した治療として手術と化学療法を組み合わせた治療法が行われています。補助化学療法と呼ばれます。以下に，それぞれの化学療法の実際について述べます。

◆切除不能進行・再発胃がん

　化学療法を行うにあたっては，最低でも歩行可能で日中の50％以上をベッド外で過ごせるくらいの全身状態でなければなりません。そのほか，肝臓や腎臓などの主要な臓器機能が保たれていることも条件です。
　胃がんの化学療法に使われる薬剤は，主にフッ化ピリミジン〔フルオロウラシル（5-FU），S-1，カペシタビンなど〕，シスプラチン，オキサリプラチン，レボホリナート，イリノテカン，タキサン（パクリタキセル，ドセタキセル）です。また，分子標的治療薬としてトラスツズマブ（ハーセプチン®）もHER2陽性胃がんに対して用いられます。さらに，近年ではラムシルマブやニボルマブといった新たな分子標的治療薬も使用されます。これらの薬剤を患者の全身状態や腎機能，HER2発現の有無などにより選択し，単独または併用して投与します（表）。一次治療（初回の治療）はHER2の発現（陽性率は10～25％）により使用する薬剤が異なりますが，フッ化ピリミジンとシスプラチンの併用が基本です。さらに，HER2が陽性であれば，トラスツマブを追加します。
　一次治療中にがんが増悪した場合には，次の治療法を選択しなければなりません。これを二次治療と呼びます。二次治療以降も化学療法を行うことで生存期間が延長することが示されていますが，推

切除不能進行・再発胃がんに対する化学療法のアルゴリズム

一次治療	二次治療	三次治療～
〈HER2 陰性の場合〉 ・S-1＋シスプラチン ・カペシタビン＋シスプラチン ・S-1＋オキサリプラチン ・カペシタビン＋オキサリプラチン ・5-FU＋レボホリナート＋オキサリプラチン（FOLFOX） 〈HER2 陽性の場合〉 ・カペシタビン＋シスプラチン＋トラスツマブ ・S-1＋シスプラチン＋トラスツマブ	・パクリタキセル＋ラムシルマブ	・ニボルマブ ・イリノテカン

(日本胃癌学会編：胃癌治療ガイドライン，医師用，2018年1月改訂，第5版，金原出版，東京，2018．より引用・改変)

奨すべき治療内容は定まっていません。通常タキサンやCPT-11という薬剤を単独で使用します。現在はラムシルマブ（サイラムザ®）という分子標的治療薬とパクリタキセルを併用した治療が，胃がんの二次治療において推奨されています。さらに，免疫チェックポイント阻害薬といわれる新たな薬剤を使用した臨床試験や治験が行われており，今後胃がんに対する薬物治療が変化する可能性があります。

◆術後補助化学療法

治癒切除後の肉眼的には見えない微小な遺残がん細胞を死滅させ，再発予防と生存期間の延長を目的として行われます。一般的に術後病理結果にてリンパ節転移が確認されたStage Ⅱ/Ⅲの進行胃がんが対象になります。わが国ではS-1という薬を1年間内服することが標準治療とされています。これは，術後S-1化学療法群と手術単独群を比較した臨床試験の結果，S-1群が有意に生存期間を延長した結果によります（5年生存率：71.7％ vs 61.1％）。最新の臨床試験の結果から，XELOX（カペシタビン，オキサリプラチン）療法が術後補助化学療法の新たな治療選択肢としてあげられ症例に応じて行われるようになってきています。

◆術前化学療法

日本ではまだ効果が証明されていないため，臨床研究として行われています。高度のリンパ節転移を有する進行胃がんなどがその対象ですが，今後の臨床試験の結果が注目されます。

説明のポイント　導入前に丁寧な説明を

近年，胃がんに対する化学療法の進歩により，高いがん縮小効果が得られるようになってきており，さらに今後も新たな治療戦略の開発が期待されます。それに伴い，薬剤の組み合わせや，その適応も多岐にわたり，複雑で患者にすぐに理解を求めることは難しくなっています。また，化学療法は外科手術に比べ，身体への負担は少なく容易な治療法であると考えている患者も多くいます。しかし，がんを攻撃して治療する意味では全身への大きな負担となる可能性があることを説明しましょう。また安全に治療を行うには治療開始前の全身状態の評価はきわめて重要です。

〔井田　智〕

Q64 胃がんの免疫療法について教えてください。

　胃がんに対して保険認可されている免疫療法薬としては，クレスチン，レンチナン，ピシバニールがあります。これらはBRM製剤と呼ばれ，免疫能を高めることでサイトカイン産生を制御し治療効果を得るとされます。しかし単独では効果が弱く，免疫力が低下してしまう外科治療や放射線療法や抗がん剤治療などと併用することによって，その効果を発揮できる補助療法として使用されることがあります。近年，免疫チェックポイント阻害薬の1つである抗PD-1抗体が切除不能進行・再発胃がんの死亡のリスクを減少させることが報告され，注目されています。

　がんの免疫療法には，本来備わっている自分の免疫を体内で増強する方法として，がんワクチンなどの「能動免疫療法」と，免疫のブレーキを外す「免疫チェックポイント阻害療法」があり，さらに，がんを攻撃するT細胞や抗体といった免疫の主役を体外で増やして投与する方法として「養子免疫療法」や「抗体療法」があります。免疫療法においては，効果や副作用に関する科学的根拠が乏しい治療もあり，保険が適用されている治療法は限られています。保険が適用されていないものは自由診療になるため，高額の治療費がかかる場合もあります。

　胃がんに対して保険認可されている免疫療法薬としては，クレスチン，レンチナン，ピシバニールがあります。これらはBRM（biological response modifiers）製剤と呼ばれ，免疫能を高めることでサイトカイン産生を制御し，NK活性や抗原特異的細胞傷害性T細胞活性を増強させ，治療効果を得るとされます。しかし単独では効果が弱く，免疫力が低下してしまう外科治療や放射線療法や抗がん剤治療などと併用することによって，その効果を発揮できる補助療法として使用されることがあります。

　近年，免疫チェックポイント阻害療法が注目を浴びています。免疫は異物をみつけると排除する一方で，その作用が過剰になりすぎないようにブレーキをかける仕組みももっています。がん細胞は，この免疫を抑制するブレーキを増強することで，免疫から逃れていることがわかりました。免疫チェックポイント阻害療法とはがんが免疫にブレーキをかける過程でチェックポイントとなる分子にピンポイントに働きかけて，免疫のブレーキを解除し免疫を活性化する方法です。

　胃がんにおいては，抗PD-1（programmed cell death 1）抗体薬（ニボルマブ，ペムブロリズマブ）・抗PD-L1抗体薬（アベルマブ）と抗CTLA-4抗体（イピリムマブ）の臨床試験が進行中です（表）。

　T細胞上にある蛋白質PD-1が，がん細胞などが出す蛋白質PD-L1に結合すると免疫にブレー

胃がんにおける免疫チェックポイント阻害薬と主な臨床試験

薬名	治療ライン	併用薬	対照群
ニボルマブ	標準治療後		プラセボ
	術後補助療法	S-1 or XELOX	プラセボ+S-1 or XELOX
	一次療法	SOX or XELOX	プラセボ+SOX or XELOX
	一次療法	イピリムマブ or 標準化学療法	標準化学療法
ペムブロリズマブ	一次治療	単剤/5-FU+CDDP	5-FU+CDDP
	二次治療		パクリタキセル
アベルマブ	一次治療		標準化学療法

キがかかるため，PD-1 が PD-L1 に結合する前に抗 PD-1 抗体薬が PD-1 に結合して，免疫のブレーキがかからないようにします．また，T 細胞の PD-1 側だけでなく，がん細胞の PD-L1 側に結合するタイプが抗 PD-L1 抗体薬です．

また，T 細胞が活性化すると CTLA-4 が発現し，免疫にブレーキがかかります．そこで，抗 CTLA-4 抗体が CTLA-4 に結合して，そのブレーキを外し，T 細胞の増殖や活性化を引き起こします．さらに，がん組織に含まれ，免疫を抑えるとされる制御性 T 細胞にも CTLA-4 が発現して免疫が抑えられるため，ここでも抗 CTLA-4 抗体が先に CTLA-4 に結合して制御性 T 細胞を減らし，キラー T 細胞の働きを高めます．現時点で第Ⅲ相臨床試験の結果が公表されている免疫チェックポイント阻害薬はニボルマブのみであり，今後の臨床試験の結果が期待されます．

免疫チェックポイント阻害薬を使うことで免疫のブレーキが外れ，自己免疫反応が起こります．実際，薬によって活性化させた免疫の作用により，皮膚や他臓器が攻撃を受けて，いろいろな症状が出現するほか，間質性肺炎や下垂体炎などの重篤な副作用がまれに起こることが報告されており，副作用には注意が必要です．

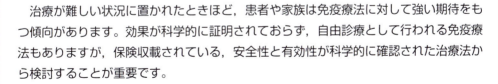

説明のポイント　科学的な証明がされた治療を推奨する

治療が難しい状況に置かれたときほど，患者や家族は免疫療法に対して強い期待をもつ傾向があります．効果が科学的に証明されておらず，自由診療として行われる免疫療法もありますが，保険収載されている，安全性と有効性が科学的に確認された治療法から検討することが重要です．

〔江藤弘二郎，馬場　秀夫〕

Q65 胃にできる悪性腫瘍にはほかにどのようなものがありますか。

　胃の悪性腫瘍のうち，ほとんどは胃の粘膜上皮から発生する胃がんですが，粘膜上皮以外の神経・脂肪・血管・リンパ組織などから発生する胃がん以外の悪性腫瘍も約5％に認めます。また，まれではありますが他臓器がんの胃転移の症例も認めます。胃がん以外の悪性腫瘍のなかで比較的頻度が高いとされるものは，悪性リンパ腫・間葉系腫瘍（消化管間質腫瘍や平滑筋肉腫など）および胃神経内分泌腫瘍ですが，そのほかはきわめてまれです。近年，上部内視鏡検査および上部消化管Ｘ線撮影の進歩や普及，検診受診率の上昇に伴い，症状はとくになくとも偶発的に発見されることも増えています。

　胃がん以外の悪性腫瘍とその内視鏡像の特徴について表にまとめました。各疾患の臨床像については下記のとおりです。

◆**悪性リンパ腫**

　消化管悪性リンパ腫は全リンパ腫の約10％を占めます。胃原発のものが約60〜80％ともっとも多く，胃原発悪性腫瘍の約3〜5％と報告されます。組織型では，MALT（mucosa-associated lymphoid tissue）リンパ腫とびまん性大型B細胞リンパ腫が大半を占めます。治療には，抗菌薬治療（ピロリ菌除菌），化学療法，放射線治療，外科切除，分子標的治療など多くの選択肢があり，罹患部位・組織型・病期により決定します。そのため，治療前の正確な組織診断および病期診断が重要とされます。ピロリ菌陽性の胃MALTリンパ腫に対してはピロリ除菌療法が勧められています。

　胃がんとの鑑別点は，線維化が少ないため病変の大きさのわりに壁の伸展がよい点や，潰瘍辺縁は平滑で蚕蝕像がない点，多発病変が多く，粘膜下の成分を有する点などがあげられます。

◆**消化管間質腫瘍**（gastrointestinal stromal tumor；GIST）

　GISTとは食道・胃・小腸・大腸などの消化管の壁にできる腫瘍で，筋肉層の特殊な細胞（カハール介在細胞）が発生母地となると考えられています。発育形式によって，消化管壁内発育型，管内発育型，管外発育型に分けられます。内視鏡像は腫瘍の発育形態により異なりますが，管腔内に突出するタイプでは典型的な粘膜下腫瘍の形態を示し，中心に潰瘍形成（delle）を認めることもあります。ただし，発育形式によってGISTの悪性度や基本的な治療方針が変わることはありません。GISTの約90％以上でKIT蛋白の発現を認めるため，診断においてKITの免疫染色が有用です。遠隔転移がない場合の治療は外科切除が基本で，腫瘍径と腫瘍細胞分裂像数をもとに，リスク分類を行います。

◆**平滑筋肉腫**

　胃の平滑筋肉腫は，胃原発悪性腫瘍の約1.5％と報告され，悪性リンパ腫の次に多いとされます。

胃がん以外の悪性腫瘍とその内視鏡像

上皮性腫瘍	内視鏡像の特徴
胃内分泌腫瘍	胃体部に多く，多発例もみられる 2cm を超えると中央陥凹を伴い，約 50％で固有筋層に浸潤する
転移性胃がん	潰瘍を伴う粘膜下腫瘍の形態を示し、いわゆる Bull's eye sign を呈することが多い
非上皮性腫瘍	
悪性リンパ腫	線維化が少ないため病変の大きさのわりに壁の伸展がよい 潰瘍辺縁は平滑で蚕蝕像がないことが多い 多発病変が多く，粘膜下の成分を有することが多い
GIST	粘膜下腫瘍として正常粘膜に覆われた bridging fold を伴う腫瘍として認められる 発育形式によって，消化管壁内発育型，管内発育型，管外発育型に分けられる
平滑筋肉腫	噴門部に多い 腫瘍径が比較的大きい
血管肉腫	
神経肉腫など	

腫瘍の増殖速度は遅く，予後も比較的良好であると報告されますが，腫瘍径の大きいものや核分裂像が多い症例は予後不良であるとする報告もあり，注意が必要です。

◆**神経内分泌腫瘍**

胃内分泌腫瘍は胃原発悪性腫瘍の約 0.1～0.6％と報告されます。内分泌系の性質と表現型を有する腫瘍で，2010 年に WHO 分類が改訂され，NEN（neuroendocrine neoplasm）と総称されることとなり，神経内分泌腫瘍と神経内分泌がんに大別されています。神経内分泌腫瘍は比較的予後良好とされていますが，神経内分泌がんは予後不良と報告されます。

◆**転移性胃がん**

転移性胃がんの原発巣としては悪性黒色腫，乳がん，肺がんの順に多いとされています。がん細胞が動静脈叢やリンパ管の発達した胃粘膜下層，筋層に定着する割合が高く，そこに病変が形成され，続いて粘膜固有層，漿膜に向かって浸潤し増殖するために，潰瘍を伴う粘膜下腫瘍の形態を示し，いわゆる Bull's eye sign を呈することが多いとされます。

説明のポイント　正確な診断をつけることが難しい

粘膜下腫瘍の形態をとる病変は，上皮性腫瘍と異なり生検のみでは病理診断が確定しにくく，また免疫染色などにより診断が変わることもあり得ることを患者に説明することが重要です。また，粘膜下腫瘍で腫瘍径が 2cm 未満，潰瘍形成，辺縁不整，増大傾向などの悪性所見がなければ年 1～2 回の画像検査による経過観察も選択肢の 1 つであることも説明しましょう。

〔江藤弘二郎，馬場　秀夫〕

Q66 大腸がんの原因と予防法を教えてください。

　すべてのがんの原因は遺伝子の異常であり，その遺伝子の異常は，患者自身のもつ遺伝子の性質（遺伝性因子）と生活のなかでのさまざまな環境因子が原因で発生します。大腸がんの場合には環境因子の影響のほうが大きいといわれていますが，個々のがんの原因は特定困難です。予防には生活習慣として定期的な適度な運動と赤身の肉は控えめにした野菜の多い食事，禁煙と節酒が有効ですが，もっとも効果的なのは定期的な便潜血検査と内視鏡検査による早期発見です。50歳以上になったら便潜血などの健康診断または内視鏡検査が推奨されます。

◆がんはなぜできるのか？

　がんは細胞の設計図である遺伝子の異常が原因で起こる病気です。遺伝子の異常は，本来の遺伝子の性質と，生活のなかでの各種の刺激になる環境因子が原因で起こりますが，大腸がんは環境因子の影響のほうが大きいといわれています。環境因子としては，食品や飲み物，喫煙，運動・肥満，日光，放射線などがあります。また，最近は腸内細菌の乱れがDNA障害やがんを修復する機能の低下を介して，発がんに関与していることがわかってきています。一般的に，年齢を重ねると遺伝子が傷つきやすくなるので，がんに罹りやすくなりますが，大腸がん患者は40歳以上が9割以上，40歳代から10年ごとに確率は倍々になり，60歳代でピークを迎えます。

◆大腸がんの予防は？

　食事に関しては，赤身肉や動物性脂肪を多く摂取する人に大腸がんが多く，線維に富み低脂肪の野菜中心の食事，乳酸菌（乳酸菌飲料やヨーグルト）の摂取が大腸がんの減少には有効とされています（図）。とくに，肉（牛肉や豚肉などの赤身肉）は1日80g未満に抑えることが推奨されています。なかでも，焦げた肉は焦げに含まれるニトロソ化合物の影響で，がんが発生する可能性があります。また肥満や糖尿病も大腸がんの危険因子の1つと考えられており，肉類や脂肪の多い食事は控たほうがよいでしょう。野菜や果物には発がんを抑えるといわれる，カロテノイド，葉酸，ビタミンC，フラボノイド，フィトエストロゲン，イソチオシアネート，食物繊維などの成分が多く含まれています。

　緑茶に含まれるタンニン（還元作用・発がん抑制）やポリフェノール（発がん抑制・がん進行の遅延作用）も発がんを予防し，大腸がん予防には有効といわれています。また日本ではコーヒー摂取によるリスク低下が（とくに女性で）報告されていますが，大腸がん予防に有効か否かは明らかではありません。また牛乳も発がんリスクを減少させる可能性が指摘されています。

生活習慣と大腸がんのリスクについて

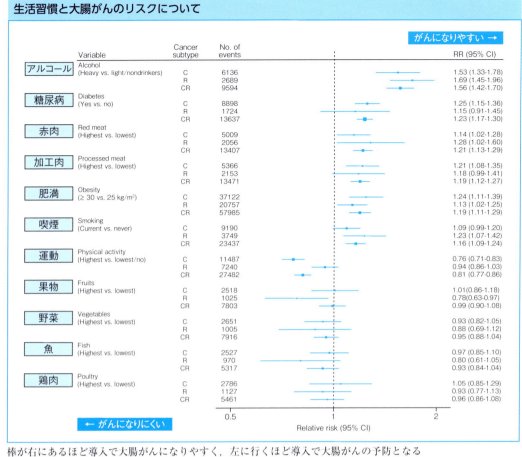

棒が右にあるほど導入で大腸がんになりやすく，左に行くほど導入で大腸がんの予防となる
(Huxley, R. R., et al：The impact of dietary and lifestyle risk factors on risk of colorectal cancer：A quantitative overview of the epidemiological evidence. Int. J. Cancer, 125：171-180, 2009. より引用)

　飲酒も適量（男性で1日1合，女性で0.5合）であれば心筋梗塞・脳梗塞を予防しますが，それ以上の摂取は大腸がんを含め多くのがんの増加に関与します。したがって，過度の飲酒で大腸がんが増加することは確実視されています。
　喫煙も大腸がんの原因の1つです。もちろん喫煙はすべてのがんを増加させますので，がん予防では禁煙がもっとも重要であることは間違いありません。
　ASA製剤（サラゾスルファピリジンやメサラジンなど）は，30％程度大腸腺腫やがんを抑制することが知られていますが，効果と安全性については現在検討されています。またカルシウム摂取も疫学調査では15％程度の抑制効果があるようです。それ以外ではビタミンE，ビタミンC，ビタミンD，ベータカロテン，セレンなども抑制に働くという報告もありますが，十分な科学的根拠は得られていません。一方，適度な運動を行っている人に大腸がんが少ないこともわかってきました。1日30分（10分×3）の階段昇降（散歩よりは少し負荷の高い運動）にて，循環器疾患（心筋梗塞や狭心症など）などの予防よりもがんの予防効果のほうが高いことが証明されています。肥満の予防効果とともに，ある程度の運動を毎日行うことが，がん予防として勧められます。運動習慣は予防だけでなく，発症した大腸がんの予後（生存率など）の改善効果について

も注目されつつあります。

　総じて野菜・魚中心の和食，禁煙・節酒，運動と一般的な健康的生活が大腸がんだけでなく，その他のがんや心血管性疾患や糖尿病など，生活習慣病の予防に有効であるといえます。しかし，いずれも確実なものではありません。やはり内視鏡検査などで早期に発見することがもっとも有効です。近年の研究で，定期的な大腸内視鏡検査でのポリープ切除で大腸がんになる可能性は9割も減少することと，それにより約7割の大腸がんによる死亡率が減少することが証明・報告されています。とくに大腸がん手術後の患者は大腸がん発生の可能性が一般よりも高い（約2％）ので，手術後も定期的な内視鏡検査を勧めます。

説明のポイント　健康診断の受診を勧める

　大腸がんに確実な予防法はありません。基本的に早期のがんには自覚症状はないために，普段からの健康診断が非常に重要であること，また大腸がんは遠隔転移のないうちに発見されれば予後が良好であることを説明し，便潜血検査や大腸内視鏡検査などの健康診断の受診を勧めましょう。

〔斉田　芳久〕

Q67 大腸がんの診断にはどのような検査が必要ですか。

　　大腸がんを念頭に置いた場合，外来レベルではがん家族歴を含めた病歴聴取とともに，まず腹部診察と直腸指診が重要です。続いて行うべき検査は，全大腸内視鏡検査です。何らかの病変がみつかった場合，生検の病理組織診から確定診断を得ることができます。日本の内視鏡検査のレベルは高く，あまり痛みなく短時間（5〜20分程度）で終了する場合がほとんどです。また，静脈麻酔薬を用いた軽い鎮静を行うことも可能です。それでも前処置の負担，痛み・羞恥心などから全大腸内視鏡検査を躊躇される場合は，S状結腸内視鏡検査やバリウムによる注腸造影検査などがその代替検査となります。

　まず外来診療においては，家族性大腸腺腫症やLynch症候群などの遺伝性大腸がんの存在も念頭に置いた，がんやポリープを中心とした既往歴・家族歴などの病歴聴取が重要です。診察としては，通常の腹部診察とともに直腸指診が重要です。肛門がん・下部直腸がんなどの肛門近傍の病変の有無をチェックすると同時に，付着する便の性状などから口側の病変の有無を推測できる場合もあります。一般血液検査で貧血の程度などから出血性の大腸がんなどの消化管病変を疑う場合もあります。大腸がんの腫瘍マーカーとしては，CEA，CA19-9がありますが，いずれも早期の段階での上昇はまれであり，早期診断としての有用性は高くありません。

　大腸がん診断のゴールドスタンダードは，何といっても全大腸内視鏡検査と生検の病理組織診による確定診断です。その場合，下剤の服用と等張のポリエチレングリコール（PEG）2〜3リットルの飲用による腸管洗浄の前処置が必要となります。この前処置による腸管内の清浄化が微小な病変を見逃さないためには非常に重要です。大腸内視鏡検査のほかに大腸がんの診断に有用な検査としては表に列挙したものがありますが，全大腸内視鏡検査以外はいずれも確実に大腸がんを診断できるものではなく，また確定診断としての病理組織診を得ることもできませんので，これらの検査で大腸がんを疑われた場合には最終的には大腸内視鏡検査が必要となります。前処置の負担，疼痛・羞恥心などから大腸内視鏡検査を躊躇する場合はバリウムによる注腸造影検査，あるいは，腹部骨盤造影CTやPET-CTなども有用ですが，確定診断とはなりません。

　近年進歩のみられる検査としては，CTコロノグラフィ（CT colonography, virtual colonoscopy）と大腸カプセル内視鏡（colon capsule endoscopy）があります。CTコロノグラフィは，空気を大腸内に入れてCT撮影を行い，コンピューター上で三次元立体構築を行って注腸造影や大腸内視鏡のイメージとして表示するものです。大腸カプセル内視鏡は，小腸で開発されたカプセル内視鏡の大腸版で，将来的には生検などまで行えるようになることが期待されています。ただ，

大腸がん診断のための各種検査法の比較

検査法	特徴，および長所と特記すべき短所
内視鏡検査	（短所）大腸内に内視鏡のデバイスが入ることによる問題
全大腸内視鏡検査	偽陽性・偽陰性が低く，診断精度が高い 生検の病理組織診による確定診断が可能 （短所）低頻度ではあるが，穿孔・出血のリスクがある
S状結腸内視鏡検査	比較的簡単な前処置で行える 検査手技が比較的容易 （短所）口側大腸の情報が得られない
大腸カプセル内視鏡	疼痛・羞恥心なく，比較的簡便に大腸内視鏡像が得られる （短所）保険診療上の制約が多い（大腸内視鏡検査が困難な場合のみ適応など） 　　　　前処置・読影法・コストなどに課題あり 　　　　狭窄部位におけるカプセルの陥入・滞留の問題
X線検査	（短所）少量ではあるが，被ばくの問題がある 　　　　生検による確定診断が得られない
注腸造影	大腸の走行，全体像が俯瞰できる 病変の大腸内の局在が確認できる
腹部骨盤造影CT	比較的簡便に腹腔内全体の情報が得られる
PET-CT	全身検索が可能である （短所）陽性所見の場合でも，腫瘍と炎症，良性と悪性の鑑別が困難
CTコロノグラフィ	ほぼ非侵襲的・簡便に行える データ処理によって注腸類似画像・内視鏡類似画像も得られる （短所）読影法に課題あり

いずれも大腸内視鏡検査と同様，腸管洗浄の前処置は必要となり，また確定診断も不可能です。

　大腸がん検診という観点から考えてみると，一次検診としての便潜血テストとそれが陽性となった場合の二次精検としての全大腸内視鏡検査があります。便潜血テストは現在，ヒトヘモグロビンを免疫学的に検出するキットが用いられており，簡便で精度の高い検査ですが，当然ながら偽陰性の場合もあり，あくまでも大腸内視鏡検査に至るきっかけとしての位置づけです。通常，2回採便で行い，1回でも陽性となった場合は陽性という判断となりますので，引き続き全大腸内視鏡検査を強く勧めることが必要です。

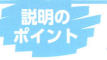

全大腸内視鏡検査の重要性を理解してもらう

　大腸がんの確定診断には，全大腸内視鏡検査と生検による病理組織診断が必須です。肛門から挿入して行う大腸内視鏡検査を受けることを躊躇する患者もありますが，検査の重要性とともに，通常は痛みなく短時間で検査可能であることなどをよく説明して受けてもらうように努めましょう。

〔冨田　尚裕〕

Q68 遺伝性大腸がんについて教えてください。

> ある遺伝子に生まれながらの異常（変異）が生じ，それが原因となって発生する大腸がんを遺伝性大腸がんと総称します。遺伝性大腸がんは全大腸がんの 5％程度を占め，①若年で発症しやすい，②多発しやすい，③他の臓器の悪性腫瘍も合併しやすい，など共通した特徴があります。原因遺伝子の異常をもっていても，大腸がんの生涯リスクは遺伝性大腸がんの種類によってさまざまです。親から子へ 50％の確率で遺伝子異常が受け継がれていく優性遺伝形式の疾患が大部分です。遺伝性大腸がんの代表的疾患として，家族性大腸腺腫症と Lynch 症候群があげられます。

　大多数の大腸がんは，加齢や生活習慣，環境因子などの影響を受けて大腸の正常な粘膜細胞にさまざまな遺伝子の変化（変異）が積み重なった結果，発生すると考えられています。これらを散発性大腸がんといい，全大腸がんの 70％前後を占めると推定されています。一方，ある遺伝子に生まれながらの異常（変異）が生じていて，それが原因となって大腸がんが発生することがあります。これを遺伝性大腸がんと総称します。遺伝性大腸がんは全大腸がんの 5％程度と推定されています。原因遺伝子が解明されていないものの，血縁者に大腸がんが数多く認められる場合を家族性大腸がんと呼ぶことがあり，全大腸がんの 20〜30％を占めると推定されています。家族性大腸がんに含まれるものの一部は，研究の進歩によって，遺伝性大腸がんに分類される可能性があります。

　遺伝性大腸がんでは散発性大腸がんと比べ，①若年で大腸がんが発生しやすい，②複数の大腸がんが何度も発生しやすい，③大腸がん以外にもさまざまな悪性腫瘍が発生しやすい，などの特徴があります。遺伝性大腸がんの大部分は，原因遺伝子の異常が 50％の確率で親から子へと受け継がれていく優性遺伝のパターンをとりますが，大腸がんの生涯リスクは 50％に満たないものからほぼ 100％まで，疾患によってさまざまです。

　多数の大腸ポリープを合併しやすい遺伝性大腸がんの代表は家族性大腸腺腫症（家族性大腸ポリポーシス）で，APC 遺伝子の生まれつきの異常が原因です（表）。通常，大腸粘膜に 100 個以上のポリープ（正確には腺腫といいます）を合併します。放置すれば 60 歳までに 90％以上が大腸がんを発生すると推定されています。ポリープ（腺腫）ががん化すると考えられていますので，進行した大腸がんが発生する前に，大腸を切除する治療が普及しています。しかし，大腸を全摘して小腸と肛門を吻合する術式は，外科医の経験と熟練を必要としますので，専門施設で治療方針について尋ねてみることが必要です。家族性大腸腺腫症では，大腸がんの発生を大腸全摘術で予防できますが，十二指腸がんをはじめとしたさまざまな腫瘍の発生リスクが一般の人より高い

家族性大腸腺腫症，Lynch 症候群の主な特徴

疾患名	頻度	原因遺伝子	大腸ポリープの特徴	大腸がんの生涯リスク	大腸がん以外に発生しやすい腫瘍性病変
家族性大腸腺腫症	全大腸がんの1％未満，出生1万～2万人に1人	APC	通常腺腫が100個以上	ほぼ100％	十二指腸（乳頭部含む）がん，デスモイド腫瘍，甲状腺乳頭がん，胃がん，肝芽腫（小児期），髄芽腫（青年期），副腎腫瘍など
Lynch症候群	全大腸がんの1～5％，350人に1人が原因遺伝子異常の保有者	MLH1, MSH2, MSH6, PMS2, EPCAM	腺腫が数個以下のことが多い	54～74％（男性），30～52％（女性），MSH6やPMS2変異例では10～20％	子宮体がん，卵巣がん，小腸がん，胃がん，腎盂・尿管がん，胆道がん，膵がん，皮脂腺腫瘍，悪性膠芽腫など

ので，医療機関で生涯にわたりチェックを受ける必要があります。

　遺伝性大腸がんのなかでもっとも頻度が高いのは Lynch 症候群で，全大腸がんの1～5％と推定されています。ミスマッチ修復遺伝子（MLH1, MSH2, MSH6, PMS2 のいずれか）の生まれつきの変異が主な原因と考えられています。家族性大腸腺腫症と異なり，大腸ポリープの数は少なく，生涯で20個程度と推定されています。大腸がんは右側の大腸（盲腸，上行結腸，横行結腸）に発生しやすく，最初に診断される大腸がんの年齢は平均40歳代半ばと報告されています。大腸がん以外に子宮体がん，卵巣がん，胃がん，腎盂・尿管がんなど，さまざまながんが発生しやすく，大腸以外の臓器のチェックが生涯にわたり必要になります。また，大腸ポリープ（腺腫）を内視鏡で摘除すると死亡率を減らすことが確認されていますので，Lynch 症候群と診断された場合には1～2年ごとの大腸内視鏡検査を受けることが強く勧められています。

　遺伝性大腸がんの診断を確定するには遺伝子検査（正確には遺伝学的検査といいます）が必要ですが，現在日本では遺伝性大腸がんの原因遺伝子の検査には保険適用がなく，研究や自費診療として行われています。とくに，頻度が高い Lynch 症候群の患者自身，あるいはその血縁者に Lynch 症候群に関する適切な医療と情報を提供するには，遺伝子検査が必須です。専門施設などでの遺伝カウンセリングを経て，遺伝子検査を受けることを患者自身が決定することが重要です。

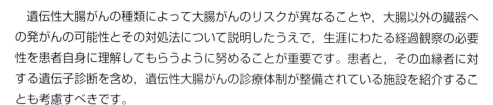

説明のポイント　正確な情報を提供する

　遺伝性大腸がんの種類によって大腸がんのリスクが異なることや，大腸以外の臓器への発がんの可能性とその対処法について説明したうえで，生涯にわたる経過観察の必要性を患者自身に理解してもらうように努めることが重要です。患者と，その血縁者に対する遺伝子診断を含め，遺伝性大腸がんの診療体制が整備されている施設を紹介することも考慮すべきです。

〔石田　秀行〕

Q69 大腸がんの内視鏡的切除の方法と適応について教えてください。

早期の大腸がんや前がん病変を含む大腸腫瘍に対する内視鏡的切除の方法として，主にポリペクトミーや内視鏡的粘膜切除術（EMR），内視鏡的粘膜下層剥離術（ESD）が行われています。内視鏡的治療の主な目的は病変の完全な切除と切除した検体の病理学的評価ですので，病変の性状によってその方法が異なります。具体的には，内視鏡的に明らかな良性腫瘍（腺腫）で大きさが10mm未満であればポリペクトミー，10mm以上の腺腫あるいは10mm未満でもがんが疑われる病変にはEMR，20mm以上の病変あるいは10mm台でもEMRで一括切除が困難な早期がんが疑われる病変にはESDが行われます。また，20mm以上の病変では治療後出血や穿孔などのリスクが若干高くなる可能性がありますので，入院治療が勧められます。

多くの大腸がんは前がん病変（良性）である腺腫性ポリープやSSA/Pなどの鋸歯状ポリープから発生し，それらが大きく発育していく過程で一部が発がんする多段階発がんがその経路として知られています。一方，*de novo*発がんといわれる陥凹型大腸がんなど小さな段階から悪性度の高い病変も存在します。したがって，早期の段階で病変を発見し，内視鏡的にそれを切除することが勧められます。内視鏡検査および前がん病変・早期がんの内視鏡的切除により大腸がん発生率や死亡率を低下させることが多くのコホート研究でも証明されています。

早期大腸がんと良性を含む大腸腫瘍に対する内視鏡的切除の方法として，これまでポリペクトミーやEMR，ESDが行われてきました。現在，行われている内視鏡的切除の方法と適応を表に示します。内視鏡的切除の主な目的は病変の完全な切除と病理学的評価ですが，その方法は内視鏡的に予想される組織型と大きさ・形態によって異なります。まず，5mm未満の良性の病変は鉗子摘除やスネアといわれる金属の輪を用いて焼灼（通電）せずに切除する方法が用いられ，前者をcold forceps polypectomy（CFP），後者をcold snare polypectomy（CSP）と呼んでいます。どちらの方法においても利点は，対象を限定すれば，焼灼して切除する方法と同等の切除効果があり，さらに合併症の1つである後出血が焼灼する方法に比べきわめて少ないことです。切除後潰瘍の治癒が早いことも予想されています。欠点は粘膜下層までは十分に切除できませんので，粘膜下層に浸潤する可能性のあるがんには適応できません。次に，5mm以上かつ10mm未満の良性の病変はスネアを用いた切除が行われます。前述のように焼灼しないCSPが主に用いられますが，切除しにくい場合などは焼灼する場合もあります。

続いて，10mm以上かつ20mm未満の良性病変に対してはEMRが行われます。10mm以上の

大腸腫瘍に対する内視鏡的切除の方法と適応	
内視鏡診断	内視鏡的切除方法
良性（腺腫あるいは鋸歯状病変）	
＜5mm	cold forceps polypectomy / cold snare polypectomy
≧5mm，＜10mm	cold snare polypectomy / hot snare polypectomy
≧10mm，＜20mm	EMR
≧20mm（あるいは≧10mmでnon-lifting所見あり）	ESD
大腸がん（粘膜内がん〜SM浅層浸潤がん）	
＜20mm	EMR
≧20mm	ESD
大腸がん（SM高度浸潤がん）	外科切除

病変では担がん率（一部ががん化している率）が高くなってきますので，粘膜下層に生理食塩液などのクッション材を局注し，筋層から浮かせたうえで，粘膜下層を含めてしっかりと切除します。10mm未満でも陥凹型病変など，がんが内視鏡的に疑われる場合はEMRにて粘膜下層までしっかりと切除し，病理学的評価に提出します。

　最後に，20mm以上の病変あるいは10mm以上でも前述の局注にて良好な膨隆が得られない場合は，ESDが選択される場合があります。ESDの利点はその高い一括切除率であり，ESDの登場により内視鏡治療後の再発は激減しました。ESDが登場する前は20mmを超える病変に対してもEMRを行っていました。使用するスネアのサイズに制限がありますので，スネアのサイズを超える大きな病変は分割で切除（分割EMR）していました。しかし，分割EMRには正確な病理学的評価が困難になることと再発の可能性が比較的高いという欠点がありました。実際に大腸癌研究会で行った日本における20mm以上の病変に対する内視鏡的切除の多施設共同研究では，内視鏡的切除後の再発に対して分割切除は危険因子の1つであると報告されました。ESDは20mm以上の大きな病変にも高い一括切除率を有しており，また，国立がん研究センター中央病院のデータから治癒切除が得られた場合に再発する可能性はほとんどありません。もちろん，EMRにて分割切除して再発した場合でも内視鏡的な追加切除で根治できる場合がほとんどですが，まれに浸潤がんで再発することがあり症例報告されています。一方，EMRと比したESDの欠点は手技に時間を要することや穿孔率が比較的高い，技術の習得に時間を要する点です。したがって，EMRにて一括切除が可能な20mm未満の病変をESDにて切除する必要はありません。20mmを超える病変が発見され，通常EMRで一括切除困難と考えられる早期がんが疑われる病変は，安全性と根治性を考慮してESDが可能な施設での治療が望まれます。良性の腺腫性病変であっても3cmを超える病変は，担がん率や粘膜下層（SM）浸潤率から一括切除が望ましいと考えます。

　内視鏡的切除の適応外病変は，SMへ深く浸潤したがん（SM高度浸潤がん）が疑われる病変です。SM高度浸潤がんは腫瘍学的にリンパ節転移の可能性があるため，所属リンパ節郭清を含めた外科的切除の適応になります。内視鏡的切除の適応と判断して切除した病変でも，まれに顕微鏡で確認するとSM高度浸潤がんの場合があります。したがって，明らかな良性の病変では病

理診断をしない場合もありますが，基本的には切除した病変は病理診断を行いますので，内視鏡的切除で根治が得られる病変かどうか（良性か悪性か？），追加外科切除が必要かどうか（がんであった場合，壁深達度は？）を確認することが大切です。

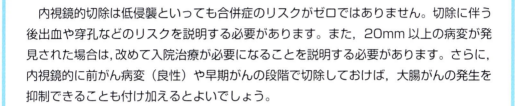

正確な内視鏡診断に基づいて内視鏡的切除方法を選択する

　内視鏡的切除は低侵襲といっても合併症のリスクがゼロではありません。切除に伴う後出血や穿孔などのリスクを説明する必要があります。また，20mm以上の病変が発見された場合は，改めて入院治療が必要になることを説明する必要があります。さらに，内視鏡的に前がん病変（良性）や早期がんの段階で切除しておけば，大腸がんの発生を抑制できることも付け加えるとよいでしょう。

〔山田　真善，斎藤　豊〕

Q70 開腹手術と腹腔鏡下手術のどちらを選ぶべきですか。

日本では 2004 年より「Stage Ⅱ / Ⅲ 結腸がんに対する腹腔鏡下手術と開腹手術の根治性に関するランダム化比較試験（JCOG0404 試験）」が行われ，腹腔鏡下手術の安全性や低侵襲性，さらには開腹手術とほぼ同等の長期成績が示されました。これらに基づき，難度が低い結腸がんに対する腹腔鏡下手術は勧められる一方，難度が高い結腸がん（高度肥満患者，高度に進行した結腸がん）および直腸がんに対しては，施設習熟度を踏まえて慎重に術式を選択すべきといえます。

　大腸がんに対する手術はこれまで開腹手術が行われてきました。1990 年前後に登場した腹腔鏡下手術は，傷が小さく，体腔内においてより生理的な環境で手術操作を行うことができる，生体にやさしい低侵襲治療としてその後急速に普及しました。

　日本における大腸がんの腹腔鏡下手術の現況は，日本内視鏡外科学会のアンケート調査（第 13 回集計結果報告）によると，1990 年より早期・進行がんともに年々増加しており，2015 年には，結腸がん開腹手術総数が 15,177 例に対し，腹腔鏡下手術は 38,992 例（大腸がん全体の 72.0％）に施行されています（図）。

　1990 年代より海外では大腸がんに対する開腹手術と腹腔鏡下手術の長期成績を主要評価項目とした大規模ランダム化比較試験が開始されました。この試験の短期・長期成績の結果により，進行結腸がんに対する腹腔鏡下手術は低侵襲性治療として標準治療の 1 つになりました。腹腔鏡下手術の長期成績に関してこれらの大規模臨床試験の解析を含むメタアナリシスが報告されており，腹腔鏡下手術は開腹手術と遜色ない長期成績を示したと結論づけられました。

　日本においては，2004 年より「Stage Ⅱ / Ⅲ 結腸がんに対する腹腔鏡下手術と開腹手術の根治性に関するランダム化比較試験（JCOG0404 試験）」が開始されました。国内 30 施設より 1,057 人が登録され，per protocol set にて開腹群 524 例，腹腔鏡群 533 例における解析が行われました。腹腔鏡群は開腹群と比較すると，手術時間は長くなるものの，出血量が少なく，初回排ガスまでの日数，在院日数が短い，という結果が得られました。さらに在院中の有害事象は，創関連合併症が腹腔鏡群で少なく，縫合不全・術後腸閉塞には差は認められませんでした。開腹移行率（腹腔鏡下手術から従来の開腹手術への移行）は 5.4％ で，海外臨床試験の約 1/4 でした。この試験は手術写真による quality control をされており，中央判定にて登録症例の 99％ に予定どおりの D3 リンパ節切除が施行されました。長期成績の解析結果は 2017 年に『Lancet Gastroeterol Hepatol』に報告され，開腹群 529 例，腹腔鏡群 528 例における intention to treat 解析を行い，

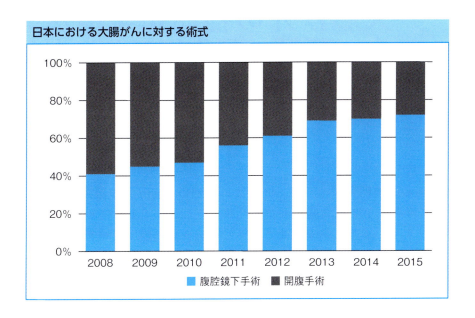

日本における大腸がんに対する術式

主要評価項目である 5 年生存率は開腹群 90.4％，腹腔鏡群 91.8％でした〔HR 1.056, 90％ CI (0.790-1.413), *p*-value for non-inferiority=0.0732〕。また 5 年無再発生存期間は開腹群 79.7％，腹腔鏡群 79.3％でした（HR 1.065）。以上の解析結果では腹腔鏡下手術の非劣性は証明できませんでしたが，両群の治療成績が予想以上に良好であり，合併症などのイベント数が想定の半数にしかなかったことがその主な要因として考えられ，改めて日本の大腸がん手術の質の高さが示されました。今後は腹腔鏡下手術を行ううえで注意を要する高度肥満症例，T4（腫瘍浸潤の深さが漿膜を越えている），N2（リンパ節転移が 2 群まであり）などの高度進行症例などに対する腹腔鏡下手術の普及が望まれています。

なお，直腸がんに対する腹腔鏡下手術はさらに手術難度が高く，海外では 4 つの臨床試験が報告されています。腹腔鏡下手術は開腹手術と同等の長期成績であるという報告がある一方 (COREAN trial 2014 年，COLOR-II trial 2015 年)，腹腔鏡下手術において腫瘍切除マージンが不十分であるという報告もあり（ACOSOG-Z6051 trial 2015 年，ALaCaRT trial 2015 年），直腸がんに対する腹腔鏡下手術は慎重に行う必要があります。

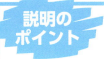

「腫瘍」「患者」「施設のチーム力」の 3 要素を総合的に判断する

難度が低い結腸がんに対する腹腔鏡下手術は勧められる一方，難度が高い結腸がん（高度肥満患者，高度に進行した結腸がん）および直腸がんに対しては，施設習熟度を踏まえて慎重に術式を選択すべきといえます。

〔猪股　雅史〕

Q71 大腸がんの補助化学療法の適応，種類，副作用そして効果について教えてください。

　大腸がんの補助化学療法はStage Ⅲと一部のStage Ⅱの患者に行います。せっかく手術をして，大腸がんがなくなったと思っても再発をしてしまうことがあります。補助化学療法はその再発を減らすために行います。用いられる薬としては飲み薬，注射薬，もしくは飲み薬と注射薬の組み合わせで行います。すべての薬剤は補助療法として効果が確認されたものです。副作用としては血液中の白血球や血小板が減る骨髄抑制，吐き気，食欲不振，手足のしびれ（末梢神経障害），皮膚障害などがあります。手術のみの場合，Stage Ⅲでは約3割の人が再発するといわれていますが，補助療法を受けた場合，再発率を1割程度改善させることが期待できます。

　手術で「目に見える」大腸がんを取り除いても「目に見えない」がん細胞は取り除けません。リンパ節に転移が認められたStage Ⅲの大腸がんと一部の高リスクStage Ⅱの大腸がんでは「目に見えない」がん細胞が残っている可能性が高いと考えられるため，手術後に薬物療法を行い，治療する必要があります。これを術後補助化学療法と呼びます。高リスクStage Ⅱとしては，T4の症例，穿孔症例，腸閉塞症例，リンパ節検索個数が12個以下の症例などがあげられます。手術後9週間以上あけると補助療法の治療効果が減弱すると報告されていますので，通常，術後状態から回復した4～8週間後に補助療法を開始します。治療内容としては経口薬剤のみ，注射薬のみ，経口薬と注射薬の組み合わせで行います。経口薬剤はカペシタビン，UFT+ロイコボリン，S-1があります。注射薬のみの方法はmFOLFOX6療法（5-FU+ロイコボリン+オキサリプラチン）や5-FU+ロイコボリン（RPMI法と呼ばれる投与法）療法があります。内服薬との組み合わせではカペシタビン+オキサリプラチン（CapeOX療法）が主に行われます。投与期間は6カ月が目安といわれていますが，内服薬では1年間の投与も行われます。

　オキサリプラチンを使用した術後化学療法は効果が高く，Stage Ⅲの症例にはmFOLFOX6療法，もしくはCapeOX療法が選択されることが多いのですが，オキサリプラチンの長期使用は末梢神経障害が問題となります。この末梢神経障害は，補助療法を終了してから3年経っても約3～4割の人が何らかの症状を有するとされています。この問題を解決するために投与期間を3カ月に減らすための大規模試験の結果が2017年の米国臨床腫瘍学会（ASCO）で発表されました。この試験では補助療法の期間を3カ月群および6カ月群に設定し，3カ月の非劣性を検討しています。結果としては3カ月の補助療法は6カ月と同等の効果を得ると証明できませんでした。しかし，生存曲線はほぼ重なっており，末梢神経障害は3カ月群のほうが6カ月群に比べて発生割

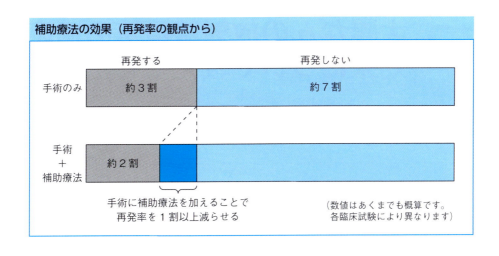

合が1/3〜1/5低い結果でした。この試験では補助療法は3カ月でいい，と結論づけることはできませんが，実臨床においては3カ月とする施設が増えてくると考えられます。

　StageⅢで手術のみの場合，再発率は3割と報告されています。補助療法を行った場合，再発率を1割以上改善させるといわれています（図）。効果と副作用をよく考え行うべき療法と考えます。

説明のポイント　効果と副作用の理解を

　補助療法は再発率を減らす治療法ですが，すべての人にメリットがある治療ではないこともよく説明すべきです。StageⅢでは補助療法を行っても約2割の人は再発してしまいますし，補助療法を行わなくても約7割近くの人は再発しません。そのことを理解したうえで，副作用によるQOL低下を考慮に入れて行うことを決めなければならない治療法です。

〔安藤　幸滋，沖　英次〕

Q72 大腸がんの放射線療法の適応と効果について教えてください。

　大腸がんのうち、直腸がんに対して、手術の補助的な役割としての放射線療法の適応があります。期待される効果は、がんの局所制御率の向上です。手術前または手術後に放射線療法を行います。手術前に行う場合、切除率の向上や、肛門温存率の向上も期待されます。
　手術ができない進行大腸がんで、痛みや出血、便通障害などが生じている場合に、放射線療法の適応があります。期待される効果は、がんの局所制御や症状の緩和です。
　また骨や脳などの遠隔転移に対して、放射線療法の適応があります。期待される効果は、がんの局所制御や症状の緩和です。

　直腸がんで、固有筋層を越えて浸潤している場合や、所属リンパ節に転移している場合には、手術の補助としての放射線療法の適応があります（**表**）。手術単独に比べ、術前または術後に放射線療法を加えることにより、局所制御率の向上を認めることが報告されています。また、術前に放射線療法を行うことで腫瘍を縮小させることにより、肛門温存率の向上が期待できます。切除が困難な状態の局所進行直腸がんに対して、術前に化学放射線療法を行って腫瘍が縮小すれば、治癒切除可能になる可能性があると判断された場合にも適応があります。
　術前照射と術後照射のどちらがより優れているかについては、海外の臨床試験において、術前照射群で局所再発率が有意に低く、有害事象が少なかったことが示されました。現在、海外のガイドラインでは、術前に照射を行うことが標準的とされています。
　術前照射に化学療法併用が有効かどうかについては、海外の臨床試験で、術前化学放射線療法は放射線療法単独に比べて、急性期の有害事象の頻度が有意に高いものの局所再発率が有意に低く、病理学的完全奏効割合が有意に高いということが示されました。術前化学放射線療法は、約5～6週間を要しますが、術前照射を短期に完遂する必要がある場合は、1週間の放射線単独療法を行う短期照射法があります。
　放射線療法は上記のような効果が期待できる一方で、正常な組織に対して、副作用の危険性があります。急性期有害事象として、悪心、下痢、膀胱炎、肛門痛、皮膚炎などがあります。また、晩期有害事象として、腸閉塞、直腸出血、不全骨折、性機能障害、肛門機能低下などがあります。術前照射をして肛門を温存できたとしても、結果的に便が漏れたり、パッドの使用が必要になったりする場合があり、必ずしも肛門の形態温存が機能温存まで結びつかない場合もあります。補助放射線療法について、期待される効果だけでなく、副作用の危険性についても十分に理解した

大腸がんの放射線療法の適応と効果

放射線療法の役割	治療対象（適応）	効果
補助放射線療法 （手術の補助）	局所進行直腸がん	局所制御率向上 肛門温存率向上 治癒切除率向上
緩和的放射線療法 （局所制御，症状の緩和）	大腸がん術後再発・切除不能進行大腸がんによる疼痛，出血，便通障害など	局所制御 症状緩和（疼痛改善，止血，便通障害改善など）
	骨転移，肝転移，肺転移，脳転移，リンパ節転移など	局所制御 症状緩和（疼痛改善など）

うえで治療選択を行うことが重要です。日本国内では，下部直腸がんに対して側方リンパ節郭清が標準的に行われていることや，放射線療法に伴う有害事象の危険性があることも考慮され，欧米ほど術前化学放射線療法が積極的に行われていないのが現状です。

大腸がんの術後再発や，手術不能な進行大腸がんによる腸管閉塞，疼痛，出血などに対しては，局所制御や症状緩和を目的とした放射線療法の適応があります。また，骨転移による疼痛や脊髄圧迫症状，脳転移による脳神経症状，リンパ節転移による疼痛などの諸症状に対して，局所制御や症状緩和を目的とした放射線療法の適応があります。そのほか少数の肺転移や肝転移に対して，手術が困難な場合に，一度に大線量を投与し，少ない回数で照射を行う定位照射の適応となる場合があります。また少数の脳転移に対して，一度に大線量を投与し，1回照射または少ない回数で照射を行う定位照射の適応となる場合があります。緩和的放射線療法にも，照射される部位によってさまざまな副作用の危険性があります。ほかの治療選択肢とも比較して，放射線療法の期待される効果と有害事象の危険性についてよく理解したうえで治療選択を行うことが重要です。

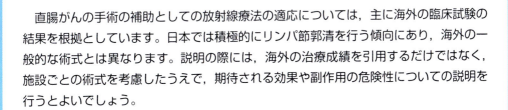

説明のポイント：補助放射線療法の適応は各施設の手術方法を考慮する必要がある

　直腸がんの手術の補助としての放射線療法の適応については，主に海外の臨床試験の結果を根拠としています。日本では積極的にリンパ節郭清を行う傾向にあり，海外の一般的な術式とは異なります。説明の際には，海外の治療成績を引用するだけではなく，施設ごとの術式を考慮したうえで，期待される効果や副作用の危険性についての説明を行うとよいでしょう。

〔田口　千藏〕

Q73 再発大腸がんの治療について教えてください。

　再発巣が限局していて手術可能であれば，外科的切除を検討します。切除不能再発大腸がんにおいては，患者の臓器機能が保たれ performance status 0，1（または 2）ならば全身化学療法を施行します。現在は 5-FU，オキサリプラチン，イリノテカンなどを組み合わせた，多剤併用療法が主流です。多剤併用療法が不可能な患者に対しては，単剤療法を施行します。近年，分子標的治療薬が開発され，抗がん剤への上乗せ効果が示されています。これらは投与禁忌がない患者に対して抗がん剤と併用投与します。

　大腸がん術後の再発形式は局所再発，遠隔転移，腹膜播種とさまざまです。再発大腸がんの治療目的は予後の向上と QOL の改善です。再発の形式に応じて図のように治療を進めていきます。

　再発巣が限局していて，手術により完全切除が可能であれば，外科的切除の方針とします。そうでない場合（限局していても完全切除困難，多臓器への転移を認めるなど），患者の performance status（PS）に応じて全身化学療法や局所療法，もしくは対症療法を選択します。

　肝転移などの切除不能な遠隔転移を有する患者では，強力な化学療法により腫瘍縮小が得られ，転移巣が切除可能となる conversion therapy の成功例も多数報告されています。

　切除不能再発大腸がんに対する化学療法は，近年目覚ましい進歩を遂げています。5-FU 単剤あるいは 5-FU/LV 併用投与の時代には生存期間（OS）中央値は 11 ～ 12 カ月であったものが，最近では 30 カ月前後の生存が得られるようになってきています。化学療法の目標は延命と症状コントロールであり，PS0 ～ PS2 の患者では化学療法によって生存期間が延長することが示されています。

　現在は，数種類の薬剤を用いる多剤併用療法が主流となっています。代表的なレジメンは 5-FU/LV＋オキサリプラチン（FOLFOX など）と，5-FU/LV＋イリノテカン（FOLFIRI など）です。多剤併用療法における 5-FU/LV 部分を，内服抗がん剤であるカペシタビンや S-1 に置き換えたレジメンが CapeOX，CapeIri，SOX，IRIS などになります。

　近年は，分子生物学的手法が急速に発達し，がん細胞の特異的な分子を標的として抗腫瘍効果を発現する低分子化合物や抗体が開発されています。このような分子標的治療薬を抗がん剤と併用投与すると，さらなる治療効果の上乗せがあることが示されています。現在，日本において使用されている分子標的治療薬は，ベバシズマブ（Bmab），セツキシマブ（Cmab），パニツムマブ（Pmab），そしてセカンドラインにおけるラムシルマブ（Rmab），サードライン以降のレゴラフェニブです。Bmab は，血管内皮細胞増殖因子（VEGF）に対するモノクローナル抗体で，

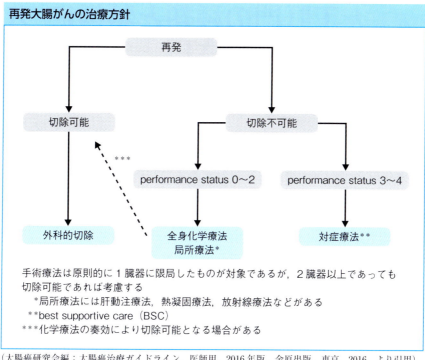

再発大腸がんの治療方針

手術療法は原則的に1臓器に限局したものが対象であるが，2臓器以上であっても切除可能であれば考慮する
　*局所療法には肝動注療法，熱凝固療法，放射線療法などがある
　**best supportive care（BSC）
***化学療法の奏効により切除可能となる場合がある

（大腸癌研究会編：大腸癌治療ガイドライン，医師用，2016年版，金原出版，東京，2016．より引用）

Cmab や Pmab は上皮成長因子受容体（EGFR）に結合して，EGFR の働きを阻害するモノクローナル抗体です。ただし Cmab，Pmab は RAS 変異患者では無効であるため，野生型の患者にのみ適応となります。

　患者のなかには重篤な併存疾患があり，一次治療のオキサリプラチンやイリノテカンに忍容性がないと判断される人もいます。このように，多剤併用療法が困難な場合は 5-FU，UFT/LV，カペシタビンなどの単剤療法が推奨されています。また近年の研究により，これらの薬剤に対するベバシズマブの上乗せ効果が示されており，併用療法も推奨されています。

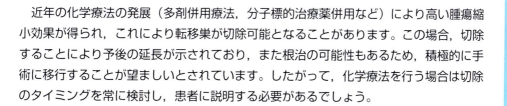

説明のポイント　切除の機会を逸さない

　近年の化学療法の発展（多剤併用療法，分子標的治療薬併用など）により高い腫瘍縮小効果が得られ，これにより転移巣が切除可能となることがあります。この場合，切除することにより予後の延長が示されており，また根治の可能性もあるため，積極的に手術に移行することが望ましいとされています。したがって，化学療法を行う場合は切除のタイミングを常に検討し，患者に説明する必要があるでしょう。

〔佐々木　恵，植竹　宏之〕

Q74 人工肛門の種類と特徴について教えてください。

　下部消化管のがん（大腸がん）に対する人工肛門（ストーマ）は，造設する目的や部位，形状により種類が異なります。①永久的な人工肛門と元に戻すことができる一時的な人工肛門，②結腸に造設する人工肛門と小腸（回腸）に造設する人工肛門，③孔が１つの単孔式人工肛門と孔が２つの双孔式人工肛門があります。直腸がんなどで肛門ごと病変部を切除しなければならない場合には，通常，結腸に永久の単孔式人工肛門が造設されます。また，大腸がんで肛門は残せても，治療の一環として回腸や結腸に一時的な人工肛門（双孔式または単孔式）が造設されることがあります。

　人工肛門は，腹壁を小切開し腹直筋を経由して腹部の中と交通させ，腸管をその切開創から引き出し，腸管の内腔を露出させて便を体外へ排泄できるようにしたものです。人工肛門を造設する位置は，手術前に担当医と専門看護師が，さまざまな条件（体型や体位，利き手，服装など）を検討して決定します。人工肛門造設後，はじめは看護師が人工肛門の装具交換を行います。その後は体力の回復状況に合わせて看護師が指導するので，徐々に自分でできるようになります。

◆永久的人工肛門と一時的人工肛門

　直腸がんや肛門（管）がんなどで肛門を含めて病変部を切除された場合には，永久的人工肛門になります（図a）。肛門を残すことができた場合でも，一時的人工肛門になることがあります。腸管接合部の安静のため，治療の一環としてその口側の回腸（図b）や結腸に人工肛門が造設されることがあります。また，がんによる腸閉塞をきたしている場合にも，病変部の切除の前に一時的に結腸や回腸に人工肛門を造設して腸閉塞の治療を先行することがあります。

◆結腸人工肛門と回腸人工肛門

　結腸の人工肛門は，通常，後腹膜（背中）に固定されていない横行結腸かＳ状結腸に造設されます。直腸がんの切除後にはＳ状結腸に，がんによる腸閉塞の解除には閉塞部位に近い口側の腸管に造設されます。直腸がんではＳ状結腸から口側に，Ｓ状結腸がんでは横行結腸より口側に，横行〜上行結腸がんでは回腸に，通常双孔式の人工肛門が造設されます。

◆単孔式人工肛門と双孔式人工肛門

　単孔式は，腸管を完全に切り離して口側の腸管（片側のみ）を腹壁に引き出す人工肛門です。肛門側の腸管は通常切除されますが，腸管の断端を閉鎖して腹部の中に残すこともあります。単孔式結腸人工肛門は，ほとんどが直腸がんや肛門（管）がんのために直腸や肛門を切除された場合に，主にＳ状結腸に造設されます（図a）。単孔式回腸人工肛門は，家族性大腸腺腫症などで

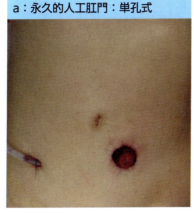
a：永久的人工肛門：単孔式

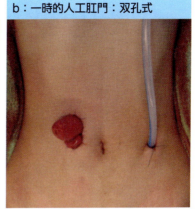
b：一時的人工肛門：双孔式

大腸を全切除された場合に造設されることがあります。

双孔式は，口側と肛門側の両方を腹壁に引き出す人工肛門です。一時的人工肛門として回腸（図b）や横行結腸，S状結腸に造設されることがあります。

人工肛門は，本物の肛門と異なり便の排泄にかかわる括約筋の機能がないので，自分の意志で排便をコントロールすることはできず，不随意な排便になります。したがって，快適な生活を送るためには人工肛門の管理に習熟する必要があります。便を貯めておく装具の取り扱い，排便調節としての洗腸法，人工肛門周囲の皮膚ケアや防臭などの管理が重要となります。また，人工肛門のトラブルについても理解しておく必要があります。人工肛門の狭窄や宿便による排便障害，腸管の脱出，人工肛門部の膨瘤（ヘルニア），人工肛門からの出血などがあります。これらのトラブル発生時には，担当医や専門看護師に相談し適切に対応することが重要です。

人工肛門を保有する人については，人工肛門の造設直後から，その人工肛門に該当する等級の認定が受けられます。身体障害者福祉法に基づいて，身体障害者と認定されればさまざまな福祉サービスが受けられます。認定を受けるには，都道府県の指定を受けた医師に診断書を作成してもらい，居住地域の市区町村役所に申請します。また，公的年金制度による障害年金や，児童福祉法・生活保護法による治療費の支給が受けられる場合があります。

説明のポイント：生活に大きな制限はありません

人工肛門により生活が大きく制限されることは基本的にありません。人工肛門の管理に慣れれば，体力の回復に応じて生活の幅を広げることができます。また，人工肛門（ストーマ）保有者とその家族の会が全国には数多くあり，互いに励まし合いながら悩みや不安を解消しています。さらに，福祉サービスを積極的に活用して，よりよい社会復帰を目指すことが肝要です。

〔石井　良幸，矢作　雅史，渡邊　昌彦〕

Q75 小腸がんの特徴について教えてください。

> 小腸がんは部位の特性から早期診断は困難です。腫瘍による腸閉塞や，腫瘍からの出血による下血，それに伴う貧血が比較的多く認められます。したがって，診断時にはすでに進行していることが特徴です。また，腹部CT検査の折に，無症状の小腸腫瘍として発見されることも少なくありません。小腸がん治療の第一選択は外科的切除です。頻度が低い疾患のため，転移や再発に対する標準的な化学療法はいまだに確立されていません。

　小腸は全消化管長の75％で，粘膜表面積の90％を占めますが，小腸腫瘍は全消化管腫瘍の3～5％で比較的まれです。そのうち約70％が原発性悪性腫瘍で，腺がん，悪性リンパ腫，GIST（gastrointestinal stromal tumor）の順で頻度が高いことが知られています（表）。一方，原発性悪性小腸腫瘍と比較して，転移性小腸腫瘍のほうが頻度は高く，原発臓器は胃，膵臓，肺の順に多いとされています。

　前述のように小腸がんに特異的な症状はありません。比較的容易な上部や下部消化管内視鏡では，小腸がんの診断は一般的に困難といわれています。そのため早期診断は難しく，がんが進行した後に，腸閉塞症状（腹痛，腹部膨満，嘔吐）や貧血症状が出現し，診断に至ることが少なく

小腸腫瘍（悪性・良悪性境界）
上皮性腫瘍
腺がん
カルチノイド
内分泌細胞がん
悪性リンパ腫
B細胞性
T細胞性
間葉系腫瘍
GIST（gastrointestinal stromal tumor）
平滑筋肉腫
悪性末梢神経鞘腫
血管系
血管肉腫
カポジ肉腫
リンパ管肉腫
脂肪肉腫
inflammatory myofibroblastic tumor
転移性小腸腫瘍

ありません。通常，腸閉塞の原因の大部分は，腹部の手術の既往による癒着ですが，腹部手術の既往のない腸閉塞，繰り返す腹痛などの場合は，小腸の腫瘍も疑うべきです。また，下血や貧血の精査で，上部・下部消化管内視鏡検査を施行しても出血源が特定できず，貧血が遷延する場合は，小腸の病変を疑う必要があります。一方，胃がん，膵がん，肺がんなどの既往があれば，小腸転移を鑑別すべきです。

小腸がんの治療の第一選択は外科的切除です。他臓器浸潤によって切除不能な場合は，腸閉塞や出血を回避するため，バイパス手術や人工肛門造設などの姑息的な手術を行います。

高度進行例や再発に対する化学療法は，報告が散見されますが，多くは臨床試験段階で標準治療はありません。一般的には原発性小腸がんは大腸がんに準じた化学療法が選択されます。また，転移性小腸がんは原発巣の治療に準じた化学療法を行います。

診断の契機が症状に依存するため，診断時には進行しており，予後がきわめて不良です。しかし，最近はバルーン内視鏡やカプセル内視鏡の開発により，比較的早期の小腸がん確定診断が容易になりました。原因不明の貧血など本疾患を疑った場合は，炎症のほかに小腸がんを念頭に置いて，小腸検索を行うことが重要です。

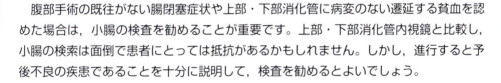

疑われたら早期に検査を

腹部手術の既往がない腸閉塞症状や上部・下部消化管に病変のない遷延する貧血を認めた場合は，小腸の検査を勧めることが重要です。上部・下部消化管内視鏡と比較し，小腸の検索は面倒で患者にとっては抵抗があるかもしれません。しかし，進行すると予後不良の疾患であることを十分に説明して，検査を勧めるとよいでしょう。

〔筒井　敦子，渡邊　昌彦〕

Q76 肝細胞がんはどのような特徴をもつがんですか。

A
　肝細胞がんとは原発性肝がんの 90％以上を占めるがんで，主に B 型や C 型肝炎ウイルス感染を背景として発生します。しかし，最近アルコールや肥満が原因の非 B 非 C 型肝細胞がんが増えてきました。小さなものではほとんど無症状ですが，進行期になると，腹痛や肝予備能が低下することによる黄疸，腹水といった症状が出現します。転移先としては肺や骨など血液の流れに乗って（血行性）転移することが多いがんです。肝細胞がんの治療には肝切除，ラジオ波焼灼術，肝動脈を用いて行う化学塞栓療法，放射線治療などの局所治療，分子標的治療薬であるソラフェニブ，肝移植などがあります。

　肝がんは肝臓に発生するがん腫で，その多くは肝細胞がんです。肝細胞がんは肝細胞に由来するがん腫ですが，そのほかには胆管細胞がんや混合型肝がんなどがあります。肝細胞がんは主に B 型肝炎や C 型肝炎のウイルス性肝疾患を背景として発生しますが，抗ウイルス治療の進歩により徐々に減少傾向となっています。最近はアルコール性や非アルコール性脂肪性肝炎（NASH）を背景とする，いわゆる非 B 非 C 型肝細胞がんが増えてきました。「第 19 回全国原発性肝癌追跡調査」では原発性肝がんのうち肝細胞がんは 94.5％を占め，HBV 15.0％，HCV 64.7％，非 B 非 C 20.3％となっています（図）。診断時の年齢は男性 67.4 歳，女性 70.9 歳で，男女比は 2.43：1 でした。2016 年の肝がん死亡数は約 2 万 8 千人で抗ウイルス療法の進歩により徐々に減少傾向にあり，男性で臓器別の第 4 位，女性で第 6 位に位置しています。

　小さな肝細胞がんでは症状を呈することはほとんどなく，合併する慢性肝炎や肝硬変，肝不全の病態が症状として現れます。進行してくると右側腹部痛や，腹部膨満感，体重減少をきたし，肝不全徴候としてビリルビン代謝の低下による黄疸，肝合成能低下に伴う低アルブミン血症，腹水，下肢浮腫，アンモニア代謝低下に伴う肝性脳症も出現してきます。とくに門脈に浸潤した場合には肝機能の低下に加え，胃食道静脈瘤の増悪，コントロール不良の腹水が出現することもあります。また，肝細胞がん破裂により非常に強い腹痛を呈することもあります。肝細胞がんの肝外転移としては，肺や骨に多く，時に呼吸器症状や骨転移による疼痛をきたします。

　肝細胞がんの大半は，前がん病変から早期肝細胞がん，さらに高分化から中分化型，低分化型へと多段階的に進展していくことが知られています。本疾患は多発することが多く，慢性肝炎や肝硬変を背景とした多中心性発生や，肝内転移による多発と考えられています。そのため，同時性，異時性に多発する頻度が高く，初診時ですでに 40％の症例が多発しています。

　肝細胞がんの治療には肝切除や経皮的局所治療，肝動脈化学塞栓療法，ソラフェニブ，放射線

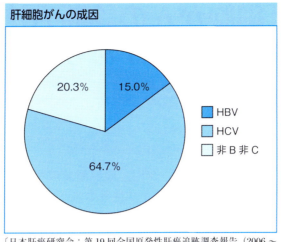

〔日本肝癌研究会:第19回全国原発性肝癌追跡調査報告(2006〜2007),日本癌研究会事務局,大阪,2014.より引用〕

治療,肝移植があります。肝細胞がんの多くは慢性肝炎,肝硬変を背景とすることから,腫瘍進行度に加えてどの程度肝臓を切除可能(肝予備能)かが治療法選択の基準となっています。1996〜2007年の肝細胞がんの累積生存率は5年で44.3％であり,予後は治療法のほかにStage,肝予備能により大きく異なっているため,予後予測にはJIS Score(Japan Integrated Staging Score)などの統合解析が有用です。

 無症状でも検査を

　ウイルス性肝炎が肝細胞がんの主要な原因ですが,アルコール多飲や肥満も原因となることを説明する必要があります。初期の肝細胞がんは症状がほとんどないため,原因となる疾患や危険因子があれば,症状がなくても検査を受ける必要があることを説明したほうがよいでしょう。さらに,治療は腫瘍の進行度だけでなく,患者の肝予備能でも異なることを付け加えるとよいでしょう。

〔小川　浩司,坂本　直哉〕

Q77 肝細胞がんの診断方法にはどのようなものがありますか。

　肝細胞がんの診断には主にCT，MRI，腹部超音波検査などの画像検査が行われます。肝細胞がんは主に動脈から栄養されるため，造影剤を使用した検査で早期に腫瘍が濃染され，その後，比較的早期に洗い出しされる特徴があります。さらにガドキセト酸ナトリウムを用いた造影MRI検査，ペルフルブタンを用いた造影超音波検査が有用です。肝細胞がんに対する腫瘍マーカーとしてはAFP，AFP-L3分画，PIVKA-Ⅱなどが用いられます。

　肝細胞がんは生検による病理学的診断で確定となりますが，臨床的に典型例では画像診断で確定されます。肝臓は動脈と門脈の二重の血流支配を受けていますが，肝細胞がんの分化度が低下するにつれて，門脈支配が減少し，主として動脈により栄養されます。そのため，中分化がん以上になると多血性肝細胞がんとなり，早期濃染，洗い出しの特徴的な画像所見を呈します。

　CT検査は汎用性が高く広く用いられますが，MRI検査のガドキセト酸ナトリウム（Gd-EOB-DTPA）がとくに診断に有用です。Gd-EOB-DTPAは，肝細胞膜のトランスポーターであるorganic anion transporting polypeptide 1B（OATP1B）を介して，肝細胞に取り込まれる特徴があります。しかし，肝細胞がんでは早期にOATP1Bの発現が低下するため，MRIで信号低下として描出されます。超音波検査はとくにハイリスク症例のスクリーニングとしてよく用いられます。近年，ペルフルブタン造影剤により血流情報が追加され，より詳細な腫瘍評価が可能となりました。

　CT検査やMRI検査の動態検査（dynamic study）で早期に濃染し，早期に洗い出しの典型的肝細胞がんの所見であれば肝細胞がんとして治療方針決定に進みます。早期造影効果があるものの洗い出しを認めない場合，腫瘍径1cm以下であれば3カ月ごとの経過観察，1cm以上の場合は，Gd-EOB-DTPA造影MRI，造影超音波検査に進みます。Gd-EOB-DTPA造影MRIの肝細胞相で低信号，あるいは造影超音波検査Kupffer相で欠損が認められれば肝細胞がんと診断されます。早期造影効果を認めない場合，腫瘍径1.5cm以下であれば3カ月ごとの経過観察，1.5cmを超える場合はGd-EOB-DTPA造影MRI，造影超音波検査を検討します。さらに必要があれば，血管造影下のCT検査や腫瘍の生検を考慮します（図）。

　腫瘍マーカーとしてはAFP，AFP-L3分画，PIVKA-Ⅱが広く用いられています。AFPは肝細胞の再生に伴い上昇することから，合併する背景肝疾患により上昇することが多く，肝がん以外でも上昇することが問題です。AFP-L3分画はAFPの複合型糖鎖のがん性変化をとらえたもので，AFPより特異度が高くなります。PIVKA-Ⅱは特異性の高い腫瘍マーカーです。しかし，ビタミンK欠乏でも高値となるため，ビタミンK阻害薬であるワルファリン服用中や胆汁うっ

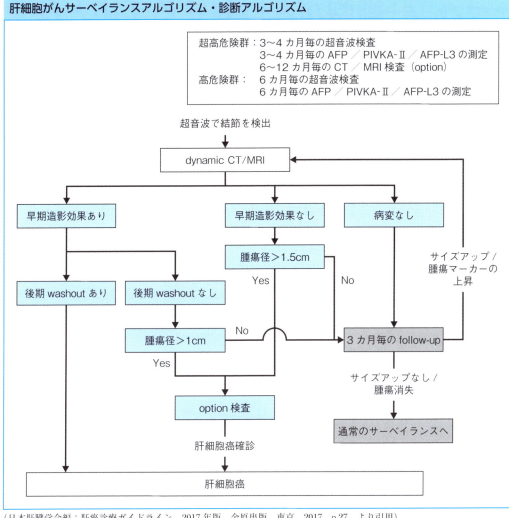

(日本肝臓学会編：肝癌診療ガイドライン，2017年版，金原出版，東京，2017，p.27．より引用)

滞によるビタミン K 吸収障害時には高値となるために注意が必要です。

説明のポイント　診断は造影検査で

　肝細胞がんの診断は主に画像診断で行われますが，確定診断には造影剤を用いた精密検査が必要です。腫瘍マーカーは肝細胞がん診断においては補助的に用いられ，高値であっても必ずしも腫瘍があるわけではないこと，正常範囲内でも腫瘍のある可能性があることを説明しておいたほうがよいでしょう。

〔小川　浩司，坂本　直哉〕

Q78 肝細胞がんに対する手術とはどのようなものですか。

がんとその周囲の肝臓組織を外科的に切除し取り除く治療です。位置と大きさや個数，血管への浸潤の有無を術前に確認し，肝機能を考慮してがんを完全に取り除くための術式を決定します。他の治療法と比較して局所の再発率が低いことが特徴です。デメリットとしては他の治療に比較して身体への負担が大きく，回復までに時間を要することがあげられます。一般的には比較的大きな傷で開腹手術が行われますが，近年では小さな傷で行う腹腔鏡の手術も徐々に増加してきており，整容上のみならず術後の回復にもメリットがあるとされています。

遠隔転移を伴わない肝細胞がんに対するもっとも確実な局所治療は手術となります。肝臓はまったく正常な肝臓であれば約70％の切除を行っても機能を保つことができますが，慢性肝疾患を伴う肝切除の場合，術後の肝不全を防ぐために術前肝機能検査に従い切除範囲の限界を定めています（表）。これに腫瘍の局在と個数，血管への浸潤を確認して，可能であれば脈管支配に沿ったもっとも根治性の高い切除範囲を決定します。また，Q79でも解説していますが，肝予備能が著しく悪く，腫瘍の進展度がある一定範囲にとどまる症例には肝移植術が選択される場合もあります。

肝切除後のStage別の予後は図のとおりです。完全に切除できた場合でも肝細胞がんは再発率が高く，切除術後2年以内に約70％が再発するとされています。しかし，そのうち90％は，残肝内の再発であり，多くの場合は再肝切除を含めた局所治療が可能となります。

遠隔転移を伴う場合や，全身状態が不良で手術に耐えられない場合は，比較的身体への負担が軽い他の局所治療や全身治療が選択されます。また，術前に遠隔転移なしと判断されていても開

肝切除基準

項目	2区域以上	1区域	亜区域	部分切除
ICG-R_{15}（％）	≦15	15〜20	20〜25	25〜40
T-bil（mg/dl）	≦1.5	1.5〜2.0	2.0〜2.5	＞2.5
S-Alb（g/dl）	≧3.5		3.0〜3.5	
PT（％）	≧80	70〜80	60〜70	＜60
ChE（IU/l）	≧145	120〜145	100〜120	＜100

北海道大学 消化器外科Ⅰ
（藤堂省，他編：EBM外科標準治療：アルゴリズム＆クリニカルパス，医学書院，東京，2003，p10.より転載）

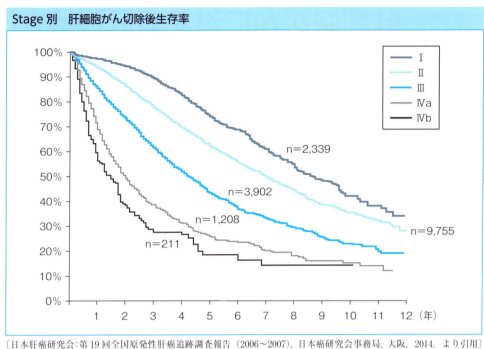

Stage 別　肝細胞がん切除後生存率

〔日本肝癌研究会：第19回全国原発性肝癌追跡調査報告（2006〜2007），日本癌研究会事務局，大阪，2014．より引用〕

腹時に腹膜に播種を認めて手術不能となる場合もあります。

　反対に手術適応と考えられない場合でも腫瘍が破裂して腹腔内に出血をきたした場合には救命のために手術が施行されますが，その場合の生命予後は不良です。

　一般的に肝切除術は，肝臓が肋弓下に納まっているため大きな開腹創を必要としますが，近年では腹腔鏡下肝切除術も積極的に試みられており，整容上の利点と術後の早期回復に利点があると考えられています。しかし，すべての施設で手術方法が確立されているとはいえず，また，長期予後についても明らかではないため慎重な適応が必要です。

　肝手術の術後合併症率は施設により多少異なりますが，一般的には10〜20％とされています。手術死亡率は著しく低下してきていますが現時点でも1〜2％とされており，さらなる成績の向上が望まれます。

説明のポイント　手術の意義と術後の経過を具体的に説明する

　多岐にわたる他の治療法の適応の有無と手術選択の意義についての説明を行い，クリティカルパスに準じて術前・術後の経過や必要な検査を説明します。また手術の合併症リスクとその対処について具体的に説明する必要があります。完全切除後でも再発率が高いため，術後のフォローアップの重要性についても付け加えるとよいでしょう。

〔長津　明久，武冨　紹信〕

Q79 肝細胞がんに対する肝移植とはどのようなものですか。

　肝細胞がんが発生する背景にはウイルス性肝炎やアルコール性肝炎，非アルコール性脂肪肝炎などの慢性の肝疾患を多く伴います。一般的に肝機能が低下して肝切除が困難ですが，完全に切除できれば再発の可能性が低い患者に対して肝移植術が適応になります。肝細胞がんを含め，機能が低下したすべての肝臓を摘出して代わりに近親者からの一部の肝臓か，脳死ドナーから肝臓を移植します。欧米では脳死肝移植が中心に行われていますが，日本での脳死肝ドナーの数は十分とはいえず現在は生体肝移植が多く行われています。

　肝細胞がんに対する肝移植治療は，遠隔転移・リンパ節転移を伴わず，肝機能が不良でがんの再発リスクが低い群に行われます。肝内再発が多い肝細胞がんに対する究極の治療法として開発された肝移植術ですが，当初は再発率が高く不良な成績でした。しかし，1996年に提唱されたミラノ基準により最大径3cm以内が3個以内，または最大径5cm以内が1個の群の予後がそれ以上に進展した症例に比較して有意に良好であることが明らかにされ，その後，この基準が肝移植の適応のゴールドスタンダードとされています。日本でもミラノ基準を参照して肝細胞がんに対する生体肝移植の健康保険適用が設定され良好な成績を収めています（図1）。また，近年ではミラノ基準を越える症例のなかにも予後が良好な群があるとして，いくつかの基準が提唱されています。

　欧米で行われている肝移植術はほとんどが脳死移植なのに対して，日本では脳死ドナーの不足から生体肝移植が中心に行われています。生体肝移植では肝臓の左葉，もしくは右葉が移植されますが，近親者に自発的な提供意思をもつドナーが必要です。ただし，本来健康なドナーに対する手術リスクの存在への疑問の声もあり，脳死移植の割合増加に向けた法整備や啓蒙活動が今後の課題です（図2）。

　肝移植を受けた患者は一生涯，免疫抑制剤の内服が必要です。現在，カルシニューリン阻害薬やステロイドなどが使用されていますが，免疫抑制剤の継続使用により発がんや易感染性の問題が認められます。また，腫瘍免疫も減弱するため，新規発がんと肝細胞がん再発のリスクが高まります。この問題を解決するため，移植肝選択的に免疫反応がコントロールされた状態，いわゆる免疫寛容を目指した研究が行われています。

　また，アルコール性肝硬変を背景疾患とした場合も移植の適応となりますが，通常，最終飲酒日から最低6カ月間の断酒期間を確認し，精神科医の診察を受け，断酒の意思を確認して移植適応の可否を判断しています。

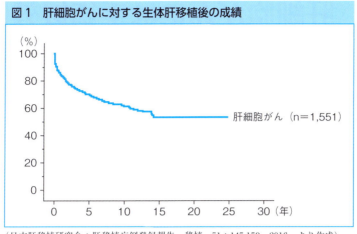

図1 肝細胞がんに対する生体肝移植後の成績

(日本肝移植研究会：肝移植症例登録報告．移植，51：145-159，2016．より作成)

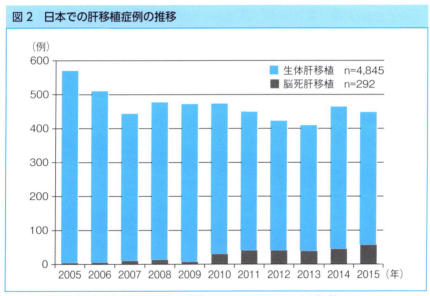

図2 日本での肝移植症例の推移

(日本肝移植研究会：肝移植症例登録報告．移植，51：145-159，2016．より作成)

説明のポイント：周術期のリスク，術後の生活について説明する

　侵襲の大きな手術であるため，高い周術期死亡率と合併症率があることを説明するほか，生体ドナーのリスクも説明することが重要です。また術後に一生涯，免疫抑制剤の内服が必要であり，それにより感染に弱くなることや薬剤との相互作用のため禁止される食物があることを説明する必要があります。

〔長津　明久，武冨　紹信〕

Q80 肝細胞がんには手術以外にどのような治療法がありますか。

A ラジオ波焼灼療法（RFA），エタノール局注療法（PEIT），経動脈的化学塞栓療法（TACE），抗がん剤（分子標的治療薬）が治療として確立されています。もっとも確実に局所制御を得られるのが手術ですが，それぞれの治療法についても一長一短があり，肝機能や腫瘍の進展度，全身状態によって適切な治療法を選択します。状況により複数の治療法を組み合わせることもしばしばです。また，近年では粒子線（重粒子線・陽子線）治療が行われるほか，免疫チェックポイント阻害薬という新規抗がん剤が開発され，その効果が期待されています。

手術以外の治療法としては，肝細胞がんに針を刺して薬物，あるいは加熱によってがん細胞を死滅させる穿刺局所療法，肝細胞がんが動脈血を引き込む性質を利用した経カテーテル肝動脈化学塞栓療法，重粒子線・陽子線などの粒子線治療，主に分子標的治療薬による全身化学療法，放射線療法，緩和療法など多数の治療方法があります。『肝癌診療ガイドライン』で提唱されているように，原則として可能であれば局所療法により根治を図り，根治が難しい場合は全身療法により病勢をコントロールすることを目的としています。

肝機能や病変の進展度により，図のアルゴリズムに基づいて治療方針が決定されます。それぞれの治療について一長一短があるため，時には単独の治療ではなく，複数の治療が組み合わされて使用されることもあります。治療は肝臓外科のみではなく，内科，放射線科が担当することも多いため，キャンサーボードなどの合同カンファレンスを行い，個々の症例に対して適切な治療方針を決定することが望ましいと考えられます。

表に手術以外の治療法についてそれぞれの特徴をまとめます。治療の選択肢は多岐にわたり，腫瘍の局在・全身状態・肝機能，さらには患者の希望を勘案し適切な治療を選択する必要があります。

局所療法についての進歩は目覚ましく，RFAやTACEに関して穿刺焼灼デバイスやカテーテルの進歩により成績の改善と適応の拡大が見込まれます。また，近年では手術不能な肝限局病変に対しては粒子線（重粒子線・陽子線）による治療が選択されることもあります。

一方で，化学療法としては分子標的治療薬であるソラフェニブの全身投与がStage Ⅳbの肝細胞がんに対して2～3カ月の予後延長効果を認めていますが，まだ十分な成績とはいえません。最近，免疫チェックポイント阻害薬という新規薬剤が開発され，臨床試験では良好な成績が報告されています。まだ，長期の使用データは十分とはいい難いですが，今後の動向に注目が集まっています。

肝細胞がんの治療アルゴリズム

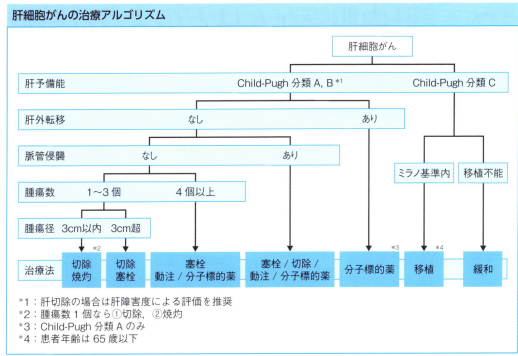

*1：肝切除の場合は肝障害度による評価を推奨
*2：腫瘍数1個なら①切除，②焼灼
*3：Child-Pugh分類Aのみ
*4：患者年齢は65歳以下

(日本肝臓学会編：肝癌診療ガイドライン，2017年版，金原出版，東京，2017，p.68. より引用)

手術以外の治療法とその特徴

治療法	適応	特徴
ラジオ波焼灼（RFA）	3cm以下 3個以内 5cm以下 1個	比較的大きな脈管の付近は焼灼不十分になりやすい
エタノール局注（PEIT）	3cm以下 3個以内	サイズが大きいと凝固が不十分になることもある
経動脈的化学塞栓（TACE）	肝臓に限局 動脈血流あり	全身への影響は少なく肝予備能が低くても施行可能
分子標的治療薬（ソラフェニブなど）	切除不能	HFS※など全身の副作用がある

（※ HFS：hand foot syndrome）

 説明のポイント　継続した治療と外来でのフォローアップの重要性を説く

　手術治療も含めて，肝細胞がんの治療はどの治療法を選択しても一定の割合で再発をきたします。そのため綿密な治療後のフォローアップと，必要に応じた追加治療が求められます。途切れのないフォローアップと治療が予後の改善につながることを，患者に理解してもらうようにします。

〔長津　明久，武冨　紹信〕

Q81 肝内胆管がんはどのような特徴をもつがんですか。

> 肝臓に発生するがんのおよそ5％を占めるのが肝内胆管がんです。肉眼形態から，①腫瘤形成型，②胆管浸潤型，③胆管内発育型の3タイプに分類されます。肝臓の末梢に発生した場合は症状を示さないことも多いですが，肝門部に発生したがんでは胆管閉塞によりしばしば黄疸を生じます。手術のみが，根治が可能な治療です。手術治療ができない場合，化学療法としてゲムシタビンとシスプラチンを併用した化学療法が第一選択となります。手術不能例で閉塞性黄疸をきたした場合，胆管ステントによる減黄を行います。

　肝臓に発生する原発性がんには，肝細胞がんおよび肝内胆管がんがあります。第19回全国原発性肝がん追跡調査の新規登録20,850例の調査では，肝細胞がんが94.7％に対し，肝内胆管がんは4.4％でした。肝細胞がんがウイルス性肝炎などの慢性肝炎や肝硬変を背景肝として発生するのに対し，胆管細胞がんではウイルスとの関連は示されていません。一方，肝内胆管がんのハイリスク因子としては，肝内胆管結石症や原発性硬化性胆管炎，先天性胆道拡張症などが知られています。先天性胆道拡張症は膵・胆管合流異常を伴うため，胆管がんや胆囊がんのハイリスク因子として知られ，また，肝内胆管拡張を伴うCaroli病は胆管細胞がんの発生に関連していることが知られています。『肝癌取扱い規約（第6版）』では，肉眼形態から，①腫瘤形成型，②胆管浸潤型，③胆管内発育型の3タイプに分類しています（図）。①腫瘤形成型は，肝実質内に境界明瞭な腫瘤を形成し，もっとも頻度の多い型で約7割を占めます。②胆管浸潤型は，胆管に沿って浸潤し，周囲結合織や血管，リンパ管，周囲神経叢に浸潤する性質をもちます。③胆管内発育型は，胆管内腔に乳頭状の腫瘤を作り，周囲への浸潤やリンパ節転移が少ないのが特徴です。また，これらが混合した型があり，腫瘤形成型と胆管浸潤がん型の混合は，肝内胆管がんの15％を占めます。

　症状は腫瘍の発生場所により異なります。肝門部に腫瘍ができた場合，胆管閉塞により皮膚や眼球の黄染といった黄疸を生じます。また，胆管炎による発熱や腹痛を生じることもあります。一方，肝臓の末梢にできた腫瘍では黄疸は生じにくく，腫瘍の増大による腹痛を生じることがあります。また，臨床症状がなくても，採血で肝・胆道系酵素（ALP，γGTP，AST，ALTなど）の上昇をきっかけに発見される場合もあります。採血検査では，腫瘍マーカーとしてCA19-9が有用で，本症の80％以上で異常高値となります。診断には，超音波検査，CT検査，MRI検査などの各種画像検査が有効です。とくに造影剤を用いたダイナミック造影検査では，時間経過による腫瘍の造影態度の変化から鑑別を行います。画像の特徴は腫瘍の肉眼型によって異なります

肝内胆管がんの肉眼分類

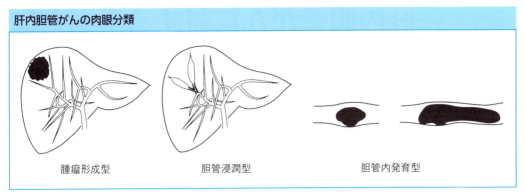

腫瘤形成型　　　　　胆管浸潤型　　　　　胆管内発育型

(日本肝癌研究会編：原発性肝癌取扱い規約，2015年7月，第6版，金原出版，東京，2015．より引用)

が，腫瘤形成型は血流の乏しい腫瘍として認識され，肝内転移をしばしば認めます。胆管浸潤型は，がん細胞が胆管粘膜下を連続性に進展し，胆管狭窄に伴う末梢側胆管の拡張を認めます。胆管内発育型は，拡張した胆管内に乳頭状発育の腫瘍を認めます。また，腫瘍が胆管粘膜層に広がる表層進展を伴うことも多いので，肝外胆管切除の適否の診断には，内視鏡的逆行性胆道造影検査や胆管生検が重要となります。閉塞性黄疸を生じている場合，胆管ステントなどで減黄を行います。

治療は，手術による切除が唯一，根治的な治療法ですが，根治切除後の再発率が高い疾患です。切除不能胆道がんに対しゲムシタビン＋シスプラチン併用化学療法が標準治療として行われています。放射線治療は，がんの進行抑制を目的として行う場合がありますが，有効性の検討は十分ではありません。先の全国原発性肝がん追跡調査では，肝内胆管がん全症例の5年生存率は24.8％であり，また肝切除施行例の5年生存率でも41.5％とよいとはいえない現状です。肝切除施行症例のみでみると，がんの遺残がない症例の5年生存率は44.9％で，がん遺残のある症例28.6％よりも良好でした。また，リンパ節転移のない症例の5年生存率は47.3％であり，リンパ節転移のある症例の21.0％より良好であったことから，早い段階での手術治療が望まれます。

説明のポイント　各治療法の特徴を説明する

　肝臓のがんとして肝細胞がんとの違いを明確に示すことが重要です。続いて，本疾患の腫瘍形態分類に従って腫瘍進展度と治療方針の説明を行います。切除不能例では，疾患の進行による判断か，患者要因か，あるいは両者の総合的判断かを示すべきでしょう。切除可能例で侵襲の大きな手術を予定する場合は，術後合併症や在院死亡の確率を具体的な数値とともに説明することを心がけるべきです。

〔岡村　圭祐〕

Q82 肝内胆管がんに対する手術とはどのようなものですか。

　肝内胆管がんの治療の基本は，唯一根治が期待できる治療法である手術治療です。がんの発生部位が肝臓の末梢の場合は，肝臓の部分切除と症例によってはリンパ節郭清を行います。肝門部に発生した腫瘍や大きな腫瘍が肝門部に浸潤した場合には，肝葉（右葉，左葉など）切除，肝外胆管切除，リンパ節郭清を行います。門脈，肝動脈や肝静脈にがんが浸潤している場合には，それらの切除再建を要することがあります。その際には慎重に肝予備能検査を行い，安全と判断される肝切除量によって治癒切除が可能か否かを判断しなければなりません。従来，リンパ節転移例は遠隔転移と同等として扱われていました。しかし，最近，肝周囲に存在する領域リンパ節への転移であれば，郭清によって一定の成績が期待できることがわかり，手術適応ありとされています。

　肝内胆管がんでは，腹膜播種や遠隔転移がなく根治切除が可能と判断される場合，肉眼型にかかわらず手術適応となります。病変により各種の肝切除術が行われますが，右葉や左葉あるいは左右の区域切除といった広範肝切除を要する場合はその安全性が手術適応の判断に重要となります。

　リンパ節転移陽性例での予後が不良であることから，従来はリンパ節転移を伴えばStage ⅣBと診断され，遠隔転移例と同等とされてきました。しかし，最近では大動脈周囲リンパ節などの遠隔リンパ節への転移がなければ，リンパ節郭清を伴う手術で一定の予後が得られることが判明し，領域リンパ節転移例も切除適応とされています。比較的小さな病変が肝臓末梢にある場合には肝部分切除とともに，症例によってはリンパ節郭清が付加されます。病変が肝門部に存在する場合では，尾状葉を含む肝葉切除と肝外胆管切除，リンパ節郭清を必要とします。腫瘍が肝左葉に存在する場合には肝左葉切除が，肝右葉に存在する場合には肝右葉切除が基本となりますが，がんが対側のGlisson鞘に及んでいる場合，拡大肝右葉（または左葉）切除や肝右（または左）三区域切除を選択することがあります。また，胆管浸潤型は，がん細胞が胆管粘膜下を連続性に進展するため，がん遺残を生じないよう十分な肝外胆管の切除を行います。リンパ節郭清は，肝右葉のがんでは肝十二指腸間膜から膵頭部周囲リンパ節郭清を基本とするのに対し，肝左葉のがんでは肝十二指腸間膜と胃小彎のリンパ節郭清が必要となります。肝外胆管切除を行った場合，胆道再建として肝内胆管-空腸吻合術が必要となります。肝門部に腫瘍が浸潤している場合には，門脈や肝動脈の合併切除とその再建が必要となることもあります。また腫瘍が下大静脈や肝静脈に浸潤している場合には，下大静脈や肝静脈の再建が必要となります。

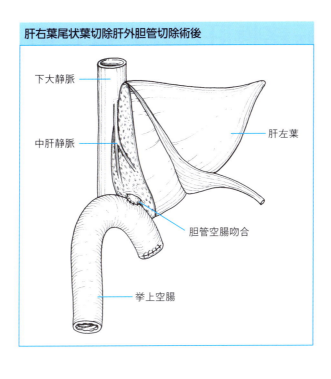

肝右葉尾状葉切除肝外胆管切除術後
- 下大静脈
- 中肝静脈
- 肝左葉
- 胆管空腸吻合
- 挙上空腸

　腫瘍が肝門部にあり，胆管閉塞により黄疸のある患者が肝切除を必要とする場合，温存側の肝内胆管に胆道ドレナージチューブを留置し，減黄を図ります．肝切除では，肝予備能評価が重要であり，これが低ければ肝切除量が制限されるため，根治術を断念することがあります．肝予備能の測定は，一般には ICG 検査の 15 分値や消失率で判定します．また，右葉切除などの 60% 以上の肝切除量が必要な手術には，術前に切除葉の門脈枝塞栓術を行い，残肝容積を増加させます．

　手術に伴う重大な合併症として肝不全があり，多くは致死的な経過をたどります．肝離断面からの胆汁の漏出や，縫合不全による消化管液漏出により，腹腔内膿瘍を多く認めます．手術の際には，肝離断面や吻合部の近くに，ドレーン（吸引管）を留置しますが，ドレーン抜去後に遅発性に腹腔内膿瘍が形成された場合，超音波や CT ガイド下にドレーンの再留置が必要になります．

説明のポイント　経験豊富な施設での手術を勧める

　末梢胆管から発生した小型の肝内胆管がんは肝切除量が少なく，比較的低侵襲ですむことがほとんどですが，肝門部にかかる肝内胆管がんの手術は，肝門部領域胆管がんと同等，またはそれ以上の高度侵襲手術が必要となります．したがって，術後合併症の説明も一般的な肝切除に伴うものにとどまらず，消化器がん手術に関する幅広い知識が求められます．

〔岡村　圭祐〕

Q83 転移性肝がんとはどのようながんですか。

A
　転移性肝がんとは，もともと肝臓以外の臓器にできた（原発）がんが，肝臓に転移したものです。多くは血液の流れによってもとのがん細胞が肝臓に到達し，腫瘍を形成します。肺がん，乳がん，胃がん，大腸がん，膵がんなどからの転移頻度が高いことが知られていますが，すべてのがんが肝臓へ転移する可能性があります。腫瘍が大きくなるまで症状を示さないことも多く，原発がんの精密検査で同時性の転移を有すると診断されたり，切除後の定期検査で異時性の転移が診断されたりすることが一般的です。また，転移性肝がんが先に診断され，その後の精査で原発がんがみつかることもあります。

　転移性肝がんとは，肝臓以外にできたがん（原発巣）が肝臓に転移したもので，全身を流れる血流はほぼ肝臓を通るため，すべてのがんが肝臓へ転移する可能性をもっています。その発生頻度は，原発性肝がん（肝細胞がん）の20倍以上といわれています。血行性の経路としては，経門脈性（胃がん，大腸がん，膵がんなど）と，経動脈性（肺がん，乳がん，腎がんなど）があります。

　転移性肝がんは原発性肝腫瘍同様，巨大にならないかぎり症状がなく，体重減少や食欲不振，発熱などを示すことがありますが，特徴的な初期症状はありません。がんによって肝門部で胆管を閉塞した場合や腫瘍が肝の大部分を占居し肝不全を生じた場合には黄疸を認めることがありますが，多くは肝機能異常を認めません。したがって，診断は超音波検査，CT検査，MRI検査などの画像所見で行われることがほとんどであり，画像検査で診断が定まらない場合には経皮経肝的に肝生検が行われます。また，小さな転移性肝がんは画像診断でみつからないこともあり，原発巣の手術で開腹した際に診断されることもあります。

　異時性転移性肝がんの早期発見には採血検査での腫瘍マーカー測定や，超音波検査やCT検査，MRI検査などの画像検査のチェックを定期的に行うことが重要です。大腸がんの場合は，『大腸癌治療ガイドライン（2016年版）』でpStage Ⅰ～pStage Ⅲの大腸がん根治度Aの切除後の術後検査の間隔は，術後3年間は腫瘍マーカーのチェックを3カ月ごとに，CT検査を半年ごとに行うことを推奨しています。また，その後は，半年ごとの腫瘍マーカー検査と半年ごとまたは1年ごとのCT検査を5年目まで行うことを勧めています。

　転移性肝がんの腫瘍の分布形態は，図に示すように大きく3種に分類されます。すなわち，①片葉に限局して存在する場合，②両葉にわたって存在するが個数が数えられる程度の場合，③両葉に無数の転移巣が散在性に存在する場合です。転移性肝がんの治療は，基本的に原発巣の治療

転移性肝腫瘍（がん）の局在による分類

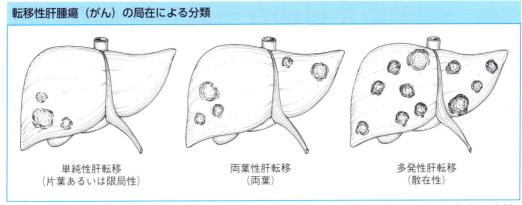

単純性肝転移　　　　両葉性肝転移　　　　多発性肝転移
（片葉あるいは限局性）　　（両葉）　　　　　（散在性）

〔土川貴裕：神経内分泌腫瘍の診断と治療法の変遷（第1回）．北海道医療新聞，札幌，2017年7月14日．より引用・改変〕

に準じて行われ，転移巣が肝臓以外にも認める場合は基本的に全身化学療法が行われます。また，上述の③以外の場合はがん種によっては肝切除が考慮されます。他の治療手段として，IVR（interventional radiology）の技術を用いた肝動注療法や熱凝固療法などがあり，切除に並ぶ局所療法の1つとして，あるいは全身化学療法時の補助的手段として行われています。

 原発巣と転移巣の性質を説明する

　転移性肝がんは1つの診断名ですが，きわめて多様性のある病態を含んでいます。すなわち，肝転移の程度，原発巣の臓器とがんの種類，治療の経過，他の転移巣の有無など，その組み合わせは無数にあるといえます。したがって，その説明の際には個々の患者の十分な状態把握を基本に，原発巣や転移巣に対する各種治療法の効果を照らし合わせ，患者ごとに治療法選択の過程を丁寧に解説し，理解を得るための高度な面接技術が求められます。

〔岡村　圭祐〕

Q84 手術が可能な転移性肝がんとはどのようなものですか。

　転移性肝がんに対する肝切除術の適応はがん種によって異なります。例えば大腸がんでは、転移性肝がんを遺残なく切除できれば、切除しない場合より明らかに予後の延長が期待されます。肝切除の適応基準は、①良好な全身状態、②原発巣が制御されているか制御可能、③肝転移巣を遺残なく切除可能、④肝外転移がないか、制御可能、⑤十分な残肝機能、です。病変の大きさだけではなく、位置や肝内での分布、肝予備能が肝切除可否を決める重要な要素となります。また、近年の化学療法の進歩により、診断時、切除不能と判断されても化学療法が奏効し、手術が可能となる場合があります。

　転移性肝がんの治療法は原発巣と転移の診断時期によって異なりますが、同時性の肝転移で他の遠隔転移がないか、あっても病勢が制御されていて根治が期待できる場合には、がん種によっては肝転移巣の切除が考慮されます。その場合、期待される根治性、患者の全身状態と肝予備能、手術侵襲などを照らし合わせた慎重な判断が求められます。腫瘍の精査には超音波検査、CT検査、MRI検査が、肝予備能測定にはインドシアニングリーン（ICG）停滞率検査が行われます。切除可能な腫瘍の分布形態としては、Q83で示したように片葉に限局して存在する場合、あるいは両葉に存在しても個数が数えられる程度であれば、複数の部分切除、片葉切除と複数の部分切除の組み合わせ、あるいは手術を2回に分けて行う二期的切除が施行可能です。しかし、両葉に転移巣が散在性にある場合は切除不能と判断されます。一方、肝切除量が過大となるために肝切除ができない例でも、化学療法により腫瘍の縮小がみられ切除可能となる例もあり、conversion surgeryと呼ばれます。

　異時性の肝転移では、切除の適応はより厳格になります。原発巣の治癒の程度、他の転移巣の有無、患者の状態、化学療法など他の有効な治療法の有無などを総合して治療方針を決定すべきです。多くの場合、転移巣が出現したばかりの時期では病勢が判定不可能であるため、一定の期間を経て転移個数の増加がないことの確認は必須となります。

　大腸がんでは遺残なく転移性肝がんを切除できれば5年生存率は30％を超えることから、転移巣の切除が有効であるとされており、もっとも頻繁に切除が行われています。その治療指針は、「血行性転移の治療方針」（図）として『大腸癌治療ガイドライン（2016年版）』で述べられており、肝切除の適応基準はとして、①耐術可能、②原発巣が制御されているか、制御可能、③肝転移巣を遺残なく切除可能、④肝外転移がないか、制御可能、⑤十分な残肝機能、の5条件があげられています。同時性転移性肝がんでも原発巣の切除を先行し、原発巣の根治性を評価してから肝転

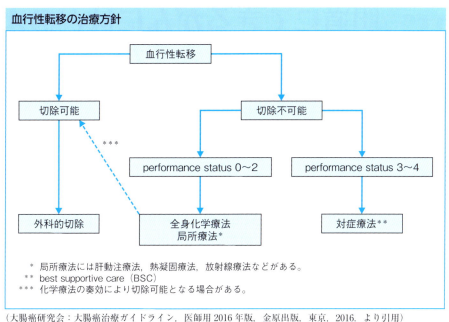

血行性転移の治療方針

* 局所療法には肝動注療法，熱凝固療法，放射線療法などがある。
** best supportive care（BSC）
*** 化学療法の奏効により切除可能となる場合がある。

（大腸癌研究会：大腸癌治療ガイドライン，医師用 2016 年版，金原出版，東京，2016．より引用）

移を切除してもよいとされ，必ずしも転移巣を原発巣と同時に手術する必要はないとされています。

胃がんの転移性肝がんでは，『胃癌治療ガイドライン（第5版）』で転移個数が少ないか単発の場合，切除により長期生存が得られる可能性があることが示唆されています。

膵・消化管神経内分泌腫瘍の場合，外科切除が可能な肝転移巣は，原発巣とともに転移巣切除が推奨されています。さらに，根治的な腫瘍の全切除が不可能な場合でも，腫瘍量を 70～80％ 減少させることが予後を改善させるという報告もあり，volume reduction surgery（減量手術）と呼ばれ，症例を選んで施行されています。

説明のポイント　外科切除の可能性を常に考慮する

大腸がんを原発とする転移性肝がんは外科切除の有用性が明らかであり，近年は化学療法の進歩により conversion surgery などの治療のオプションが増えています。しかし，肝切除を行うにあたっては，肝予備能を考慮した遺残のない切除が求められるため，肝臓外科に精通した消化器外科医と切除時期や治療法についての十分な検討が必要であり，説明にはあらゆる可能性を含んだ慎重な態度が求められます。

〔岡村　圭祐〕

Q85 胆道にできるがんにはどのようなものがありますか。

> 胆道がんは，肝臓から十二指腸まで，肝臓で作られた「胆汁」を流す長い管状の構造である胆道にできるがんの総称で，その発生する部位によって次のように分けられます。肝臓に近接した胆管に発生する肝門部領域胆管がん，十二指腸側で主に膵臓内の胆管に発生するものは遠位胆管がん，胆囊に発生するものは胆嚢がん，胆汁・膵液の出口である十二指腸乳頭部に発生するものはVater乳頭部がんと呼ばれます。複数の部位にまたがって広く発生したがんや，胆道を越えて周囲に広がるがんも多く，適切な治療を選択するには，がんの広がりを慎重に見極める必要があります。

　胆道とは，肝細胞から分泌された胆汁が十二指腸に流出するまでの全排泄経路をさしますが，『胆道癌取扱い規約（第6版）』（以下，規約）では，肝外胆管（肝門部領域胆管・遠位胆管）・胆囊・Vater乳頭部を胆道として定義しています（図）。つまり，胆道がんとはこの領域にできたがんをさします。肝門部領域胆管は2013年の第6版への規約改訂に伴い，左側を門脈臍部の右縁から，右側を門脈前後区枝の分岐点の左縁の胆管と定義され，従来，肝内胆管がんとして扱っていた症例も肝門部領域胆管がんとして，胆道がんに含まれるようになりました。

　肝門部領域胆管がんは左右肝管合流部下縁から十二指腸壁に貫入するまでを二等分した部位の上流側，遠位胆管がんは下流側と定義されています。肝門部領域胆管と遠位胆管にまたがるがんを広範囲胆管がんと呼称する場合もあります。

胆道の区分

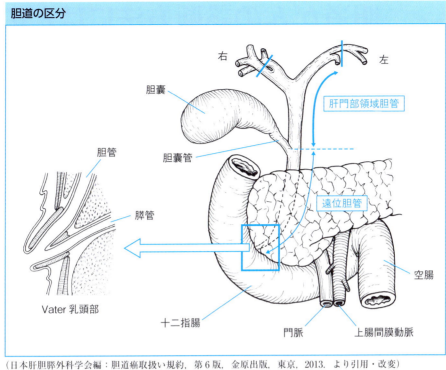

(日本肝胆膵外科学会編:胆道癌取扱い規約,第6版,金原出版,東京,2013. より引用・改変)

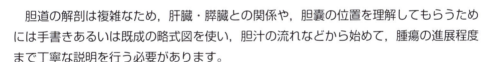

平易な言葉と図を用いて胆道を説明する

　胆道の解剖は複雑なため,肝臓・膵臓との関係や,胆嚢の位置を理解してもらうためには手書きあるいは既成の略式図を使い,胆汁の流れなどから始めて,腫瘍の進展程度まで丁寧な説明を行う必要があります。

〔野路　武寛〕

Q86 胆道がんの診断方法にはどのようなものがありますか。

　胆道がんでは複数の検査を組み合わせて診断を行いますが，現在の診療ガイドラインでは，第一に行うべき検査として血液検査と体外式腹部超音波検査をあげています。胆嚢がんと胆管がんでは，次にCT検査を，Vater乳頭部がんには，上部消化管検査を行います。その後，胆道内・外へのがんの広がりを調べるためにMRI胆管・膵管撮影検査（MRCP）・超音波内視鏡検査（EUS），内視鏡的逆行性胆道造影検査（ERC）・胆道内超音波検査（IDUS）を，さらに全身への病巣の広がりを調べるためには，PET検査や造影MRI検査も用いられます。最終的に確定診断を行うためには，内視鏡的に実際の組織を採取する胆道生検や，胆汁内のがん細胞の有無を調べる細胞診も行われます。

　日本の『胆道癌診療ガイドライン（第2版）』（以下，ガイドライン）では，診断のファーストステップとして血液検査と体外式腹部超音波検査をあげています（図）。胆道がんの診断に有用な血液検査として，血清ビリルビン値のほかに，肝・胆道系酵素（アスパラギン酸アミノトランスフェラーゼ：AST，アラニンアミノトランスフェラーゼ：ALT，ガンマグルタミルトランスペプチダーゼ：γ-GTP，アルカリホスファターゼ：ALP）などの軽微な異常が手がかりとなり，診断に至ることがあります。腫瘍マーカーとしては血清CEA，血清CA19-9値などが有用とされています。体外式腹部超音波検査は，侵襲なく胆管拡張像や狭窄像，腫瘤性病変などを比較的容易にとらえることができ，結石・炎症などの良性病変との鑑別診断にも有用です。診断のセカンドステップは，胆嚢がんと胆管がんではCT検査でさらに病変部位の確認とおおよその進展度を判定し，また，Vater乳頭部がんでは上部消化管検査で肉眼形態の観察と生検を行うこととしています。胆管がん・胆嚢がんではCT検査では造影パターンも重要な所見であるため，少なくとも動脈相・門脈相・平衡相の3相で撮像し，各種多断面再構成像（MPR像）も作成する必要があります。近年，胆道ドレナージ（減黄処置）前のCT検査が，手術術式決定に有用であることも報告されています。

　これらの検査にて，胆道がんが強く疑われた症例に対しては，サードステップとして局所の進展度診断のためのMRI胆管・膵管撮影検査（MRCP），超音波内視鏡検査（EUS），内視鏡的逆行性胆道造影検査（ERC），胆道内超音波検査（IDUS）などが行われ，遠隔転移診断の目的で造影MRI検査（EOB-MRI），PET検査が施行されます。

　確定診断には経乳頭的な胆汁細胞診・胆道生検が優先され，胆汁散布の可能性があるEUS・

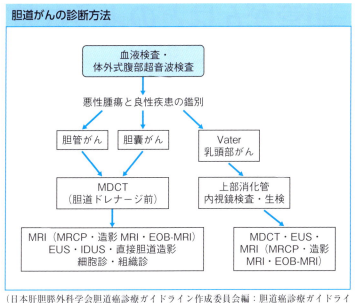

(日本肝胆膵外科学会胆道癌診療ガイドライン作成委員会編：胆道癌診療ガイドライン，改訂第2版，医学図書出版，東京，2014．より引用・改変)

腹部超音波・CTガイド下生検は症例を厳選して行います．しかし，このように多くの検査を行っても，最終的に悪性病変としての確定診断が不可能な症例もあり，そのまま切除に踏み切る場合もあります．

 複雑な検査の必要性を理解してもらう

　胆道がんが解剖学的に直接がんを観察することができない位置にあり，診断には種々の検査を組み合わせる必要があることを説明し，さらに各種検査の目的をよく理解してもらうために，がんの局所の広がりをみる検査と，全身を検索する検査，両者の目的の検査などに区別して説明するとよいでしょう．

〔野路　武寛〕

Q87 胆管がんはどのような特徴をもつがんですか。

一般に胆管がんは男性に多く，胆嚢がんは女性に多く発生します。胆管がんの発生には胆管の慢性的な炎症の関連や，がんとしてはまれですが一部の化学物質との関連が指摘されています。胆管がんは，腫瘍により胆管が閉塞することで生じる黄疸を契機にしばしば発見されますが，その時点ですでに進行した状態のことも珍しくありません。がんは胆道に沿って広がると同時に，胆管の外に向かって進展することが特徴です。とくに，肝門部領域の胆管がんでは，隣接する門脈や肝動脈への進展の程度が切除の可否や，術式決定に大きく影響するため，詳細な診断がきわめて重要になります。

　胆管がんの発生には性差があり，男性に多いとされています。また有色人種に多く，アジア地域・南米の一部などの地域に患者が多いことも知られています。胆管がんの発生には，膵・胆管合流異常・原発性硬化性胆管炎・肝内結石症・肥満・高脂血症・糖尿病などとの関連が指摘されており，慢性的な炎症を伴う疾患が関与しているともいわれています。

　胆管がんが発見される第一の要因として黄疸がありますが，時に無症状で，肝胆道系酵素の異常，腫瘍マーカーの上昇などを指摘されて，病気が発見されることもあります。その多くは胆管外の組織（肝動脈・門脈・神経叢・リンパ節・膵臓など）に病気が広がった状態（進行がん）で発見されることが多いのも特徴です。また，胆管の上皮をがん細胞に置き換えながら広がる表層拡大進展や，粘膜下の線維筋層・神経叢などに沿った進展などをきたすことがあり，このことが診断や治療を難しくしています（図）。

　日本では『胆道癌取扱い規約』によってⅠ～Ⅳbまでの進行度（Stage）が分類されており，がんの深さ・広がり，リンパ節転移の有無，遠隔転移の状況により進行度（Stage）が決まります。遠隔転移を認めるStage Ⅳbに対しては，外科的切除は適応になりませんが，抗がん剤治療（ゲムシタビン・シスプラチン併用療法など）が主に行われます。それ以外のStageでは，外科的切除を第一に考えます。

胆管がんの広がり方

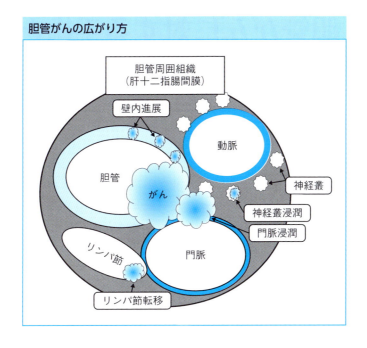

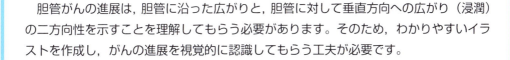

胆管がんの垂直方向・水平方向への進展を理解してもらう

　胆管がんの進展は，胆管に沿った広がりと，胆管に対して垂直方向への広がり（浸潤）の二方向性を示すことを理解してもらう必要があります。そのため，わかりやすいイラストを作成し，がんの進展を視覚的に認識してもらう工夫が必要です。

〔野路　武寛〕

Q88 胆管がんに対する手術とはどのようなものですか。

A 胆管がんに対する手術方法は，がんの発生部位と広がりにより大きく異なります。代表的な手術として胆管を左右どちらかの肝臓と一緒に切除する手術（肝外胆管切除を伴う肝葉切除），胆管を膵臓・十二指腸・小腸などとともに切除する手術（膵頭十二指腸切除），さらにこれらを組み合わせた手術（肝膵同時切除術）などが行われています。また，門脈・肝動脈ががんに浸潤を受けている例でも，慣れた施設ではそれらの血管を同時に切除することも行われています。ただし，手術は身体に大きな負担を強いるため，適切な切除方法を定め，その手術に耐えられるかどうかを慎重に判断する必要があります。とくに肝切除を必要とする場合では，肝臓の予備力（肝予備能）を厳重に評価してから手術が可能かを決定します。

胆管がんには，肝門部領域胆管がんおよび遠位胆管がん，さらにその両方に位置するものがあり，それぞれの解剖学的な特徴により手術の方法が異なります。肝門部は肝臓に出入りする重要な脈管（胆管・動脈・門脈）が集中する部位であるため，切除には肝臓を周囲組織と一塊にして切除する必要があります。左側胆管に優位に進展したがんに対しては，肝左葉切除（図1），右側胆管に優位に進展したがんに対しては，肝右葉切除（図2）が選択されます。また，肝門周囲の動脈・門脈に病巣が及ぶことも少なくないため，これらの温存すべき血管をがんとともに一括切除し，血管吻合を行うことも可能です。ただし，血管合併切除を行わない場合でも，肝臓を切除することは身体に大きな負担がかかりますので，

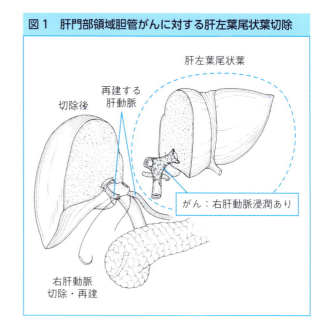

図1　肝門部領域胆管がんに対する肝左葉尾状葉切除

切除後に残った肝（残肝）機能が十分ではない場合には肝不全に陥る危険性もあります。そのため，手術前に肝予備能などを十分に評価し，手術に耐えられるかどうか評価して，手術が実施可能かどうかを判断します。

遠位胆管がんでは，病気の位置する部位が膵臓内または膵臓に近接する部位にあること，また，転移しやすいリンパ節が膵周辺にあることから，胆管・胆囊・膵臓・胃・十二指腸・小腸の一部を一括して切除する膵頭十二指腸切除という手術が行われます（図3）。また，肝門部領域胆管と遠位胆管の両方にまたがる病気に対しては，肝膵同時切除が適応となりますが，本術式は消化器の手術ではもっとも侵襲が大きいため，がんの進展度，肝予備能を含め，さまざまな情報を総合的に判断し，限られた患者にのみ手術を行うことが可能です。

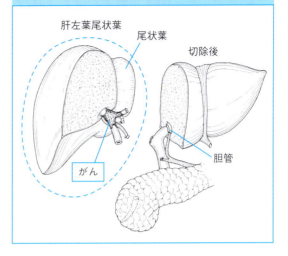

図2　肝門部領域胆管がんに対する肝右葉尾状葉切除

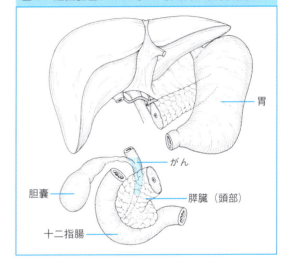

図3　遠位胆管がんに対する膵頭十二指腸切除

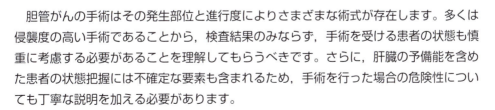

説明のポイント　がんの発生部位，患者の状態により決まる術式

胆管がんの手術はその発生部位と進行度によりさまざまな術式が存在します。多くは侵襲度の高い手術であることから，検査結果のみならず，手術を受ける患者の状態も慎重に考慮する必要があることを理解してもらうべきです。さらに，肝臓の予備能を含めた患者の状態把握には不確定な要素も含まれるため，手術を行った場合の危険性についても丁寧な説明を加える必要があります。

〔野路　武寛〕

89 胆嚢がんはどのような特徴をもつがんですか。

　胆嚢とは肝臓で産生される消化液を含む胆汁を貯めておく臓器です。胆嚢は肝臓から十二指腸に向かって胆汁を流す胆管の途中に位置しています。この胆嚢の内側を覆う粘膜から発生するがんを胆嚢がんといいます。
　がんは進行すると壁の内側から外側へ向かって進行（浸潤）していきます。がんの胆嚢壁への浸潤が軽度であれば，胆嚢を摘出することで完治する可能性があります。しかし，浸潤が高度なものについては，肝臓や胆管，十二指腸など周囲の臓器に進展し，大きな手術が必要になります。さらにがんが進行すると，腹膜や他臓器に転移を起こし，その場合，手術治療は困難となり，抗がん剤治療が行われます。

　胆嚢がんの好発年齢は60〜70歳で，男女比は1：1.5と女性に多い疾患です（表）。発生の危険因子としては膵・胆管合流異常，胆嚢結石，胆嚢ポリープなどがあります。膵・胆管合流異常では，高頻度に胆嚢がんを併発することが知られており，予防的な胆嚢摘出術は必須とされています。胆嚢がんの患者は胆嚢結石を併発している場合が多く（50〜80％），胆嚢結石を保有する人が胆嚢がんを発症する比率は少ないとされ，無症候性胆嚢結石症に対しては予防的な胆嚢摘出術の意義は少ないとされています。検診などの超音波検査で胆嚢内にポリープが発見されることがありますが，ポリープが10mm以上で広基性のものはがん化の可能性が高いことから，胆嚢摘出術が推奨されます。
　胆嚢がんの発見契機となる自覚症状としては右上腹部痛がもっとも多いですが，初期の段階では無症状のことも多く，腹痛，黄疸，悪心・嘔吐などの症状で発見された場合には，がんがかなり進行していることが予想されます。
　近年，胆嚢結石症や胆嚢炎の手術の際に摘出した胆嚢に術後の病理検査で偶然胆嚢がんが発見されることがあります。がんが胆嚢の筋層までにとどまる比較的早期のものでは，リンパ節転移率も低いことから追加切除は不要ですが，それ以外の場合は追加切除が行われます。
　検査としては，臨床症状が出現した場合，まず血液検査，超音波検査（US）を行います。血液検査では，AST，ALT，ALP，γ-GTP，総ビリルビンなど肝・胆道系酵素，腫瘍マーカーではCA19-9が上昇することが知られています。しかし，腫瘍マーカーは多くの場合，早期の段階では上昇しません。一方，超音波検査では約50％の症例で胆嚢内に腫瘤を確認できるとされています。次に，CT検査を行い，周囲臓器や血管・胆管との関係，遠隔転移の有無を確認して手術可能か否かを判断します。手術可能と判断した場合には，さらにMRI，超音波内視鏡検査

胆囊がんの特徴

好発年齢	60～70歳代
男女比	1：1.5で女性に多い
危険因子	膵・胆管合流異常，胆囊ポリープ，肥満，メタボリックシンドローム
症状	早期の場合は無症状，進行例で右上腹部痛，黄疸，悪心・嘔吐，体重減少，食欲不振
必要な検査	腹部US，CT，EUS，IDUS
根治的治療法	外科的切除のみ
切除不能因子	遠隔転移
5年生存率	切除例48％，非切除例2.9％

(EUS)，PETなどの検査を行いますが，胆囊がんは専門的かつ高度な手術が必要になることが多いため，専門施設に紹介を行うことが勧められます。

　胆囊がんの治療で根治を得ることのできる可能性があるのは，外科的切除のみです。遠隔転移をきたしているなど根治手術が不可能な場合を除いて手術が推奨されますが，外科的切除が可能な症例は75％程度です。

　手術が不可能と判断された場合には，ゲムシタビンとシスプラチンの2剤併用による化学療法を行います。

説明のポイント：胆囊がんは専門的な施設での検査治療を推奨

　胆囊がんは一般的に予後不良の疾患と認識されていますが，がんが胆囊壁内にとどまり，リンパ節転移がない症例では，外科的切除により根治する可能性が高いことを伝えるとよいでしょう。しかし，時に専門的かつ高度な診断ならびに手術手技が必要となりますので，きわめて早期の症例以外は専門施設の受診を勧めるべきです。

〔中西　喜嗣〕

Q90 胆嚢がんに対する手術とはどのようなものですか。

　胆嚢がんの手術は基本的には開腹手術で胆嚢を含む病巣の完全切除術を行います。ごく早期のものについては，胆嚢摘出のみですむことがあります。しかし，進行がんであれば，切除の可能性を十分検討してから根治手術を行います。
　進行がんに対しては胆嚢のみでなく，胆嚢と肝外胆管，および周囲のリンパ節郭清を行います。胆嚢周囲へ進行が広がっている場合には，肝臓，胆管，膵臓などを一塊にして切除する非常に侵襲の大きい手術が必要になることがあります。

　胆嚢がんに対して根治を望める治療は外科的切除のみです。したがって，切除可能な症例については基本的に外科的切除を行いますが，大動脈周囲リンパ節を含む遠隔転移を認める症例では長期生存は望めないため，切除は見送られます。しかし，術前画像でリンパ節転移の有無を診断するのはきわめて困難であるため，手術中に病理診断を行って切除の可能性を決定します。
　手術術式については，腫瘍の局所の広がりによってさまざまなものが選択されます（表）。胆嚢壁内にがんがとどまっている可能性がきわめて高い場合には，開腹下胆嚢摘出術と近傍のリンパ節郭清のみを行います。がんを疑う症例に対しては腹腔鏡下手術でなく，原則的に開腹手術が推奨されます。その理由として，早期症例でも，術中に胆嚢を損傷して胆汁が腹腔内に散布された場合には，腹膜播種の可能性が高まることがあげられます。
　一方，胆嚢がんは肝臓または肝外胆管に広く浸潤することがあります。肝臓で胆嚢が付着している部位を胆嚢床といいますが，胆嚢がんが胆嚢床側に浸潤している場合には，胆嚢と胆嚢床付近の肝臓を合併切除します。肝臓に深く浸潤している場合には肝右葉切除などの広範切除を要することがあります。
　胆嚢がんでは，胆管に直接浸潤していなくとも，リンパ節転移が明らかな場合，肝外胆管を合併切除する必要があります。この場合，切除後に胆管と空腸を吻合しなければならず，手術が複雑になります。もちろん，胆嚢がんが胆管に浸潤している場合には，胆管を合併切除・再建しなければなりません。
　胆嚢がんの主座が胆嚢頸部，胆嚢管にある場合は，肝臓への脈管（胆管，肝動脈，門脈）の出入口である"肝門部"に浸潤することが多く，肝外胆管切除を伴う肝葉切除という侵襲度の高い手術が必要となります。この場合，術後肝不全を防ぐために，術前に黄疸がある場合には胆道ドレナージ，右葉切除以上が必要であれば，切除する側の門脈枝に塞栓術を行い，残存側の肝臓を

胆嚢がんに対する手術術式

術式	胆嚢摘出術		肝S4a＋S5切除	肝葉切除	肝葉合併膵頭十二指腸切除
肝外胆管切除の付加	無	有	症例による	有	有
適応	腫瘍が胆嚢壁に限局	胆嚢頸部漿膜下に限局，または肝十二指腸間膜に進展した腫瘍	腫瘍が胆嚢壁を越え，胆嚢床側の肝臓に浸潤している	腫瘍が肝門部に浸潤している	腫瘍が肝臓または肝門部に浸潤かつ，膵臓に深く浸潤する
侵襲度	軽度	中等度	中等度	高度	超高度
備考	胆嚢床側に腫瘍の浸潤を認める場合，肝臓の胆嚢床の部分切除を付加する，"拡大胆嚢摘出術"を施行することあり		胆管切除は腫瘍が胆嚢頸部に主座がある場合，または肝十二指腸間膜に進展している場合に施行	肝切除の種類としては，右葉または左葉尾状葉切除など	膵消化管吻合，胃空腸吻合なども必要。黄疸を伴う症例では適応を疑問視する意見あり

肥大させる処置が必要となります。

　さらにがんが進行していると，近傍の臓器（膵臓，十二指腸，横行結腸など）を合併切除することがあります。しかし，肝葉切除合併膵頭十二指腸切除（major hepatopancreatoduodenectomy；major HPD）が必要になるほどの進行胆嚢がんについては，重篤な合併症の発生率が高く，さらに長期生存例が少ないことから，手術治療の有用性はいまだ明らかではありません。

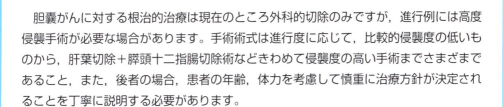

胆嚢がんの手術の侵襲度は病気の進行度によりさまざま

　胆嚢がんに対する根治的治療は現在のところ外科的切除のみですが，進行例には高度侵襲手術が必要な場合があります。手術術式は進行度に応じて，比較的侵襲度の低いものから，肝葉切除＋膵頭十二指腸切除術などきわめて侵襲度の高い手術までさまざまであること，また，後者の場合，患者の年齢，体力を考慮して慎重に治療方針が決定されることを丁寧に説明する必要があります。

〔中西　喜嗣〕

Q91 十二指腸乳頭部がんはどのような特徴をもつがんですか。

　十二指腸乳頭部の解剖は，胆汁の通り道である胆管と，膵液の通り道である膵管が十二指腸壁に貫入して合流したのちに共通管となり，十二指腸乳頭へ開口します。十二指腸乳頭部がんは，十二指腸壁を貫入してから乳頭開口部までの間に発生したがんをいいます。

　がんが発生する部位の特徴から，総胆管が閉塞することによって起こる胆管炎や黄疸などの症状が比較的早期にみられることもあります。

　十二指腸乳頭部がんに対する治療は，膵頭十二指腸切除術が主たる治療法です。

　十二指腸乳頭部の解剖は，Oddi筋に囲まれた部分となりますが（図1の点線内），その目安は胆管が十二指腸壁（十二指腸固有筋層）に貫入してから十二指腸乳頭開口部までとなっています。なお乳頭部の解剖は，さらに乳頭部胆管（Ab），乳頭部膵管（Ap），共通管部（Ac），大十二指腸乳頭（Ad）に分かれており，これらを総称して十二指腸乳頭部と定義します（図1）。

　乳頭部がんは肉眼的形態から腫瘤型，混在型，潰瘍型，その他（正常型，ポリープ型，特殊型）に分類されています。前3者およびポリープ型は内視鏡像から強くがんを疑うことができること，生検により組織学的診断を得ることができることから，消化管内視鏡検査が重要です。生検材料で腺腫と診断された場合でも，切除標本ではがんが存在することがあるため，腺腫も治療対象となります。

　乳頭部がんの症状として，手術対象となった患者の約70％以上で黄疸症状があったと報告されています。その次に多い症状は約60％の患者で体重減少を認め，約40％の患者で右上腹部・背部の鈍痛を認めました。閉塞性黄疸に伴う胆管炎により発熱や，胆嚢が緊満したことによる右上腹部の腫大胆嚢触知（Courvoisier徴候）なども特徴的な症状です。

　診断には血液検査と画像検査が行われます。血液検査には，ビリルビンや肝・胆道系の酵素（AST，ALT，ALP，γ-GTPなど），膵酵素（アミラーゼやリパーゼなど）の上昇を認め，なかには腫瘍からの出血で貧血を認めることもあります。腫瘍マーカー（CEAやCA19-9など）の上昇を伴うこともあります。画像検査では，CTを用いて遠隔転移やリンパ節転移の有無を確認します。局所進展度診断と組織診断には消化管内視鏡検査が有用です。局所進展度診断には超音波内視鏡（EUS）や管腔内超音波検査（IDUS）が比較的有用です。EUSは膵浸潤の判定に優れていますが，十二指腸壁を越えないような病変の深達度診断は困難であるといわれています。また，同様にOddi筋を越えるが十二指腸固有筋層に達しないことを判定することも困難です。

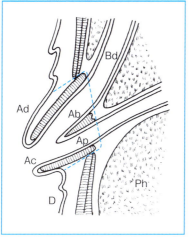

図1 乳頭部の解剖

乳頭部胆管（Ab），乳頭部膵管（Ap），共通管部（Ac），大十二指腸乳頭（Ad），総胆管（Bd），十二指腸（D），膵臓（Ph）。点線内が乳頭部領域

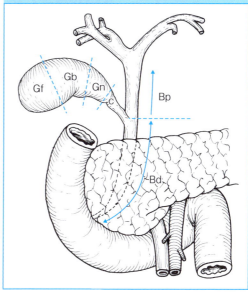

図2 肝外胆管から十二指腸の外観

胆囊底部（Gf），胆囊体部（Gb），胆囊頸部（Gm），胆囊管（C）
（日本肝胆膵外科学会編：胆道癌取扱い規約，第6版，金原出版，東京，2013．より一部改変）

IDUSは膵管や胆管内への進展の診断，膵浸潤，十二指腸浸潤の診断に優れており，80～90％の正診率が報告されています。

　十二指腸乳頭部がんは胆・膵の悪性腫瘍のなかでは切除率，生存率ともに良好で，もっとも外科的治療効果が期待できるがんです。標準術式としては膵頭十二指腸切除術あるいは幽門輪温存膵頭十二指腸切除が行われています。粘膜内に限局するがん（Tis-T1aがん）ではリンパ節転移を認めないとする報告を多く認めますが，一方で，がんがいったんOddi筋に達するとリンパ節転移率は高くなり，リンパ節転移は局所進行度とともに高率になると報告されています（T1：28％，T2：50.9％，T3：71.7％，T4：77.3％）。このことから，きちんとしたリンパ節郭清を行う膵頭十二指腸切除術が必要です。

説明のポイント　早期から症状が出やすいがん

　胆道がんのなかでは，発生する解剖学的特徴から比較的早期から症状が出やすいため根治手術の対象となりやすいがんです。手術による治療成績も他の胆道がんに比べるとよいのが特徴です。しかし，がんが粘膜内にとどまるかどうかを診断するのが難しいことから，ほとんどの患者に対し膵頭十二指腸切除術を行わざるを得ないことが問題です。

〔田中　公貴〕

Q92 十二指腸乳頭部がんに対する手術とはどのようなものですか。

　腫瘍の深さがOddi筋を越えていない場合には縮小手術として腫瘍だけを摘出する局所的乳頭部切除術が可能です。それ以上の深さの腫瘍には標準手術として十二指腸・膵臓・胆管（胆囊）をひとまとめにして摘出する膵頭十二指腸切除術があります。膵臓・胆管・胃からの消化液を体内に戻すための消化管再建手術を腫瘍を摘出した後に同時に行います。

　十二指腸乳頭部がんは正確な術前深達度診断が困難といわれており，ほとんどの患者に対して標準手術としての膵頭十二指腸切除術が行われています。他の胆道がんよりも治癒切除率が高いのが特徴です。

　十二指腸乳頭部がんに対する外科切除率は，胆道がん登録症例の集計によると89.4％とされ，胆管がん70.2％，胆囊がん68.8％に比べて高く，治癒切除率に関しても乳頭部がんが93.0％と，胆管がんの68.1％，胆囊がん68.7％と比べて高率です。

　近年，日本における乳頭部がんに対する膵頭十二指腸切除術施行後の病期（『胆道癌取扱い規約』第5版）別の成績が複数報告されています。それによるとStage I 82.9～93.9％，Stage II 63.6～100％，Stage III 49.9～65.4％と比較的良好な成績が報告されていますが，Stage IVaでは29.8～34.5％，Stage IVbでは各報告ともに5年生存例はなく，きわめて予後不良でした。

　Oddi筋を越えない乳頭部がんではリンパ節転移の頻度がきわめて低いことから，乳頭部切除あるいは内視鏡的切除術といった局所切除が試みられています。深達度診断においては超音波内視鏡検査（EUS）と管腔内超音波検査法（IDUS）が有用とされていますが，EUSの分解能ではOddi筋の描出は困難であり，また，IDUSはOddi筋を描出できる唯一の検査法ですが，がん浸潤の正診率が高いとはいえません。したがって，術前の深達度診断が困難な時点では，腺腫内がんには縮小手術も考慮されるものの，乳頭部がんに対する局所的乳頭部切除（外科的・内視鏡的）のコンセンサスは得られておらず，膵頭十二指腸切除術が標準術式と考えられます。

　切除・再建手技ともに膵頭部がんあるいは下部胆管がんに対するものと大きな違いはありませんが，乳頭部がんの特性を反映した切除を行うべきであり，とくにリンパ節郭清に配慮する必要があります。乳頭部がんのリンパ節転移頻度に関する報告では，深達度がT1の乳頭部がんで9～42％にリンパ節転移を認めたとする報告があります。リンパ節転移部位に関する報告では，総肝動脈リンパ節，総胆管に沿うリンパ節，上腸間膜動脈リンパ節などのリンパ節にも転移していることから，広く系統的郭清を行うべきであると考えられます。

　乳頭部がんに対する膵頭十二指腸切除術は，日本のNational Clinical Database（NCD）によ

十二指腸乳頭部がんに対する外科治療

a・b：経十二指腸的乳頭切除術。a：切除範囲は曲線で示すようにOddi筋を完全切除することが可能である。b：切除した後は，膵・胆管は別々に十二指腸壁に開口するため，一穴の状態にして十二指腸粘膜と縫合する
c：膵頭十二指腸切除術による再建図。再建方法の1つであるChild法は，膵臓・胆管・胃と順番に小腸を使用して消化管再建を行う方法である

る集計結果で在院死亡率が2.8％とあり，侵襲度の高さが示されました。乳頭部がん症例は黄疸の出現によって比較的早期に診断がなされますが，膵液の流出障害は正常膵と消化管の吻合となることから，術後合併症としての膵瘻の発生が高率です。

　乳頭部がんに対する縮小手術としての経十二指腸的乳頭切除術はOddi筋の全切除が可能です。術後は膵・胆管は十二指腸壁へ別々に開口することになり，それぞれを十二指腸粘膜と縫合する術式になります（図）。

　内視鏡的乳頭切除は低侵襲治療として上述したごく早期の病変の根治切除や，全身麻酔困難例に対する姑息切除として施行されます。しかし一方で，切除範囲がやや不正確であり，深部の切除限界はOddi筋全長には及ばないことから適応は限定されます。

説明のポイント　大きな手術ではあるが治癒率が高い

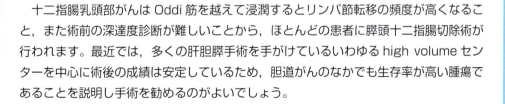

　十二指腸乳頭部がんはOddi筋を越えて浸潤するとリンパ節転移の頻度が高くなること，また術前の深達度診断が難しいことから，ほとんどの患者に膵頭十二指腸切除術が行われます。最近では，多くの肝胆膵手術を手がけているいわゆるhigh volumeセンターを中心に術後の成績は安定しているため，胆道がんのなかでも生存率が高い腫瘍であることを説明し手術を勧めるのがよいでしょう。

〔田中　公貴〕

Q93 胆道がんには手術以外にどのような治療法がありますか。

　非手術療法には，化学療法と放射線療法があります。化学療法に関して日本で保険適用となっている主なレジメンはゲムシタビン単独，S-1単独，ゲムシタビンとシスプラチン併用療法（GC療法）があります。臨床試験ではさまざまなレジメンで治療効果が検討されており，今後の治療選択肢は増えてくるでしょう。
　放射線療法には放射線単独と化学療法を併用した治療法があります。放射線単独療法は姑息的・緩和的治療の意味合いが強くなります。放射線化学療法は現在，さまざまなレジメンの効果の検証が行われており，分子標的治療薬に関しても，まだ臨床試験の段階であり，いずれもいまだ定まったものではありません。

　胆道がんに対する非手術療法として主に，化学療法が選択されています。通常，胆道がんの一部として胆嚢がんや乳頭部がんにも同様のレジメンが適応されており，切除不能の胆道がんに対する化学療法はゲムシタビン＋シスプラチン併用療法（GC療法）が標準的に行われているのが現状です。胆道がんに対する化学療法の特徴は，高い奏効率を示す有望な抗がん剤が少ないことや，胆管炎や敗血症を併発しやすい疾患であることから全身状態が不良な患者が多いため，化学療法の実施や継続が必ずしも容易ではありません。
　胆道がんに対しては古くから5-FU系薬剤やゲムシタビンがキードラッグとして用いられており，それらの薬剤を組み合わせた第Ⅱ相試験が多数実施されてきました。これまで施行された臨床試験の一覧を表に示します。現在のところ，GC療法は第Ⅲ相試験で延命効果が示された初のレジメンであり，国際的に標準治療となっています。国内の臨床試験で行われたゲムシタビン＋S-1併用療法（GS療法）は比較的良好な結果が出ていることから，現在，GC療法とGS療法による第Ⅲ相試験（JCOG1113試験）が行われています。カペシタビンやオキサリプラチンは胆道がんに適用承認が得られておらず，今後の承認が期待されます。
　切除不能胆道がんに対する放射線治療の目的は，姑息的治療やステント開存性の維持，疼痛緩和などがあります。そのため，全身状態良好な切除不能例に対しては化学療法が標準治療になります。放射線治療はほかの姑息的治療や支持療法と比較して延命効果があるとする報告は複数認められますが，大規模なランダム化比較試験は実現されていないのが現状です。
　集学的治療の一環として，化学療法と放射線療法を組み合わせた化学放射線療法に関する報告も増えています。放射線治療単独と化学放射線療法を比較したランダム化比較試験はみられませ

切除不能胆道がんに対する主な化学療法の臨床試験

Regimen	n	Response rate	Median PFS	Median OS	Author（year）
ゲムシタビン	40	17.5%	2.6mo	7.6mo	Okusaka（2006）
S-1	19	21.0%	3.7mo	8.3mo	Ueno（2004）
S-1	40	35.0%	3.7mo	9.4mo	Furuse（2008）
ゲムシタビン／カペシタビン	45	31.1%	7mo	14mo	Knox（2005）
ゲムシタビン／カペシタビン	45	31.8%	6mo	14mo	Cho（2005）
ゲムシタビン／S-1	35	34.3%	5.9mo	11.6mo	Sasaki（2010）
ゲムシタビン／シスプラチン／S-1	50	24%	9.0mo	16.2mo	Kanai（2015）
ゲムシタビン／オキサリプラチン	3	35.5%	5.7mo	15.4mo	André（2004）
ゲムシタビン／オキサリプラチン	31	26.0%	6.4mo	11mo	Harder（2006）
カペシタビン／オキサリプラチン	43	23.8%	4.6mo	7.9m	Graham（2016）
S-1	50	17.4%	4.2mo	9.0mo	Morizane（2013）
ゲムシタビン／S-1	51	36.4%	7.1mo	12.5mo	JCOG 0805 試験
ゲムシタビン	206	15.5%	5.0mo	8.1mo	Vale（2010）
ゲムシタビン／シスプラチン	204	26.1%	8.0mo	11.7mo	ABC-02 試験
ゲムシタビン	42	1.9%	3.7mo	7.7mo	Furuse（2009）
ゲムシタビン／シスプラチン	41	19.5%	5.8mo	11.2mo	BT-22 試験

ん。小規模な非ランダム化試験として化学放射線療法の有効性に関する報告は多数認めますが，放射線治療法の内容，薬剤の種類・量など標準的レジメンはなく，研究段階です。

　術後補助化学放射線療法に関して，切除断端陽性例やリンパ節転移を有する症例に対して，フッ化ピリミジン系薬剤併用の術後化学放射線療法および引き続く化学療法も考慮されますが，こちらに関してもランダム化比較試験は行われておらず，研究段階です。

説明のポイント　胆道がんの非手術療法は選択肢が限られる

　非手術療法のなかで延命効果を認めているのは化学療法の GC 療法です。それ以外の分子標的治療薬や（化学）放射線療法に関して，現在行われているさまざまな臨床試験の結果が待たれます。ほかのがん腫では，手術と非手術療法を組み合わせた集学的治療の有効性が報告されていますが，胆道がんの術後補助化学療法に関してもゲムシタビン療法と S-1 療法の臨床試験が進行中のため，安全性や効果に関し，いまだ定まった評価がないことを説明すべきです。

〔田中　公貴〕

Q94 膵臓にできるがんにはどのようなものがありますか。

　膵がんには膵液を運ぶ膵管を形成している細胞ががん化した膵管がん，インスリンなどのホルモンを分泌する内分泌細胞から発生した内分泌腫瘍（がん），膵液を作る腺房細胞ががん化した腺房細胞がんがあり，ほかには粘液を産生する細胞が嚢胞という袋状の腫瘍となる膵管内乳頭粘液性腺がん，粘液性嚢胞腺がんなどがあります。膵管がんのうち，がんの成分が膵管を越えて膵組織に及ぶ（浸潤する）ものを「浸潤性膵管がん」，膵管内にとどまるものを「非浸潤性膵管がん（上皮内がん）」と呼びます。一般的に用いられている膵がんはこの浸潤性膵管がんのことをさしており，「通常型膵がん」とも呼ばれます。膵臓にできるがんのなかで浸潤性膵管がんがもっとも多く，膵がん全体の約90％を占めます。

　『膵癌取扱い規約（第7版）』に記載されている膵臓の上皮性悪性腫瘍を表に示します。
　浸潤性膵管がんには，腺がん，腺扁平上皮がん，粘液がん，退形成がんがあります。「膵癌登録報告2007」によると，膵がん患者全体の約90％が浸潤性膵管がんであり，なかでも腺がんがもっとも多くみられました。浸潤性膵管がんは一般的に予後不良ですが，なかでも腺扁平上皮がんは，腫瘍の発育速度が速く，根治切除が不可能な症例が多いとされています。
　膵臓に特徴的な腫瘍性疾患として，嚢胞性腫瘍があげられます。嚢胞性腫瘍には漿液性嚢胞腫瘍（serous cystic neoplasm；SCN），粘液性嚢胞腫瘍（mucinous cystic neoplasm；MCN），膵管内乳頭粘液性腫瘍（intraductal papillary mucinous neoplasm；IPMN）があります。SCNは女性に多くみられますが，悪性の可能性は非常に低く，有症状の場合や悪性の懸念がある場合に切除を考慮すべきです。MCNは若年女性に好発し，6～27％が悪性であるとされています。このため，各種画像検査にて本腫瘍と診断された場合は外科的切除が望ましく，浸潤成分を認めた場合の予後は不良です。IPMNは良性から浸潤がんまでさまざまな悪性度を呈する嚢胞性腫瘍で，形態学的に主膵管のみに病変を認めるもの（主膵管型），分枝膵管のみに病変を認めるもの（分枝型），両者に認めるもの（混合型）の3つに分類されます。主膵管型は悪性の頻度が高いため手術適応ですが，分枝型に関しては経過観察可能な場合が多く，国際診療ガイドライン（Fukuoka guideline, 2012）では造影効果のある壁在結節を有する症例や腫瘍により閉塞性黄疸を呈する症例などが手術適応とされます。
　内分泌腫瘍は病理組織学的に高分化な腫瘍からがんに至るまでさまざまなものが存在し，観察可能例がある一方で，緩徐に進行して浸潤がんに至る例もあり，長期にわたる経過観察が必要で

膵臓の主な上皮性悪性腫瘍

外分泌腫瘍	漿液性腫瘍	漿液性嚢胞腺癌	
	粘液性嚢胞腫瘍	粘液性嚢胞腺癌，非浸潤性	
		粘液性嚢胞腺癌，浸潤性	
	膵管内腫瘍	膵管内乳頭粘液性腫瘍	膵管内乳頭粘液性腺癌，非浸潤性
			膵管内乳頭粘液性腺癌，浸潤性
		膵管内管状乳頭腫瘍	膵管内管状乳頭腺癌，非浸潤性
			膵管内管状乳頭腺癌，浸潤性
	浸潤性膵管癌	腺癌	高分化型
			中分化型
			低分化型
		腺扁平上皮癌	
		粘液癌	
		退形成癌	多形細胞型退形成癌
			紡錘細胞型退形成癌
			破骨型多核巨細胞を伴う退形成癌
	腺房細胞腫瘍	腺房細胞癌	
神経内分泌腫瘍	神経内分泌癌		

（日本膵臓学会編：膵癌取扱い規約，第7版，金原出版，東京，2016．より抜粋）

す。明らかにがんと診断されなくても転移を認めることがあります。ホルモンを過剰に分泌する機能性腫瘍とほとんどホルモンを産生しない非機能性腫瘍に分類され，機能性腫瘍ではインスリンを過剰分泌するインスリノーマが約7割を占めます。ほかにはガストリノーマ，グルカゴノーマ，ソマトスタチノーマ，VIPoma（VIP産生腫瘍），PPoma（PP産生腫瘍）があります。インスリノーマは大部分が良性ですが，ガストリノーマは半数以上が悪性であるとされています。非機能性は特異的な症状に乏しいため，偶発的に診断されることが多く，約半数が悪性であるとされています。一般的に腫瘍の増殖速度は遅く，浸潤性膵管がんに比べ予後は良好です。

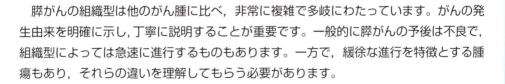

説明のポイント　複雑であるからこそ，わかりやすく

　膵がんの組織型は他のがん腫に比べ，非常に複雑で多岐にわたっています。がんの発生由来を明確に示し，丁寧に説明することが重要です。一般的に膵がんの予後は不良で，組織型によっては急速に進行するものもあります。一方で，緩徐な進行を特徴とする腫瘍もあり，それらの違いを理解してもらう必要があります。

〔浅野　賢道〕

Q95 膵がんはどのような特徴をもつがんですか。

　膵がん（浸潤性膵管がん）は60歳以上に多くみられ，男性に多い傾向があります。そして，患者数，死者数は年々増加しています。早期には症状がほとんどないため，発見がきわめて困難です。進行すると腹痛や背部痛，黄疸，体重減少などの症状がみられますが，膵がんに特徴的な症状はありません。膵がんは進行すると周囲の重要な血管への浸潤をきたしやすく，切除不能状態で発見されることが多い疾患です。また，診断時，肝転移や腹膜播種（腹腔内全体にがんが広がること）を認めることも多く，切除ができる割合（切除率）はほかのがんに比べきわめて低いという特徴があります。しかし，現在，膵がんの克服を目指した治療法の確立に向け，さまざまな取り組みが積極的に行われています。

　膵がんの死亡者数は年々増加しており，2013（平成25）年に死亡者数が3万人を超え，さらに2014年には部位別死因において肝がんを抜き第4位となってしまいました。60歳以上が約7割を占め，男性に多くみられる傾向があります。

　膵がんの症状は，腹痛，背部痛，黄疸，体重減少などがありますが，早期病変ではこれらの症状を認めることはほとんどなく，早期発見がきわめて困難です。膵臓は，腹腔内の背中側に位置するいわゆる"後腹膜臓器"の1つで，扁平な形をしており，周囲には門脈や肝動脈，上腸間膜動脈などの重要な血管が近接しています（図）。また，膵がんは膵周囲の神経叢に浸潤し進行していくという特徴があり，これらの近接した重要な血管への浸潤を容易にきたします。重要な血管への浸潤により切除不能となることが多く，たとえ切除ができたとしてもその予後は不良です。さらに血行性転移も起こりやすく，とくに肝転移が大部分を占め，腹膜播種も比較的多くみられるという特徴があります。このように，症状が出現して診断を受けたときにはすでに切除不能となっていることが他のがん腫と比較して多く，根治切除できる割合は全膵がん症例中，10～15％ときわめて低いという現状があります。

　以上より，膵がんの予後はきわめて不良であり，全症例の5年生存率は10％程度で，切除症例に限ってみても20％に満たないきわめて難治性のがんであるといえます。

　しかし，2012年12月にFOLFIRINOX療法が，2014年12月にはゲムシタビン＋ナブパクリタキセル療法が切除不能膵がんに対して適応可能となり，その有効性から膵がんに対する治療が新たな局面を迎えました。近い将来，これらの治療法を軸とした難治性がんである膵がんに対する標準治療体系が確立されるものと期待されています。また，術後補助化学療法に関しては，

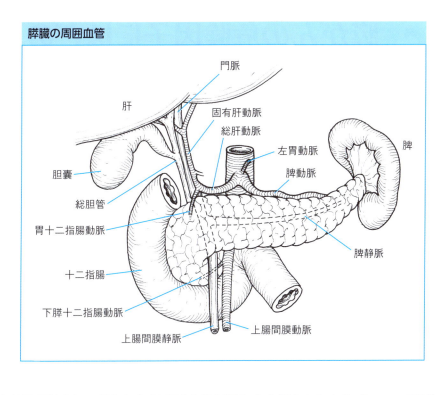

膵臓の周囲血管

S-1の有効性が日本にて行われたJASPAC-01試験により明らかとなり（Lancet, 2016），現在，標準治療として行われています。また，下痢などの副作用によりS-1療法の継続が困難な場合は，ゲムシタビンの単独療法を行うことが『膵癌診療ガイドライン（2016年版）』においても推奨されています。S-1およびゲムシタビンによる術後補助化学療法の有効性は明らかであり，患者の状況が許せば必ず行うべき治療です。しかし，その適切な投与期間については明らかなエビデンスはありません。

このように，膵がんはきわめて予後が不良な難治性がんではありますが，克服を目指した集学的治療の確立に向け，さまざまな取り組みが積極的に行われています。

説明のポイント　予後不良であるからこそ，丁寧な説明を

膵がん（浸潤性膵管がん）はきわめて予後不良な難治性がんであることが最大の特徴です。しかし，膵がんの克服に向けたさまざまな取り組みが行われており，その有効性が明らかとなっているものもあります。厳しい予後を正しく理解してもらうことは大切ですが，いたずらに不安をあおることは慎み，治療に対して積極的になるように説明することが重要であると考えます。難治性がんであるからこそ，時間をかけた丁寧な説明が必要です。

〔浅野　賢道〕

Q96 膵がんの危険因子にはどのようなものがありますか。

　膵がんの原因はいまだに明らかとなっていませんが，危険因子には膵がんの家族歴，家族性膵がん，遺伝性膵炎などの遺伝的要素，糖尿病，膵管内乳頭粘液性腫瘍（IPMN），慢性膵炎や肥満などの合併疾患，喫煙や大量飲酒といった嗜好があります。このような危険因子を複数認める人は，膵がんの高危険群であり超音波検査などを行うことが推奨されます。また，IPMN を認める場合は，膵がんの前がん病変と考えて，慎重に経過観察を行うべきです。

膵がんの危険因子に関する報告を表に示します。

◆家族歴
　膵がん患者の 3〜10％は膵がんの家族歴を有するとされており，親子または兄弟姉妹に 2 人以上の膵がん患者がいる家族性膵がんの家系では罹患リスクが 6.79 倍とされています。さらに，50 歳未満の若年発症の膵がん患者を認める家族性膵がん家系では罹患リスクが 9.31 倍に上昇します。

◆遺伝性疾患
　膵がん罹患の高危険群である遺伝性疾患には，遺伝性膵炎，遺伝性乳がん卵巣がん症候群，Peutz-Jeghers 症候群，家族性異型多発母斑黒色腫症候群，遺伝性非ポリポーシス大腸がん，家族性大腸腺腫ポリポーシスがあります。これらのうち遺伝性膵炎では罹患率は一般人口よりも 60〜87 倍高いと報告されています。遺伝性膵炎とは，「同一家系に 2 世代以上にわたり複数の膵炎患者を認め，若年発症で胆石やアルコールの関与がない膵炎」と定義されます。発症が若年であるほど病悩期間が長期となるため，膵がん発症のリスクがさらに高まります。

◆合併疾患
　膵がんの危険因子である合併疾患には糖尿病，慢性膵炎，IPMN，肥満があります。

　糖尿病のなかでも 2 型糖尿病を有する患者では膵がんのリスクが 1.94 倍であると報告されています。がんの発症により糖尿病治療中に血糖コントロールが不良になったり新規に糖尿病を発症する場合もあるため，糖尿病は膵がん発見のきっかけとなる可能性があります。

　慢性膵炎に関しては，初回診断から 2 年以内は潜在する膵がんによって発症している可能性を否定できないため注意が必要です。診断から 2 年以降 4 年以内の慢性膵炎患者におけるリスクは 14.6 倍であり，5 年以降では 4.8 倍であると報告されています。

　肥満については，20 歳代の body mass index（BMI）が 30 kg/m^2 である男性では，BMI が正常である男性より 3.5 倍リスクが増加すると報告されています。年齢にかかわらず，発症リスク

膵がんの危険因子	
膵がんの家族歴	家族性膵癌
遺伝性疾患	遺伝性膵炎 遺伝性乳癌卵巣癌症候群 Peutz-Jeghers症候群 家族性異型多発母斑黒色腫症候群 遺伝性非ポリポーシス大腸癌 家族性大腸腺腫ポリポーシス
合併疾患	糖尿病 慢性膵炎 膵管内乳頭粘液性腫瘍（IPMN） 肥満
嗜好	喫煙 大量飲酒

（日本膵臓学会膵癌診療ガイドライン改訂委員会編：膵癌診療ガイドライン，2016年版，金原出版，東京，2016．より抜粋）

は BMI 35kg/m^2 以上で 2.61 倍，とくに女性では BMI 40kg/m^2 以上で 2.76 倍になります。

また，IPMN は膵がんの前がん病変であり，慎重な経過観察が必要とされています。主膵管型 IPMN は悪性例の頻度が高く切除が推奨されますが，分枝型 IPMN は低危険群であることが明らかとなり，悪性化率は年間 2% とされることから，現在では経過観察されることも多くなっています。2012 年に発表された IPMN/MCN 国際診療ガイドライン（Fukuoka guideline）で提示された経過観察のアルゴリズムにのっとって治療の要否を判断します。

◆嗜　好

喫煙が危険因子であることは，多くの研究で明らかとなっており，喫煙者の発症リスクは 1.68 倍とされています。また，禁煙後 10 年以上経過しても発症のリスクは高いとされ，注意が必要です。

飲酒ではアルコール 3 ドリンク〔ビール中瓶 1.5 本，日本酒 1.5 合，焼酎（25 度）150mL に相当〕以上でリスクが 1.22 倍増加すると報告されています。

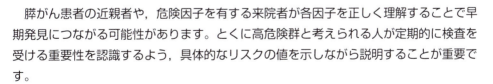

正しく理解をしてもらう

膵がん患者の近親者や，危険因子を有する来院者が各因子を正しく理解することで早期発見につながる可能性があります。とくに高危険群と考えられる人が定期的に検査を受ける重要性を認識するよう，具体的なリスクの値を示しながら説明することが重要です。

〔浅野　賢道〕

Q97 膵がんの診断方法にはどのようなものがありますか。

　腹痛や背部痛，体重減少，新たに発症した糖尿病などの症状がみられた場合，膵がんの可能性を考え，外来にて簡便に施行可能な腫瘍マーカーの測定や腹部超音波検査を行います。これらの結果により，膵がんが疑われれば，さらに造影CT検査やMRI検査を行います。より専門的に診断するためには超音波内視鏡（EUS）や内視鏡的逆行性膵管造影（ERP），ポジトロン断層撮影（PET）を行います。化学療法前には確定診断のため，超音波内視鏡的穿刺吸引法（EUS-FNA）による細胞診や組織診が必要となります。

　膵がんの診断に有用な検査には腫瘍マーカー（CA19-9，Span-1，DUPAN-2，CEA）の測定，腹部超音波検査，造影CT，造影MRI，EUS，EUS-FNA，ERP，PETがあります（表）。

　膵がんの可能性が考えられる症状を有した患者を診察する際，まず外来にて簡便に施行可能である腫瘍マーカーの測定や腹部超音波検査を行います。膵がんで有用な腫瘍マーカーはCA19-9，Span-1，DUPAN-2，CEAの4種類です。それぞれの検出感度は，70～80％，70～80％，50～60％，30～60％と報告されています。なかでもCA19-9は，種々のがん腫で汎用されるマーカーですが，Lewis血液型陰性例では偽陰性となるため，複数のマーカーを測定することが重要です。また，閉塞性黄疸患者では偽陽性となるため，減黄した場合は，再度測定を行うべきです。腹部超音波検査では，ソナゾイドを用いた造影超音波検査を行うことで，さらに診断精度が上がります。

　初期検査にて膵がんが強く疑われた場合，CTおよびMRI検査を行います。CTは可能なかぎり造影CTを行うことが推奨され，多断面の再構成が可能なmultidetector CT（MDCT）を用いた単純，動脈相，膵実質相，門脈相，平衡相からなるダイナミックCTを行うべきです。通常の造影CTより造影剤を多く使用することや被ばく線量が多くなるという問題はありますが，腫瘍の検出のみならず進展度診断にもきわめて有用な検査です。MRI検査は，3テスラ以上のMRIを用いたダイナミック撮像が有用とされています。X線被ばくがないことがMRIの最大の利点ですが，magnetic resonance cholangiopancreatography（MRCP）により低侵襲に主膵管の状態が診断可能であることも大きな利点です。

　さらなる精密検査として，専門的な施設ではEUS，EUS-FNA，ERP，PETが行われます。EUSは膵がんの検出感度が他の画像診断より優れており，侵襲的な検査ですが膵がんが強く疑われた際には施行すべき検査です。また，EUSを用いた穿刺生検であるEUS-FNAは，非手術的に細胞や組織を採取できる唯一の方法であり，がんの確定診断を得るためには可能なかぎり行

膵がんの診断に有用な検査

腫瘍マーカー：CA19-9, Span-1, DUPAN-2, CEA
腹部（造影）超音波
造影 CT：MDCT, ダイナミック CT
MRI：造影 MRI, MRCP
超音波内視鏡（EUS）
超音波内視鏡下穿刺吸引法（EUS-FNA）
内視鏡的逆行性膵管造影（ERP）
ポジトロン断層撮影（PET）

うべき検査です。播種や消化管穿孔などの偶発症の危険性を懸念する意見もありますが，組織診断が治療法を選択するうえできわめて重要であるため，『膵癌診療ガイドライン（2016年版）』においても，推奨されています。ERP はきわめて侵襲的な検査であり，急性膵炎発症のリスクがあるため，ほかの画像検査により診断が困難な場合に限定して行われるべきです。PET 検査は病変の質的診断や遠隔転移の検索に有用な検査ですが，その検出感度には限界があり，小型の病変の検出には適していません。

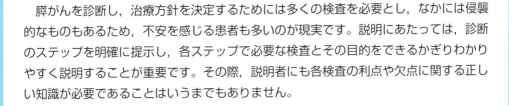

説明のポイント　利点と欠点を正しく説明する

　膵がんを診断し，治療方針を決定するためには多くの検査を必要とし，なかには侵襲的なものもあるため，不安を感じる患者も多いのが現実です。説明にあたっては，診断のステップを明確に提示し，各ステップで必要な検査とその目的をできるかぎりわかりやすく説明することが重要です。その際，説明者にも各検査の利点や欠点に関する正しい知識が必要であることはいうまでもありません。

〔浅野　賢道〕

Q98 切除が可能な膵がんとはどのようなものですか。

　膵がんが，肝臓や腹膜，膵臓から遠く離れたリンパ節に転移した場合（遠隔転移）は切除ができません。また，膵臓の周りの重要な静脈（門脈・上腸間膜静脈）や動脈（腹腔動脈・上腸間膜動脈）に広がる場合も切除ができません。したがって，①遠隔転移がなく，②膵臓の周囲の血管から離れている場合，切除が可能な膵がんとなります。ただし，門脈や上腸間膜静脈への広がりが軽度（半周未満）のものは一緒に切除できる場合があるため，これらを見極めるには膵臓専門の施設での診断が大切です。

　日本では『膵癌取扱い規約』，海外では『NCCNガイドライン』が主に用いられ，これらに示される切除可能性分類に従って切除可能性を判断します。標準的手術により肉眼的かつ組織学的にがん遺残のない切除（R0切除）が可能かどうかという視点から，膵ダイナミックCT画像（MDCT）で分類します。『膵癌取扱い規約』第7版に切除可能性分類の詳細が掲載されています（表）。大きく，①切除可能膵がん，②切除可能境界膵がん，③切除不能膵がんの3つに分類します。切除可能膵がんは周囲の主要血管〔腹腔動脈（CA），総肝動脈（CHA），上腸間膜動脈（SMA），門脈（PV），上腸間膜静脈（SMV）〕から離れており，がん遺残のない切除が可能であるもの，切除不能膵がんは局所進行切除不能（切除してもがん遺残が確実とみなされるもの）と遠隔転移による切除不能の2つに分類されます。また，切除可能境界膵がんは両者の中間に位置し，周囲の主要な血管に接するか浸潤しており，切除を行ってもがん遺残の確率が高くなるものとされます。膵がんを専門とした施設では，切除可能膵がんと切除可能境界膵がんの一部または全部を切除の対象としていますが，切除可能境界膵がんは，切除可能膵がんより進行した状態のため，微小転移などの潜在的な遠隔転移を有する場合も多く，また，無理に切除を行うと局所にがん遺残をきたす危険性が高く，術前治療を行った後に切除を行うなど，症例に応じた適切な治療が必要です。

　膵臓の周囲臓器への浸潤（局所診断）に関しては，MDCTを用い，膵がんの進展範囲，とくに血管への浸潤の程度を把握します。門脈や上腸間膜静脈への腫瘍の浸潤が半周未満の場合は切除可能膵がんとなります。しかし，半周以上の静脈浸潤（BR-PV）や，さらに上腸間膜動脈や腹腔動脈，総肝動脈への浸潤がある場合は，その程度により切除境界膵がん（BR-A）もしくは局所進行切除不能膵がん（UR-LA）となります。

　遠隔転移の診断はEOB-MRIやPETが主に用いられ，腹膜播種の診断は審査腹腔鏡が有用なことが多く，いずれもCA19-9などの腫瘍マーカーが高い場合は遠隔転移に注意が必要です。膵

切除可能性分類

切除可能（Resectable）：R
SMV/PV に腫瘍の接触を認めない，もしくは接触・浸潤が 180 度未満でみられるが閉塞を認めないもの。SMA，CA，CHA と腫瘍との間に明瞭な脂肪組織を認め，接触・浸潤を認めないもの

切除可能境界（Borderline resectable）：BR
門脈系と動脈系の浸潤により細分する
- BR-PV（門脈系への浸潤のみ）
  SMA，CA，CHA に腫瘍の接触・浸潤は認められないが，SMV/PV に 180 度以上の接触・浸潤あるいは閉塞を認め，かつその範囲が十二指腸下縁を越えないもの
- BR-A（動脈系への浸潤あり）
  SMA あるいは CA に腫瘍との 180 度未満の接触・浸潤があるが，狭窄・変形は認めないもの。CHA に腫瘍の接触・浸潤を認めるが，固有肝動脈や CA への接触・浸潤を認めないもの

切除不能（Unresectable）：UR
遠隔転移の有無により細分する
- UR-LA（局所進行）
  SMV/PV に腫瘍との 180 度以上の接触・浸潤あるいは閉塞を認め，かつその範囲が十二指腸下縁を越えるもの。SMA あるいは CA に腫瘍との 180 度以上の接触・浸潤を認めるもの。CHA に腫瘍の接触・浸潤を認め，かつ固有肝動脈あるいは CA に接触・浸潤が及ぶもの。大動脈に腫瘍の接触・浸潤を認めるもの
- UR-M（遠隔転移あり）
  M1（領域リンパ節を越えるリンパ節転移を有する場合も含む）

SMV：上腸間膜静脈，PV：門脈，SMA：上腸間膜動脈，CA：腹腔動脈，CHA：総肝動脈
（日本膵臓学会編：膵癌取扱い規約．第 7 版，金原出版，東京，2016．より引用）

がん腫瘍のサイズがどんなに小さくても，遠隔転移がある場合は手術で膵がんを切除しても予後を延長する効果はありません。

切除可能膵がんの標準治療は根治切除と術後補助化学療法です。膵がんは根治切除が行われ，組織学的遺残のない R0 切除と病理診断された場合でも再発率が高く，再発予防のための術後補助化学療法が重要です。現在はテガフール・ギメラシル・オテラシルカリウムもしくはゲムシタビン塩酸塩を用いた 6 カ月間の術後補助化学療法が推奨されています。

> **説明のポイント　図や画像を用いて丁寧に**
>
> 切除可能性分類を用いた適切な説明が必要です。膵腫瘍と膵周囲の静脈や動脈との位置関係や，浸潤範囲を正確に把握し，これらの血管系を図や実際の CT 画像を用いてわかりやすく説明することがポイントです。また，画像では切除可能と判断しても，実際には微小転移など潜在的な転移の可能性があることにも言及しておくことが大切です。

〔中村　透〕

Q99 膵がんには手術以外にどのような治療法がありますか。

膵がんは根治切除が最善の治療ですが，かなり進行した状態で発見されることが多く，切除不能の際に手術以外の治療法を行います。主に化学療法や放射線併用化学療法が行われますが，がんの状態や症状に応じて，痛みや症状を取り除く緩和医療も行われます。黄疸や消化管の閉塞に対しては，胆汁や食べ物の通りをよくするステント療法やバイパス手術が行われる場合もあります。

　化学療法や化学放射線療法は，単独もしくは併用療法で生存期間の延長を認められた治療法があります。局所進行切除不能膵がんに対しては，化学放射線療法または化学療法単独による治療が推奨されますが，化学放射線療法としてはフッ化ピリミジン系抗がん剤またはゲムシタビン塩酸塩と放射線療法の併用療法が行われ，化学療法単独としてはゲムシタビン塩酸塩単独療法，S-1単独療法，FOLFIRINOX療法（図），またはゲムシタビン塩酸塩＋ナブパクリタキセル併用療法が行われます。また遠隔転移を有する膵がんに対しては，全身状態が良好であればFOLFIRINOX療法，またはゲムシタビン塩酸塩＋ナブパクリタキセル併用療法が推奨され，全身状態がやや低下した場合は，個々の患者の状態に応じて，ゲムシタビン塩酸塩単独療法，ゲムシタビン塩酸塩＋エルロチニブ塩酸塩併用療法，またはS-1単独療法が行われます。高いエビデンスは確立されていませんが，ゲムシタビン塩酸塩＋S-1併用療法を考慮する場合もあります。

　それぞれの治療には薬剤の特性に応じた副作用があるため，その管理や治療に精通する必要があります。とくにFOLFIRINOX療法は強い血液毒性が現れるため，イリノテカン塩酸塩の毒性が強く現れる可能性がある*UGT1A1*遺伝子多型を事前に確認することが重要です。最近では，FOLFIRINOX療法の5-FU急速静注を除き，イリノテカン塩酸塩を減量するmodified FOLFIRINOX療法が用いられ，副作用を軽減する試みがなされています。

　一方，効果的な治療が残されていない場合や，患者自らの希望で積極的な治療を望まない場合は，身体的な苦痛や精神的な不安などを軽減する緩和医療が行われます。症状に応じてQOLを保つために疼痛管理や栄養管理を行います。また，化学療法や放射線併用化学療法あるいは緩和医療のいずれの場合においても，閉塞性黄疸に対しては，胆道ステント留置が行われます。プラスチックステントや自己拡張型メタリックステントなどが使用されますが，内視鏡的あるいは経皮経肝的アプローチが行われます。最近では，膵がんによる十二指腸狭窄などの消化管閉塞に対し内視鏡的十二指腸ステントが留置できる場合もあります。このように従来は手術治療でしか行えなかった姑息的な治療（胆管狭窄に対する胆管空腸吻合や消化管狭窄に対するバイパス術）に

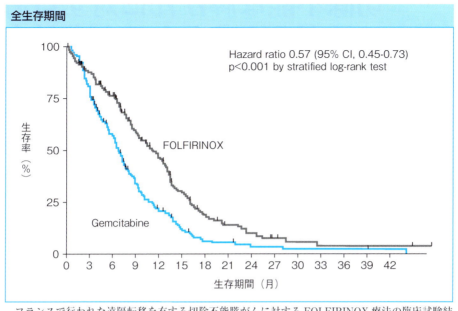

全生存期間

フランスで行われた遠隔転移を有する切除不能膵がんに対するFOLFIRINOX療法の臨床試験結果を示します。FOLFIRINOX群の生存期間中央値は11.1カ月で，標準治療のゲムシタビン塩酸塩群は6.8カ月で，FOLFIRINOX療法が有意に生存期間を延長しました

対し，内視鏡的なアプローチが有効な機会が増えており，全身状態が不良で手術が困難であっても対応可能な場合があります。

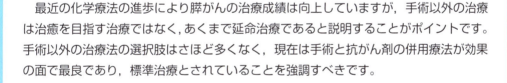

根治を目指すには手術が大切

最近の化学療法の進歩により膵がんの治療成績は向上していますが，手術以外の治療は治癒を目指す治療ではなく，あくまで延命治療であると説明することがポイントです。手術以外の治療法の選択肢はさほど多くなく，現在は手術と抗がん剤の併用療法が効果の面で最良であり，標準治療とされていることを強調すべきです。

〔中村　透〕

Q100 切除不能な膵がんに対する治療にはどのようなものがありますか。

> 切除不能な膵がんは局所進行切除不能（UR-LA）と遠隔転移を有する切除不能（UR-M）の2種類に分けられます。UR-LAの治療は全身化学療法や放射線併用化学療法が行われ，UR-Mの治療は全身化学療法が行われます。また，当初切除が不能であっても化学療法が奏効し，一定期間（6～8カ月以上）病状が安定していれば，切除が可能になる場合（conversion surgery といいます）もあります。

切除不能膵がんは大きく UR-LA と UR-M に分けられます。UR-LA に対しては，化学放射線療法または化学療法単独による治療が推奨されますが，化学放射線療法としてはフッ化ピリミジン系抗がん剤またはゲムシタビン塩酸塩と放射療法の併用療法が行われ，化学療法単独としてはゲムシタビン塩酸塩単独療法，S-1単独療法，FOLFIRINOX療法，またはゲムシタビン塩酸塩＋ナブパクリタキセル併用療法が行われます。また遠隔転移を有する膵がんに対しては，全身状態が良好であれば FOLFIRINOX 療法，またはゲムシタビン塩酸塩＋ナブパクリタキセル併用療法が推奨され（図），全身状態がやや低下した場合は，個々の患者の状態に応じて，ゲムシタビン塩酸塩単独療法，ゲムシタビン塩酸塩＋エルロチニブ塩酸塩併用療法，またはS-1単独療法が行われます。高いエビデンスは確立されていませんが，ゲムシタビン塩酸塩＋S-1併用療法を考慮する場合もあります。それぞれの治療には薬剤の特性に応じた副作用があるため，その管理や治療に精通する必要があります。最近，化学療法が奏効している症例に対する，根治切除（conversion surgery）の報告が増えています。日本肝胆膵外科学会で行われたプロジェクト研究では，当初非切除であっても化学（放射線）療法で8カ月以上の病状安定（SD，PR，CR）を認めた場合は根治切除を行うと予後良好であることが示されています。今後，化学療法の進歩により，conversion surgery の機会が増加すると考えられます。また，腹膜播種に対し，全身化学療法に加えて腹腔内化学療法（パクリタキセル）を併用する試みがなされており，臨床研究で予後延長効果が期待されています。一方，免疫療法に関しては，いまだ膵がん治療で確立されたものはありません。陽子線治療や重粒子線治療は基本的に UR-LA に対する治療として一部の施設で行われていますが（保険外診療），長期成績はいまだ明らかとなっておらず，今後の結果報告が期待されます。また新規分子標的治療などは開発途上であり，さらなる研究成果が待たれています。

全生存期間

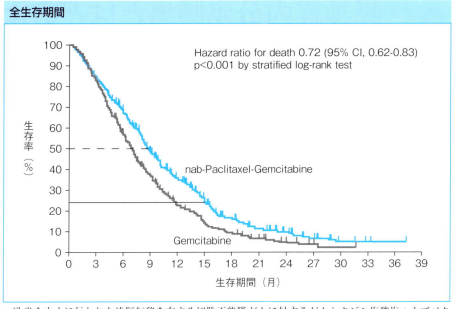

　欧米を中心に行われた遠隔転移を有する切除不能膵がんに対するゲムシタビン塩酸塩＋ナブパクリタキセル併用療法の臨床試験結果を示します．ゲムシタビン塩酸塩＋ナブパクリタキセル併用療法群の生存期間中央値は 8.5 カ月，標準治療のゲムシタビン塩酸塩群は 6.7 カ月，ゲムシタビン塩酸塩＋ナブパクリタキセル併用療法が有意に生存期間を延長しました

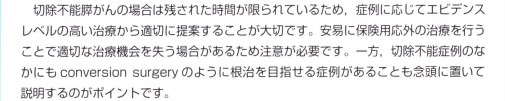

患者の希望を大事にする

　切除不能膵がんの場合は残された時間が限られているため，症例に応じてエビデンスレベルの高い治療から適切に提案することが大切です．安易に保険用応外の治療を行うことで適切な治療機会を失う場合があるため注意が必要です．一方，切除不能症例のなかにも conversion surgery のように根治を目指せる症例があることも念頭に置いて説明するのがポイントです．

〔中村　透〕

Q101 膵神経内分泌腫瘍とはどのような特徴をもつ腫瘍ですか。

　神経内分泌細胞に由来する比較的まれな腫瘍ですが，膵臓以外では肺・縦隔，消化管など全身の臓器に発生し，近年徐々に発生頻度が増えています。膵がんに比べると増殖スピードは緩徐なことが特徴ですが，神経内分泌「がん」と分類される場合，膵がんと同等の悪性度を有します。

　機能的には，インスリンやガストリンなどのホルモンを分泌する機能性腫瘍とホルモンを分泌しない非機能性腫瘍に二分され，前者は一般的に特徴的なホルモン分泌症状を呈するため早期に発見されることが多いですが，後者では腫瘤触知や出血，消化管の通過障害などの症状が出現するまで診断がつかない場合が多いのが特徴です。また，まれな例として遺伝性に多発性内分泌腫瘍症1型（MEN1）として発症することも知られています。

　神経内分泌腫瘍（NET）はホルモン産生能を有する神経内分泌細胞由来の腫瘍の総称で，内分泌臓器のみならず肺・消化管（食道，胃，十二指腸，小腸，虫垂，大腸）・膵臓など全身の臓器に発生する可能性があります。一般的にNETは患者数も少なく，まれな疾患とされていますが，米国のthe Surveillance, Epidemiology, and End Results（SEER）データベースによると患者数は1973年の年間発症率が10万人当たり1.09人であったのに対し，2004年のデータでは年間発症率は5.25人と約5倍に増加しています。膵NETは機能的にホルモンを分泌する機能性NETとホルモンを分泌しない非機能性NETに二分されますが，前者は一般的に特徴的なホルモン分泌症状を呈するため早期に発見されることが多いのに対し，後者では腫瘤触知や出血，通過障害症状などの進行症状が出現するまで診断がつかない場合が多いのが特徴です。表のように機能性NETにおいては，過剰分泌されるホルモンの種類により，それぞれ出現する症状が異なります。例えば，インスリノーマにおける低血糖症状の場合には，繰り返す失神発作を初発症状として精神科に救急搬送され，スクリーニングの画像診断で初めてインスリノーマを指摘される症例や，難治性の胃十二指腸潰瘍の精査でガストリン高値を指摘され，消化管にガストリノーマが発見される症例も経験します。2010年WHO分類において，NETは免疫染色によるKi-67陽性率によりNET-G1（陽性率2％以下），NET-G2（同3～20％），NET-G3およびNEC（同20％～）に分類され，悪性度の指標になっています。膵NETは，膵がんと比べると増殖速度が比較的緩徐で，罹病期間が長いことも特徴の一つですが，その一方で肝転移の頻度が高く，約50％に肝転移が出現するという報告もあります。画像診断においては，造影CTや検査において，典型例では境界明瞭で多血性腫瘍である特徴を反映して，動脈早期相での強い腫瘍造影効果を示しますが，症

機能性神経内分泌腫瘍とその代表的症状

機能性腫瘍	分泌ホルモン	症状
インスリノーマ	インスリン	低血糖，意識消失発作
ガストリノーマ	ガストリン	難治性消化管潰瘍，消化管出血
グルカゴノーマ	グルカゴン	遊走性紅斑，糖尿病
カルチノイド腫瘍	セロトニン，ヒスタミン，ブラジキニンなどの生理活性物質	喘息発作，皮膚紅潮，下痢
異所性 ACTH 産生腫瘍	ACTH	高血圧，耐糖能異常，浮腫，高ナトリウム血症など
VIPoma	血管作動性腸管ペプチド（VIP）	激しい下痢，低カリウム血症，筋力低下など

例によっては造影効果が弱く，とくに同時性多発肝転移像を示す場合には，画像上，膵がんとの鑑別が困難なケースも存在します．また，非典型例では囊胞変性や石灰化，主膵管や門脈内に腫瘍栓を形成する症例も経験します．「ホルモン分泌」「多発性」「小型」の機能性 NET の場合には，多発性内分泌腫瘍症 1 型（MEN1）である可能性があり注意が必要です（MEN1 患者の約 60%に膵・消化管 NET が発生する）．この場合，副甲状腺腫瘍を約 9 割に伴っていることから，高カルシウム血症の検査所見の確認が必須で，これが認められた場合には，さらに甲状腺超音波検査，下垂体腫瘍スクリーニング，家族歴の詳細な検討などガイドラインに沿った精査，対応が重要となります．

NET の確定診断には EUS-FNA などによる組織学的診断が必要ですが，最近ではソマトスタチン受容体に関連するホルモン分泌レセプターである SSTR2 が NET に高率に発現していることを利用して，ソマトスタチン類似体に放射性物質を標識したソマトスタチン受容体シンチグラフィ（オクトレオスキャン®）がその診断の補助に用いられています．このように神経内分泌腫瘍に関する定義や診断技術は日進月歩であり，病態や治療に関する知見とともに大いに注目されています．

> **説明のポイント　膵がんとの違いを明確に**
>
> 希少疾患であることに加えて，画像・機能上の鑑別診断が多彩であることが特徴です．疾患情報が少ないため患者・家族の不安も大きいことが予想されますが，膵がんとの違いを明確に区別しつつ，病態や治療法などについて説明することが重要です．
>
> 通常，病勢は緩徐ですが，同時性・異時性肝転移の出現に注意しながら長期間の定期的フォロー（約 10 年間）が推奨されていることを認識していただく必要があります．

〔土川　貴裕〕

Q102 膵神経内分泌腫瘍の治療にはどのようなものがありますか。

　進行が比較的緩徐な腫瘍に対しては，外科的な根治手術が有効で，他臓器浸潤や肝転移を伴う場合でも手術適応になる場合があります。手術非適応の場合にはソマトスタチンレセプターアナログ製剤や分子標的治療薬をはじめとする薬物療法が推奨されますが，とくに進行が速い神経内分泌がん（PanNEC）に対しては抗がん剤が適用されます。肝転移に対しては手術，薬物療法，血管塞栓療法など複数の治療法を組み合わせる集学的治療が必要になります。

　膵 NET は膵がんと比べて比較的増殖速度がゆっくりとしているため，治療の基本は，耐術能が許せば根治切除術が理想的で，症例によっては多発肝転移を伴う症例においても一期的に原発巣切除＋肝切除術が適応される場合があります。手術術式は病変のサイズ，他臓器浸潤範囲，遠隔転移巣の有無により臓器機能温存手術や内視鏡下手術を含めた適切な術式が選択されるべきで，同時性肝転移症例では原発巣切除と肝転移巣切除の二期的切除も考慮されます。最近は検診におけるスクリーニングエコーをきっかけに，数 mm 大の非機能性 NET が発見されるケースも増えています。従来は 1cm 以下の偶然発見された非機能性 NET はガイドライン上，経過観察可能とされていましたが，低率ながらも肝転移，リンパ節転移の可能性があることから，2015 年の『NCCN ガイドライン』においては散発性の非機能性膵 NET はすべて切除が推奨されています。切除非適応症例に対しては，分子標的治療薬をはじめとして TACE（経動脈的化学塞栓療法）や RFA（ラジオ波焼灼療法）の併施も含んだ集学的治療が適応されます。

　近年，NET の腫瘍増殖メカニズムが明らかとなるに伴い，さまざまな前向き臨床試験が行われ，エビデンスに基づいた分子標的治療薬や抗腫瘍薬による新規治療も保険適用となってきました。表のように，①ソマトスタチンアナログ製剤，② mTOR 阻害薬であるエベロリムス，③マルチキナーゼ阻害薬であるスニチニブ，④アルキル化剤系の抗腫瘍薬であるストレプトゾシンなどが保険承認されていますが，適応症としては消化管 NET に対するホルモン過剰分泌症状・抗腫瘍効果を目的として①②④が，膵 NET に対するホルモン過剰分泌症状・抗腫瘍効果を目的として①〜④が用いられます。とくに遠隔転移を伴った進行・再発 NET 症例において手術療法，分子標的治療，IVR（interventional radiology）のなかからどのような治療を選択し，病態に応じどの時点で治療法の変更や追加を行うかが非常に重要となると考えられます。

日本で保険承認されている神経内分泌腫瘍の薬物療法とその適応

一般名	商品名	薬効成分	適応
エベロリムス	アフィニトール®（Novartis）	mTOR阻害薬	膵・消化管・肺原発神経内分泌腫瘍
スニチニブ	スーテント®（Pfizer）	マルチキナーゼ阻害薬	膵神経内分泌腫瘍
オクトレオチド酢酸塩	サンドスタチンLAR®（Novartis）	ソマトスタチンアナログ製剤	消化管ホルモン産生腫瘍　消化管原発神経内分泌腫瘍
ランレオチド酢酸塩	ソマチュリン®（帝人ファーマ）	ソマトスタチンアナログ製剤	膵・消化管原発神経内分泌腫瘍
ストレプトゾシン	ザノサー®（ノーベルファーマ）	DNA合成阻害薬	膵・消化管原発神経内分泌腫瘍

説明のポイント：治療コストの説明も必要

　海外とのドラッグラグが徐々に解消され，保険承認となる治療法が増えてきていますが，とくに分子標的治療薬は高額であり，治療コスト面の説明も必要になります。集学的治療には病理，消化器内科，腫瘍内科，放射線科など複数の治療科の専門知識を踏まえた治療方針決定が必要になるため，適切なタイミングで専門施設に相談することも重要です。

〔土川　貴裕〕

103 乳がんはどのような特徴をもつがんですか。

　乳がんは1つの病気ではありません。少なくとも4種類に分けられます。すなわち,女性ホルモンの受容体（HR）と上皮細胞成長因子の受容体（HER2）の発現の有無によって,①HRがあってHER2がない,②両方ある,③HRがなくてHER2がある,④両方ないの4つのサブタイプです。これらは違う性質をもつため,経過や予後が異なり,それぞれに適切な治療法があります。以前のように腫瘍の大きさやリンパ節転移の有無ではなく,サブタイプを考えた治療が行われるようになり治療の成績が向上しています。

　乳がんは固形がんでありながら,その多様性と薬物療法の重要性から,血液のがんのような性格をもっています。すなわち,エストロゲンおよびプロゲステロン受容体（ER・PgR）と上皮細胞成長因子受容体（HER2）の有無で,少なくとも4種類のサブタイプ,luminal A, luminal-HER2, HER2, triple negativeに分類されます（図）。そしてそれぞれは異なる生物学的な性質を有し,予後も異なります。また乳がんの多くは,比較的早期から全身的な疾患であることが証明され,治療法の選択は,腫瘍径やリンパ節転移以上に,この4つのサブタイプを考慮して決定されるようになってきました。薬物療法の重要性が増して,ホルモン感受性があればホルモン剤,なければ化学療法剤,またHER2タイプであれば,ハーセプチンをはじめとした分子標的治療薬による治療が中心になります。

　手術は,明らかに整容性を重視した治療へと転換しています。さらに化学治療の位置づけが,手術後に行う補助療法から術前療法へとパラダイムシフトしています。腫瘍径が大きい症例に対して術前化学療法を行うと,腫瘍が縮小して乳房を温存できる症例が多くなります。さらに,術前化学療法によってホルモン陰性がんでは,半数近くの症例でがん細胞が病理学的に完全消失します。そして,それらの症例の予後は明らかによいことが証明されています。術前化学療法によって5～10年生存率で判断されてきた治療の効果が,手術の際に判定できることになり,薬物治療に飛躍的な進歩をもたらしています。

　腋窩リンパ節に関してもセンチネルリンパ節生検によって転移がないことが手術中に確認できれば,リンパ節郭清を省略できることがわかり,リンパ浮腫の症例も減ってきました。薬物療法および放射線を組み合わせて整容性を考えた手術が行われるようになり,また形成外科による再建術の進歩も目覚ましく,乳がんの初期治療のQOLは大きく向上しています。

　このように治療の個別化が進んで治療成績が向上して,さらに検診が精度管理されて早期がんで発見される症例が増えると,将来的にその死亡率は低下してくると予想されます。しかし残念

ながら、現時点で日本では乳がんの死亡率の増加に歯止めはかかっていません。他のがん種と比べると、乳がんは罹患しても治癒する割合は高いとはいえ、再発する症例も少なくありません。

再発形式にもサブタイプによる明らかな違いがあります。ホルモン陽性がんでは、治療後5年以上経過してから転移・再発する症例も珍しくなく、骨転移は特徴的に多くみられます。一方で、ホルモン陰性がんは、増殖が速く悪性度の高い症例が多く、術後早期に再発・転移する傾向があります。とくにHER2タイプは脳転移が多いのが特徴で、分子標的治療薬の進歩によって他

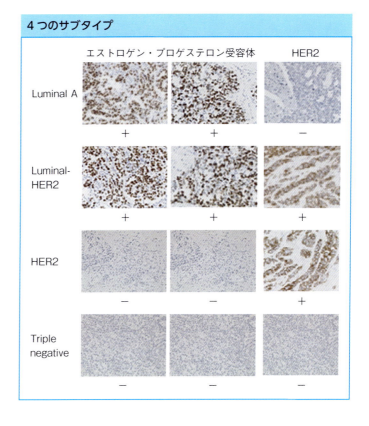

4つのサブタイプ

の臓器転移が抑制されたことも一因と考えられますが、脳に最初に転移する症例も散見されます。また化学療法が効かないtriple negativeタイプは予後が非常に悪く、早期に臓器転移を生じます。しかしこのサブタイプはHRおよびHER2の発現がない、いわゆる除外診断であり、雑多な集団であるためさらなるサブタイプ分類が試みられています。

再発しても薬剤を効率よく使用することで、長期生存が可能なことも乳がんの特徴です。とくに骨転移の症例では、ホルモン剤を順番に使用して、骨吸収阻害薬を併用することによって、長期に病状が制御されますし、HER2タイプでは、ハーセプチンをはじめとする分子標的治療薬の進歩は目覚ましく、非常に長期に生存する症例が増えています。

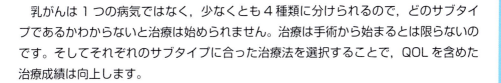

乳がんは1つの病気ではありません

乳がんは1つの病気ではなく、少なくとも4種類に分けられるので、どのサブタイプであるかわからないと治療は始められません。治療は手術から始まるとは限らないのです。そしてそれぞれのサブタイプに合った治療法を選択することで、QOLを含めた治療成績は向上します。

〔石川　孝〕

Q104 乳がんの予防方法はありますか。

> 欧米諸国を中心に生活習慣や環境的要素とがんの発生の関係を調べたデータが蓄積されており，乳がんにおいても発生のリスクを上げる因子，発生予防の因子が確認されてきています。もちろん，定期的な検診など病気の早期発見のための努力を疎かにしてはいけませんが，生活習慣や環境に伴うリスク因子・予防因子を知り，実生活を考えていくことも重要なことです。

　乳がんは体内のホルモンとも関係が深いがんのため，多くの研究において閉経前と閉経後に分けてリスク因子・予防因子が検討されています（表）。海外の報告では閉経前女性に対する確実性が高いリスク因子として，アルコール摂取，成人期の高身長，出生時体重が重いことなどがあげられています。閉経後の女性についてはアルコール摂取，肥満，成人期の高身長などがリスク因子としてあげられています。さらに日本人を対象とした報告はまだ少数ではありますが，肥満は閉経後の女性のリスク因子として同様に確実視されています。

　一方，確実性の高い予防因子として海外の報告では閉経前女性については授乳，肥満が，閉経後女性については授乳，身体活動があげられています。閉経前の肥満については解釈が難しく，国内の大規模研究ではBMI（body mass index）の増加に伴い乳がんリスクが上昇する傾向が示されており，日本人閉経前女性に対し肥満は乳がん発症リスクを増加させる可能性も示唆されています。

　また，他の生活習慣に関連した因子としては喫煙も注目されています。喫煙のリスクについても国内外で多くの研究の報告がありますが，すべての研究で一貫してリスク上昇の結論にはなっていません。しかし，国内の研究でも喫煙者が非喫煙者に比べ，約1.7倍の発症リスクを認めた報告もあり，各研究を総合的に判断した場合，喫煙が乳がん発症のリスクになる可能性は高いと日本乳癌学会刊行のガイドラインでも判断されています。

　その他，初経年齢が早いこと（リスク因子），閉経年齢が遅いこと（リスク因子），出産（予防因子），授乳経験（予防因子）などといった女性ホルモンにかかわる因子が乳がん発症と関連性をもつ可能性が高い因子としてあげられます。

　このように乳がんの発症のリスク因子，予防因子をみていると，禁煙や食生活の改善や運動という身近な生活習慣にかかわるものも多く，もちろんそれらの改善は他の疾病予防にもつながってくると考えられ，実生活に取り入れてみてはいかがでしょうか。

　一方で海外では薬で乳がんの発症を予防する取り組みも検討されています。乳がんは女性ホルモン依存性に増殖するタイプ（ホルモン受容体陽性乳がん）が多くみられ，女性ホルモンの作用

乳がん発症と関連する可能性が考えられている主な生活習慣因子		
閉経前	リスク因子	アルコール，喫煙
	予防因子	授乳経験
閉経後	リスク因子	アルコール，喫煙，肥満
	予防因子	授乳経験，運動

を低下させる薬剤が治療でもよく使われますが，それらの薬剤の投与が乳がん発症リスクを低減させることも確実視されています。しかし，それを検証した海外の試験は乳がん発症リスクが高いと見積もられる人を対象として行われた点には注意する必要があります。その発症リスクとは基本的に外国人を対象に検討された方法を用いて推定されており，日本人を対象として乳がんの発症リスクを見積もる方法はまだ確立されていません。そのため，日本人に対する予防投与の意義を検討していくためには，どのような人を対象にしてどの程度予防投与の効果があるのかをまず検証する必要があるといえます。

説明のポイント　まずは生活習慣から考えてみましょう

乳がんの発症にはさまざまな因子が混在しています。そのなかで，国内外の研究で生活習慣との関係性を支持するデータも出てきています。その因子を知り，自身の生活習慣について考えていくことも大切です。

〔佐々木政興〕

Q105 乳がんの診断方法にはどのようなものがありますか。

　乳がんの診断方法は，大きく分けて画像診断と病理診断があります。原発腫瘍の画像診断には，主なものとしてマンモグラフィと超音波検査があります。CTやMRIはがんの乳腺内での広がりを，胸腹部CT，骨シンチ，PET-CT検査は転移の有無を調べるために，必要に応じて行います。病理診断には，細胞診と組織診があります。細胞診は採血に使う細い針で腫瘤を直接刺し，細胞をばらばらの状態で採取して，がん細胞かどうかを調べます。組織診は組織をそのまま部分的に採取できるので，細胞診よりも正確で確定診断となりますが，麻酔や切開が必要です。

　一般的な診断の進め方について説明します。
　画像検査に加えて，視触診を行います。①乳房の左右差，②腫瘤の場所・大きさ，③皮膚のへこみ，皮膚の赤み，④乳頭分泌，⑤腋窩や鎖骨上窩のリンパ節の腫れなどをチェックします。
　画像検査：マンモグラフィはX線を利用した検査です。がんに関連する腫瘤や石灰化をみつけるために行います。マンモグラフィによる検診は乳がん死亡を減らすことが報告されているため，乳がん検診はマンモグラフィで行います。短所は，乳腺の多い人では病変，とくに腫瘤をみつけ難いことです。一般に，若年では乳腺量は多く，年を経るにつれて乳腺の量は減って脂肪に変わります。超音波検査は，乳腺は白く写り，腫瘤は黒く抜けて写ることが多いので，コントラストがつきやすく，乳腺の多い人にも有用で，精密検査として行われます。ほとんどの場合で腫瘤を描出できますので，悪性が疑われた場合には，超音波ガイド下で細胞診または組織診を行います。超音波検査で石灰化は描出しにくいことが多いのですが，悪性が疑われる石灰化を描出できた場合には細胞診か組織診を行い，超音波検査で描出できない場合にはマンモグラフィガイド下での組織診を行います。病理検査により乳がんと診断がついた後，主に温存手術が適応になる場合に，CTやMRIで乳腺内でのがんの広がりを調べます。これらの検査は，病変が良性か悪性かの鑑別目的で行うことはほとんどありません。胸腹部CT，PET-CTや骨シンチは，転移の可能性が高い，例えばStage Ⅲ以上の場合などに行うことを検討します。
　病理検査：病変ががんかどうかをはっきりさせるためにもっとも重要な検査は，病理検査，すなわち細胞診あるいは組織診です（図）。これらの検査の結果で「悪性」という診断がなされた場合には，これを根拠として手術を検討します。大まかな流れとして，「細胞診」を行って，診断がつかないときに「組織診」を行うことも多いですが，ただ，「細胞診」よりも「組織診」のほうがより確実な診断が可能ですし，ホルモン療法感受性やハーセプチンという抗体療法の適応

細胞診と組織診

細胞診
細い針を使うので
しこりのサンプルは
細胞がバラバラになって採れます

組織診
やや太い針を使うので
しこりのサンプルは
そのまま検査できます

を免疫染色で調べたのちに術前薬物療法を行う場合には，はじめから「組織診」を行うこともあります。組織診でも「鑑別困難」となった場合には，手術で腫瘍を部分的あるいはすべて切除して，病理診断を行うことがあります。

細胞診：腫瘍を手で触れながら，もしくは超音波検査で確認しながら，採血時と同じくらいの細い針で腫瘍を刺します。腫瘍を刺したら注射器で吸引して，細胞を採取します。一般に麻酔をしないので，少し痛みを伴うものの，特別な準備を必要とせず診察の場で行えます。この検査で採れるサンプルは細胞がバラバラになって採れてくることから，組織診と比べると診断精度が劣ります。例えば良性の腫瘍である「線維腺腫」で，細胞診ではまれに病理学的に「悪性」という結果になることがありますので，注意が必要です。また，授乳中の場合にも，診断が難しくなります。マンモグラフィや超音波検査の結果ががんに特徴的で，細胞診の結果も「悪性」だった場合には，「乳がん」という診断でまず間違いがありません。ただ，細胞診が「悪性」という結果でも，マンモグラフィや超音波検査が典型的ながんの結果を示さない場合や乳房切除を行う場合には，細胞診が間違っている可能性を考えて組織診を行うことが勧められます。

組織診：局所麻酔を行い，細胞診で使用する針よりも太い針で組織を採る「針生検」が一般的で，局所麻酔下に小さな皮膚切開を加えて行います。免疫染色により，エストロゲン受容体やHER2などの検査を行うことができることや浸潤がんと非浸潤がんの鑑別ができるので，術前薬物療法を行う際には必ず行います。これで確定診断が得られない場合には，手術による摘出生検を検討します。

説明のポイント　検査の意義と限界を理解してもらう

　画像検査は存在診断には有用ですが，確定診断には至らないことを理解してもらいましょう。マンモグラフィと超音波以外の画像検査は必要でない場合が多いこと，StageⅡまでのほとんどの場合は遠隔転移の検査は意義が低いことを説明しましょう。
　病理検査はがんの確定診断に有用です。細胞診は簡便で正確ですが，組織診よりは偽陰性や偽陽性のおそれが高いことを説明し，とくに乳房切除が必要な場合には組織診が必要であることを理解してもらいましょう。

〔相原　智彦〕

Q106 遺伝性の乳がんとはどのようなものですか。

　遺伝子の変異が関連している乳がんを遺伝性乳がんといいます。乳がん全体の約 10% 程度が遺伝性乳がんとされています。原因となる遺伝子として *BRCA1*，*BRCA2*（遺伝性乳がん卵巣がん症候群），*p53*（Li-Fraumeni 症候群），*PTEN*（Cowden 症候群）などが今のところわかっています。この遺伝子の変異は一定の割合で遺伝し，変異をもっている場合は乳がん発症のリスクが高くなります。また遺伝性乳がん以外と比べて若年で発症し，乳がん以外のがんにもなりやすいことがわかっています。遺伝性乳がんが疑われる場合は遺伝カウンセリングを受けて，遺伝子変異があるかどうかを検査することが可能です。

　遺伝性乳がんの原因となる遺伝子変異は複数判明していますが，もっとも多いのは *BRCA1* または *2* の変異による遺伝性乳がん卵巣がん症候群（hereditary breast and/or ovarian cancer syndrome；HBOC）です（表）。この変異をもつ女性が生涯にがんを発症するリスク（推測値）は，乳がんで 41～90%，卵巣がんで 8～62% とされています。乳がん患者のなかから，遺伝性乳がんである可能性の高い人々（若年で発症，卵巣がんの既往，男性乳がん，乳がん・卵巣がん・膵がん・前立腺がんなどの家族歴が 3 つ以上など）を拾い上げ，専門外来にて遺伝カウンセラーや専門医による詳しい遺伝的評価を行うことが必要です。遺伝性乳がんと診断された場合の薬物治療は ER，PgR，HER2 などのバイオロジーに合わせた通常の乳がん治療と同じですが，PARP 阻害薬など *BRCA* 変異に特化した薬剤も開発され，その効果が現在検証されています。手術療法に関しては，未発症の乳房や卵巣・卵管の予防的切除（リスク低減乳房切除/卵巣卵管摘出）の有効性が報告されていますが，現時点では保険診療としては認められておらず専門病院への紹介が必要です。

　遺伝性乳がん卵巣がん症候群の場合，*BRCA* 遺伝子変異は性別を問わず 1/2 の確率で親から子へ受け継がれます。欧米ではすでに変異をもっている未発症者に対してもリスク低減手術や通常と異なった検診・サーベイランスが推奨されています。遺伝性乳がんの診断となった場合，患者本人だけでなく未発症の血縁者においても遺伝カウンセリングを行っていくことが必要となります。

遺伝性乳がんと関連のある遺伝子

遺伝子	症候群	染色体	他のがん
BRCA1	HBOC	17q21	卵巣, 卵管, 膵, 前立腺, 子宮頸・体
BRCA2	HBOC	13q12-12	卵巣, 卵管, 膵, 胃, 前立腺, 胆管, 黒色腫
p53	Li-Fraumeni	17p13.1	骨・軟部肉腫, 白血病, 脳
PTEN	Cowden	10q22-23	過誤腫, 子宮, 甲状腺
CDH1	Hereditary Diffuse Gastric Cancer Syndrome	16q22.1	乳腺小葉がん, びまん性胃がん
STK11	Peutz-Jeghers	19p13.3	消化管過誤腫, 大腸, 胃, 膵, 肺, 子宮, 卵巣

> **説明のポイント** 過剰な不安を与えず，ハイリスク患者の拾い上げを行う
>
> すべての乳がんが遺伝するわけではなく，また遺伝性乳がんであった場合も的確な治療・検診・サーベイランスにより良好な予後が得られます。遺伝子検査やリスク低減手術は，遺伝カウンセラーなど体制の整った施設での対応が必要ですので，ハイリスク患者の適切な拾い上げを心がけましょう。

〔枝園　忠彦〕

Q 107 乳がんに対する手術はどのようなものですか。

　　乳がんの手術範囲は乳房と腋窩リンパ節です。乳がんの病期によりそれぞれ個別に手術方法を考えます。乳房は大きく分けて，がんの存在する乳房全体を切除する乳房切除術と，がんの部分だけを切除し乳頭や他の乳房を温存する乳房部分切除術（乳房温存術）があります。腋窩リンパ節は，がんの転移がないようであればセンチネルリンパ節生検を，転移が確実であれば腋窩リンパ節郭清術を行います。乳房の手術方法，腋窩リンパ節の手術方法はそれぞれ条件がありますので自分の場合はどうか，主治医の説明を受けたのちよく考える必要があります。

　固形がんの基本的治療は手術による切除であり，その局所制御率を向上させるため放射線治療を追加し，全身治療のため手術前，手術後に薬物療法を追加します。一部の固形がんではがんの診断がついても経過観察し手術を行わない治療法もありますが，乳がんにおいては治療の一環として手術は必須となり治療の中心となります。
　乳がん治療における手術の範囲は乳房と腋窩リンパ節です。
　乳房の手術方法には乳房切除術，乳房部分切除術，乳房再建術があります（表）。
　乳房切除術は乳がんの発生し得る乳腺すべてを切除するため乳房の皮膚の一部を残し乳頭を含め皮下脂肪，乳腺を切除します。このため残った胸壁から乳がんが再発する局所再発はほとんどない局所根治性の高い治療ですが，乳房の機能として重要な整容性を失うデメリットがあります。腫瘍径が大きい場合，腫瘍が乳頭に近い場合，腫瘍が一部皮膚に浸潤している場合，腫瘍が多発している場合，などがこの術式の適応となります。
　乳房部分切除術は乳がんとその周囲の正常組織を含め部分的に切除する方法です。主に腫瘍が3cm以下の場合，乳頭から腫瘍が離れている場合，腫瘍細胞が乳管内に広がる管内進展のない場合，腫瘍が同一腺葉外に多発していない場合，乳房への放射線治療が可能な場合が適応になります。
　近年，遺伝子異常と乳がん罹患の関係性が問題となっており，DNA修復遺伝子である*BRCA1/2*遺伝子の変異により「遺伝性乳がん卵巣がん症候群」が引き起こされることがわかっています。この症候群は乳房においては多発，異時性両側乳がんの可能性があること，放射線による二次がん発症のリスクがあることなどから患者が乳房部分切除術を希望する場合，十分な説明とリスクについての了解が必要になります。
　乳房切除術，乳房部分切除術いずれも乳房の変形による整容性低下は避けられません。これに

乳がんの手術方法

手術方法	メリット	デメリット
乳房切除術	根治性が高い 後日再建術が可能	乳房喪失による整容性低下，心的ストレス増大
乳房部分切除術	比較的整容性が保たれる	乳房の変形は免れない 放射線治療が必要 局所再発がある
乳房再建術	整容性がよい	感染，慢性疼痛など合併症がある 場合によっては自費もある

対し乳房切除した大胸筋裏にシリコンあるいは自家組織（主に腹直筋）を用いたり，乳房部分切除による乳房の欠損部分を広背筋など自家組織にて補う乳房再建があります。手術のタイミングとしては乳房切除術直後に行う場合や手術後数カ月〜数年してから行う場合があります。再建物もシリコンが保険収載されたことから近年実施症例数が増えています。整容性について希望がある場合は主治医との十分な相談が必要です。

リンパ節の手術は病期によって異なります。画像診断で明らかな腋窩リンパ節転移のないStage Ⅰであればセンチネルリンパ節生検を行い，転移がなければ腋窩リンパ節郭清省略が可能となります。画像診断で明らかなリンパ節転移がある，細胞診であらかじめ転移が確認されている，などの場合は乳房手術と同時に腋窩リンパ節郭清術を行います。郭清術後は患側のリンパ浮腫，しびれなどの合併症が起こることをあらかじめ説明しておく必要があります。

近年の臨床試験の結果で従来はセンチネルリンパ節転移陽性であれば郭清術を行いましたが，条件が合えば郭清術省略も可能となっています。施設，主治医により対応が異なることがあるので術前の確認が必要です。

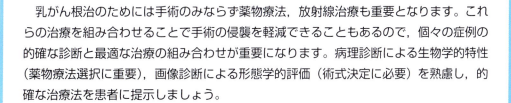

説明のポイント　手術偏重にならないことが大事です

乳がん根治のためには手術のみならず薬物療法，放射線治療も重要となります。これらの治療を組み合わせることで手術の侵襲を軽減できることもあるので，個々の症例の的確な診断と最適な治療の組み合わせが重要になります。病理診断による生物学的特性（薬物療法選択に重要），画像診断による形態学的評価（術式決定に必要）を熟慮し，的確な治療法を患者に提示しましょう。

〔藤澤　知巳〕

Q108 乳がんの手術後には薬物療法が必要でしょうか。

　薬物療法の目的は，再発予防です。画像検査でとらえられている病巣をすべて切除できたとしても，微小転移という画像検査でみつからない病巣がまだ身体の中に残っている可能性があります。微小転移は時間をかけて増殖していき，やがて画像検査に写るまで大きくなると，再発と診断されます。再発してしまうと治すのが困難になってしまうため，ほとんどの人が何らかの薬物療法を勧められることが一般的です。薬物療法には抗がん剤，ホルモン剤，分子標的治療薬がありますが，どの薬剤を用いるかは，乳がんの性質・再発リスクによって異なります。

　1970年～1980年代にホルモン剤，化学療法が再発を抑制することが報告されて以来，新規薬剤の登場，分子標的治療薬の導入など，乳がんにおける術後療法の歴史は長く，他のがん種と比較して複雑になっています。そのため，患者にはできるだけ理解しやすいように，丁寧な説明をすることが求められます。

　現在は，ほとんどの乳がん患者が術後に何らかの薬物療法を受けることが勧められますが，まずは術後療法の目的を患者に伝えましょう。患者のなかには，術後すぐに受けなくても，再発時に薬物療法を受ければよいと考えている人もいます。術後に行う薬物療法は再発抑制・完治を目指した治療である一方，再発時の薬物療法で期待されるのは延命であり，両者の目的が異なることを説明しておく必要があります。

　術後薬物療法に関して，遺伝子発現解析による intrinsic subtype 分類が発表されて以来，サブタイプを考慮した治療内容決定がされてきています（表）。日常臨床ではホルモン受容体，HER2過剰発現，解剖学的／病理学的因子（PgR発現，Ki-67値，グレード，リンパ節転移個数など）などからサブタイプを分類します。luminal type では内分泌療法が適応となり，閉経前乳がんにはタモキシフェンを5～10年間投与し，再発高リスクの場合は卵巣機能抑制が追加される場合があります。閉経後乳がんにはアロマターゼ阻害薬を5～10年間投与します。投与期間は再発リスクによって決定されます。リンパ節転移個数が多い，luminal-B like などの再発リスクが高い場合は，内分泌療法に加えて抗がん剤が追加されます。トリプルネガティブ乳がんではアンスラサイクリン，タキサンを含む抗がん剤治療が計6カ月間行われることがほとんどです。HER2陽性乳がんに対しては，抗HER2薬であるトラスツズマブが計1年間投与され，必ず抗がん剤と併用されます。転移乳がんの一次治療に用いられているペルツズマブを併用すると，さらに再発が抑制されることが APHINITY 試験で示されており，今後使用される可能性があります。

サブタイプ別の推奨治療

臨床分類		治療	備考
ホルモン受容体	HER2		
（＋）	（－）	予後良好群（Luminal A-like）：内分泌療法	ER/PgR 高発現，Ki-67 低値，リンパ節転移 0～3 個，腫瘍径小（T1-2）
		予後不良群（Luminal B-like）：内分泌療法＋化学療法	ER/PgR 低発現，Ki-67 高値，リンパ節転移 4 個以上，組織学的グレード 3，腫瘍径大（T3 以上）
（－）	（＋）	化学療法＋トラスツズマブ	アンスラサイクリン，タキサン＋トラスツズマブの順次療法が勧められるが，T1b-cN0 症例では，パクリタキセル＋トラスツズマブも考慮される。T1aN0 では薬物療法は行わない。
（＋）	（＋）	化学療法＋トラスツズマブ＋内分泌療法	
（－）	（－）	化学療法	アンスラサイクリン，タキサンを含む化学療法

　このように薬物療法の内容を説明する場合は，乳がんのサブタイプ，再発にかかわる因子などの情報を提供し，推奨される治療内容を説明します。

　患者にとって手術を無事に乗り越えたばかりの時期に，さらに追加治療を行うことは，肉体的・心理的ストレスを受けることになります。乳がんの術後療法は長期間にわたるため，患者からの質問に丁寧に対応し，治療前に患者が納得して治療を受けることが重要です。治療のアドヒアランス低下，ひいてはアウトカムの低下につながらないよう，患者が治療の意義を理解できるような説明をしましょう。

　近年，oncotype DX®，MammaPrint® などの遺伝子発現解析，*BRCA* のような遺伝子変異解析が治療決定に有用であることが明らかになってきています。話題の免疫チェックポイント阻害薬などの免疫療法も，乳がんにおいて精力的に研究されています。この領域の進歩は急速なため，患者の質問に最新のデータに基づいて答えられるよう，常に情報の収集に努める必要があるでしょう。

説明のポイント：効果と副作用の理解を

　乳がんの術後療法の内容はさまざまあります。患者ごとに治療内容が異なることを伝えておきましょう。患者同士で治療に関する情報交換をしている場合があり，自分はなぜほかの人と治療内容が違うのだろう，と不安に思う人もいます。再発を減らす治療にどのようなものがあり，治療内容決定にあたり乳がんの性質，再発リスクがどのように影響するのかを説明しておくことが重要です。

〔山口　雄〕

Q109 乳がんの手術後には放射線療法が必要でしょうか。

　乳がんの手術には大きく分けて乳房温存手術（乳房を部分的に切除）と乳房切除術（乳房を全切除）があります。乳房温存手術では，残した乳房内の再発を防ぐために放射線治療が必要です。また，浸潤がんでは生存率も改善します。乳房切除術を受けて，腋窩（わきの部分）にリンパ節転移があった患者でも放射線治療が必要です。胸壁と鎖骨上部（首の付け根）などリンパ節転移しやすい場所に放射線を照射します。この場合も胸壁やリンパ節の再発が低下し，生存率も改善します。

　乳房温存手術後に放射線治療を行う治療を乳房温存療法といいます。乳房温存療法は，乳房切除術を行った場合と生存率が変わらないということがわかっています。しかし，これはあくまでも放射線療法を行った場合のデータです。したがって，乳房切除術と同じ治療成績を期待するのであれば放射線治療が必要になります。乳房温存療法を行った場合と，乳房温存手術のみを行った場合を比較する臨床試験は多く報告されており，乳房温存療法（つまり放射線治療を行った場合）は乳房温存手術のみ行った場合に比べて乳房の再発が約1/3に減ることがわかっています。基本的には残した乳房全体に放射線を当てますが，腋窩リンパ節に転移があった場合には，鎖骨上窩に当てる場合もあります。

　乳房切除術後にも，少し進行していて再発のリスクが高い患者では放射線治療が必要です。具体的にリスクの高い患者は，腋窩のリンパ節転移があった場合や，乳房の腫瘍が大きかった場合です。このような患者では，基本的に化学療法やホルモン療法が行われますが，放射線治療を加えることによって，胸壁や近くのリンパ節の再発を防ぎます。また，それによって生存率も向上します。逆に，リンパ節転移がなかったり，乳房の腫瘍が小さかったりした場合には，放射線治療を受けるメリットはありません。

　放射線治療は，化学療法を受けない場合には手術の傷が治り，手術したほうの腕が挙がるようになれば開始できます。化学療法を受ける患者では，基本的に化学療法が終了してから受けることが標準的です。

　放射線治療の副作用も気になります。乳がん手術後の放射線治療によって起こる副作用は基本的にひどいものはありません。副作用には放射線治療を受けている期間や終了後しばらくの間（2カ月程度）に起こる急性のものと，それ以降に起こる晩期のものがあります。急性の副作用は基本的に照射している部位に限られます。まれに疲労感や倦怠感を感じる患者もいますが，通常は日常生活や仕事に支障ありません。放射線が当たった皮膚には治療開始後2〜3週間で炎症が起

急性有害事象	
全身症状	倦怠感，めまい，食欲不振，眠気など
皮膚炎	紅斑，乾性落屑，水疱形成，湿性落屑 乳房切除術後放射線療法のほうがひどくなりやすい
食道炎（鎖骨上リンパ節照射時）	のどの痛み，飲み込むときの痛みや違和感
肺臓炎*	咳・発熱・呼吸困難・胸部痛など
晩期有害事象	
皮膚	皮膚萎縮・色素沈着（皮膚の色が濃くなる）・乳頭乳輪の色素脱失（色がうすくなる）・発汗低下・毛細血管拡張・わきの脱毛
乳房	硬くなる，小さくなる
上肢	リンパ浮腫
胸壁	痛み・肋骨骨折*
神経	腕神経障害**：腕の麻痺・しびれ*
心臓（左側乳がん）	心嚢水**・虚血性心疾患**・心不全**
その他	放射線誘発性二次がん**

＊まれ
＊＊非常にまれ

こります。日焼けのように赤くなりかゆみや痛みを感じることもあります。晩期に生じる副作用で，重大なものはまれです。100人に1人くらいの頻度で放射線が当たった肺に肺炎を起こすことがあります。放射線が当たった皮膚は，汗や皮脂の分泌が減ります。乳がんに罹ったほうの腕にリンパ浮腫が起こることがありますが，頻度や程度は手術の方法によって大きく異なります。主な副作用と症状について表にまとめます。

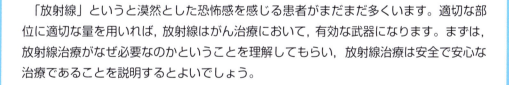

放射線治療の意義と安全性を理解させる

「放射線」というと漠然とした恐怖感を感じる患者がまだまだ多くいます。適切な部位に適切な量を用いれば，放射線はがん治療において，有効な武器になります。まずは，放射線治療がなぜ必要なのかということを理解してもらい，放射線治療は安全で安心な治療であることを説明するとよいでしょう。

〔山内智香子〕

Q110 リンパ浮腫の治療について教えてください。

> 基本は保存的に治療し，場合によっては外科的治療も選択肢となります。保存的治療は，①スキンケアや悪化予防・改善のための生活上の注意をベースにして，②用手的リンパドレナージ（MLD），③MLD後の圧迫，④圧迫したうえでの患肢の運動，から成ります。外科的治療は症例ごとに検討したうえで慎重に実施されますが，早期例でも効果が期待されます。
>
> いずれも専門施設での適切な治療・指導が必要で，早期に発見・介入することで重症化を予防できますので，早めの受診を相談してください。
>
> ただし，感染などを伴う場合はそちらの治療が優先されますので注意してください。

乳がん患者は治療開始時からリンパ浮腫のリスクを負い，発症・進行すると生涯にわたってQOLを低下させます。発症していない患者と比べて倍近い医療資源・コストがかかる試算もあり，リンパ浮腫を予防し，発症後も早期から適切なケアを受けることがたいへん重要です。

リンパ浮腫とは，浮腫（組織間隙に過剰な水分が貯留した状態）のなかでも，リンパ管の発育不全あるいは閉塞が原因となったものをさします。とくに乳がん患者では，治療の一環として行われる腋窩センチネルリンパ節生検・リンパ節郭清や放射線療法などの影響，あるいはがんがリンパ節・リンパ管に直接浸潤することが原因となって，リンパ管が閉塞/断裂したり自動運搬能力が低下するなどした結果，局所に漏れ出た蛋白質が水分を引き付けて起こる「続発性」のものがほとんどです。そのため典型的な所見は局所的・片側性で，皮膚の色調変化を伴わず無痛性です。

ここで治療を考慮する際に必ず確認することは，①静脈閉塞など他の原因を除外することと，②感染（蜂窩織炎）や炎症を伴う場合にはそちらの治療を優先するということです（全身的・局所的禁忌の除外）。とくに②は増悪因子にもなるため，皮膚が傷ついたり発赤・熱感・疼痛などを伴わないか観察するよう患者を教育することはたいへん重要です。

全身性浮腫とは違って局所症状が中心のリンパ浮腫には，利尿薬などの薬物治療の効果は限定的で，かえって悪化させることもあります。基本的には保存的にかかわり，場合によって外科的治療も選択肢となります。ここでは治療の概要をつかんでもらい，実際に必要な場合には専門施設・外来に相談してください。

◆保存的治療

保存的加療としては，Foeldiらの確立した複合的理学療法（complex decongestive physio-

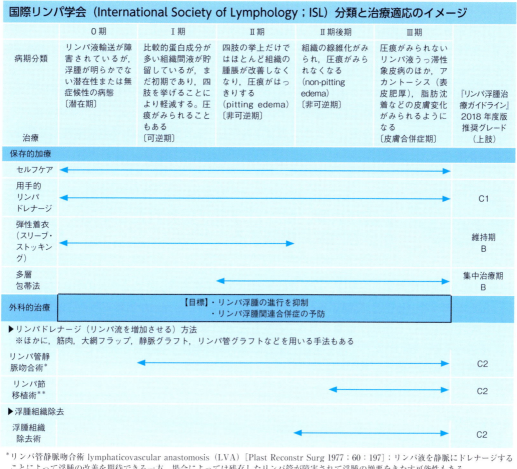

*リンパ管静脈吻合術 lymphaticovascular anastomosis（LVA）〔Plast Reconstr Surg 1977；60：197〕：リンパ液を静脈にドレナージすることによって浮腫の改善を期待できる一方，場合によっては残存したリンパ管が障害されて浮腫の増悪をきたす可能性もある
　―末梢静脈角形成術 Peripheral venous angle plasty（PVAP）など
**血管柄付きリンパ節移植術 vascularized lymph node transfer（VLNT）〔Br J Plast Surg 1990；43：578, Ann Surg 2006；243：313, Plast Reconstr Surg. 2014；133：905〕：LVAと比較して治療効果は高いが手術侵襲も高い
　―リンパ管静脈移植術 microsurgical lymphaticovenous implantation（MLVI）

therapy）がよく知られており，基本的には，①スキンケアや（患肢を清潔に保つなど）悪化予防・改善のための生活上の注意・セルフケアをベースにして，②用手的リンパドレナージ（manual lymph drainage；MLD），③MLD後の圧迫（弾性包帯，弾性ストッキング・スリーブによる患肢周径の維持），④圧迫したうえでの患肢の運動（弾性ストッキング・スリーブによるリンパ管へのマッサージ効果），から成ります。患肢を縮小させるには十分にトレーニングを積んだセラピストの施術・指導を早くから受けることが重要で，自宅での簡便なセルフドレナージだけでは効果は限定的です。このため患者には専門施設・外来を一度は受診し，治療・指導を受けてもらうことが勧められます。

◆外科的治療

方法など詳細は他書に譲りますが，外科的治療のエビデンスは十分ではなく，『リンパ浮腫診療ガイドライン』では保存的加療に抵抗する限られた症例に対し，「現状の位置付けについて十分に理解を得たうえで実施を考慮し得る」〔推奨グレードC2〕という治療の位置づけです（図）。

以前はとくに治療抵抗例に対して浮腫組織除去術が行われることもありましたが，最近ではリンパ管静脈吻合術（LVA）や血管柄付きリンパ節移植術の登場によって，早期の段階から軽減効果が期待されます。術後の圧迫併用療法も進行阻止に重要であるため，保存的加療継続の重要性を覆すものではありません。

　ここまで治療の概要を説明しましたが，忘れてはならないのは，リンパ浮腫は日常生活における予防がたいへん重要であるということです。患肢の負担・圧迫と過労を避ける，肥満を避ける，などできるかぎり発症要因を避けるように患者を教育し，また医療者側もそれを継続して見守ることが必要です。

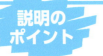
予防が大事。リンパ浮腫が疑われたら早期から専門家に相談すること
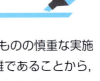

　リンパ浮腫に対する治療は，近年では早期からの手術も検討されるものの慎重な実施にとどまっていること，発症すると保存的治療を併用しても完治が困難であることから，日常生活における予防が重要であることをがん治療早期から理解する必要があります。そのうえで，疑われたら診断も含めて早めに専門家に相談することが大事であることを理解してもらいましょう。

●参考図書

1) 2013 Consensus Document of the International Society of Lymphology (ISL)：The diagnosis and treatment of peripheral lymphedema. Lymphology 46：1-11, 2013.
2) リンパ浮腫診療ガイドライン作成委員会編：リンパ浮腫診療ガイドライン 2018年版，第3版，金原出版，東京，2018.
3) Asdaourian MS, et al：Precautions for breast cancer-related lymphedema：Risk from air travel, ipsilateral arm blood pressure measurements, skin puncture, extreme temperatures, and cellulitis. Lancet Oncol 17：e392, 2016.

〔山田　遥子〕

Q111 乳がんは再発するとどのような治療が必要になりますか。

> 局所再発の場合，切除可能であれば完治を目指した集学的治療（手術，放射線療法，薬物療法）を行います。遠隔転移を伴う再発の場合には薬物療法（内分泌療法，化学療法，分子標的治療）を行いますが，完治はきわめて困難で，生活の質（QOL）を維持した延命が治療の目的になります。ホルモン受容体陽性の場合，内分泌療法から開始します。ホルモン受容体陽性でも有症状で早急な腫瘍縮小が必要な場合やHER2陽性，トリプルネガティブ乳がんでは化学療法（＋分子標的治療）を行います。骨転移，脳転移では放射線治療や手術を行うこともあります。

　乳がんでは診断時に遠隔転移を伴うStage Ⅳの割合は1割未満であり，ほとんどがStage Ⅰ～Ⅲの段階で診断され，完治を目的に手術を含んだ集学的治療が行われます。しかし，そのうち10～30％程度の人が経過観察中に再発を起こします。乳がんの再発は術後2，3年以内に起こることが多いものの，ホルモン受容体陽性乳がんでは5年，10年以上経過してから起こる（晩期再発）こともあります。再発の形式（局所再発と遠隔転移）により治療方法が異なります。局所再発とは温存手術後の残存乳房や同側腋窩リンパ節，領域リンパ節（胸骨傍，鎖骨上リンパ節）の再発をさし，切除可能であれば完治を目指した集学的治療（手術，放射線療法，薬物療法）を行います。切除不能の場合は先に薬物療法を行い，手術可能となった時点で手術を検討します。一方，遠隔転移を伴う再発の場合には，潜在的な微小転移がある全身性の病態と考え，薬物療法（内分泌療法，化学療法，分子標的治療）が治療の中心となり，手術は通常行いません。遠隔転移を起こしている状態では残念ながら，完治することはきわめて困難で，できるだけQOLを維持した延命が治療の目的になります。

　乳がんの薬物療法では，図のような「再発治療アルゴリズム」を参考に治療を組み立てていきます。治療方針を立てるうえでまず，「転移部位と広がり，ホルモン受容体，HER2，術後からの無再発期間，年齢，performance status（PS），閉経状況」などの情報が必要となります。ホルモン受容体陽性で内分泌療法に感受性がある場合には，効果とQOLの維持が期待できる内分泌療法を行います。閉経前の場合には卵巣機能を抑制するLH-RHアゴニスト製剤を併用します。また最近では，分子標的治療薬（mTOR阻害薬やCDK4/6阻害薬）の併用も効果があることがわかっています。薬剤の選択は術後に使用した内分泌療法の種類や治療効果・期間を考慮して決定します。薬剤はタモキシフェン，アロマターゼ阻害薬，フルベストラントなどがあり，順次使用していきます。内分泌療法の効果がなくなったら，化学療法に移行します。HER2陽性乳がん，

再発治療アルゴリズム

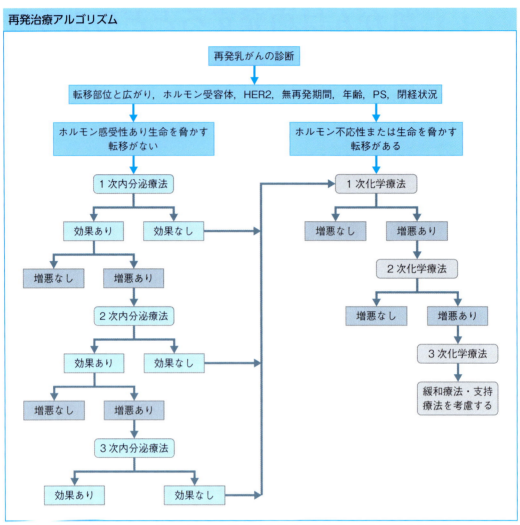

(Hortobagyi, G. N.：Treatment of breast cancer. N Engl. J. Med., 339：974～984, 1998. より引用)

　トリプルネガティブ乳がん（ホルモン受容体も HER2 も陰性）や内分泌療法に感受性があっても生命を脅かすような転移がある場合には，初回治療時から化学療法を行います。化学療法は QOL 維持を考慮して，単剤を順番に逐次投与することが一般的で，2 剤以上の併用療法は急速な治療効果が必要な場合に限り行われます。乳がんで使用できる抗がん剤は，点滴，経口薬剤など比較的種類が多くあり，病状が切迫していない状況では患者のライフスタイルや嗜好，副作用の情報を提示して選択することが可能です。HER2 陽性乳がんの場合には HER2 蛋白を標的とした抗 HER2 療法と化学療法の併用により優れた効果が期待できます。1 次治療ではトラスツズマブ＋ペルツズマブ＋タキサン系薬剤，2 次治療ではトラスツズマブにエムタンシンという抗がん剤を結合させた抗体薬物複合体のトラスツズマブ エムタンシン（T-DM1）が使われます。3 次治療以降も継続して抗 HER2 治療（トラスツズマブや経口薬剤のラパチニブ）と別の化学療法の併用を行います。このほかに，骨転移では疼痛，骨折，脊髄圧迫，高カルシウム血症などの骨転移関連症状の予防・治療目的でビスホスホネート製剤，デノスマブ，塩化ストロンチウムを

使用することがあります。また，脳転移では放射線治療や手術を行うことがあります。転移再発乳がんでは痛みなどのいろいろな症状が出ることがあり，緩和ケア医と共に早期から乳がん薬物治療と並行して緩和ケアを行います。

転移再発乳がん治療前に過剰な不安を与えない

遠隔転移再発は，残念ながら完治はきわめて困難であり，QOLを維持しつつ，生存期間を延ばしていくことが治療の目的となることを治療開始前に伝えなければなりません。転移・再発という診断で動揺が予想されるときには，SPIKESなどのコミュニケーションスキルを活用して，患者に配慮した告知をすることが重要です。幸い乳がんの再発治療は他がんと比べ予後が長いことも多く，目的に合った治療選択が可能であることも併せて伝えます。

〔原　文堅〕

Q112 乳がんの新薬を受けるにはどうすればよいでしょうか。

> 新薬は臨床試験を通して開発され，その薬の安全性をみるために慎重に投与されなければなりません。少数例の患者を対象として安全性を評価するのが第Ⅰ相試験であり，第Ⅱ相試験では治療の効果を評価し，第Ⅲ相試験で標準治療と比較して新しい治療候補として試されるわけです。
>
> 臨床試験は施設によって実施しない施設もあるでしょうし，臨床試験を行う施設によっては異なる試験を実施しています。患者自身で臨床試験を探すスキルは重要となりますが，新薬の治験が適するかは担当医や専門医に相談して十分説明を受けたうえで考えるように指導しましょう。

　新薬は臨床試験を通して開発されますが，安全性や治療効果など，試験の段階によって評価項目が異なります。有望な新薬を早くから使用するための第Ⅰ相試験を選択することや，すでに効果が示されている薬剤の試験に参加するために第Ⅲ相試験に参加するなどの考えがあります。ただし，第Ⅰ相試験では安全性が検討されていないことや，有効な薬剤投与量が得られない可能性もあり，治療メリットを得られない可能性も大きくなります。一方，第Ⅱ相試験になると，治療の効果を評価する段階で，第Ⅲ相試験で標準治療と比較して新しい治療候補として試されるため，後期試験になるにつれて新薬の効果はより期待されるものとなっています。しかし，第Ⅲ相試験では必ずしも新薬を投与されるわけではなく，比較対象となる標準治療薬が投与される場合もあります。そもそも，新薬は試験薬であることを忘れずに，過度な期待をもたせないよう，メリットとデメリットを理解してもらったうえで，試験に参加してもらう必要があります。

　日本では，第Ⅱ，Ⅲ相後期臨床試験はしっかりできる状況にありますが，第Ⅰ相試験を行えるのは，がんセンターや大学病院のなかでもわずかです。その理由として，人材が育っていないことが背景にあります。医師のみならず看護師，薬剤師，ならびに研究支援するコーディネーター（CRC）など，施設内に臨床試験を実施するサポート体制をもつことがきわめて重要であり，その院内体制を整備するのは容易ではありません。

　次に候補となる新薬が臨床試験として現在実施しているか，もしくはどこの施設で実施しているかの情報を収集しなければなりません。国立がん研究センターがん情報サービスのサイトの中にがんの臨床試験を探すというページがあります（http://ganjoho.jp/public/dia_tre/clinical_trial/search/search1-1.html）。がんの種類や，年齢，居住地などで臨床試験を検索できますので，主治医の施設以外で行われている臨床試験を検索するのに有用です。医療者のみならず，患者自身もアクセス可能な情報ですので，患者への情報提供も検討してください。

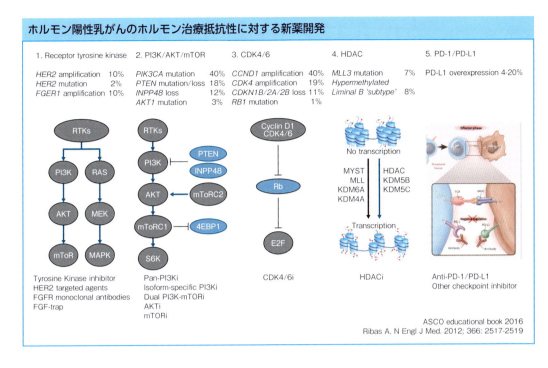

ホルモン陽性乳がんのホルモン治療抵抗性に対する新薬開発

ASCO educational book 2016
Ribas A. N Engl J Med. 2012; 366: 2517-2519

　さて，最近新薬として話題になっている，免疫チェックポイント阻害薬は悪性黒色腫，肺がん，腎細胞がんなど多数のがんで優れた臨床効果が証明されており，世界中でこの臨床試験が進んでいます。乳がんを対象としたデータはまだ少なく，乳がんのなかでどのような患者が免疫治療の恩恵を受けるのかを突き止めることは急務といえます。また，乳がんに対して開発されている新規薬剤のなかで，CDK4/6阻害薬，PARP阻害薬はすでに第Ⅲ相試験での有用性が示されており，近い将来臨床に導入されると考えられています。とくに薬剤耐性を克服するためには新規クラスの薬剤の開発が重要です（図）。

　臨床試験は，患者の参加・協力があってこそ成り立つもので，患者の不利益にならないような配慮が必要です。とくに，医療者と患者のコミュニケーションの場が広がるようにして，互いにしっかりとした理解のもとで，適切に受け入れられる協力態勢ができるとよいと考えています。

説明のポイント　過剰な期待を与えない

　新薬という言葉は魅力的であり，特別効きやすいと勘違いされる人がいます。新薬開発の過程で多くの薬は有効性を見出せなく，試験中止となる現実があり，必ず効果が得られる魔法の薬ではありません。むしろ，標準治療と扱われる薬は，これまで長い歴史の過程で評価されて残ってきた薬剤であるため，効果が期待されるわけです。新薬の臨床試験にはメリットとデメリットがあることを客観的に説明する必要があります。

〔古川　孝広〕

Q113 肺がんはどのような特徴をもつがんですか。

　　肺がんは難治性がんの象徴的存在でした。ところが，近年における薬物療法の発展は驚異的といえるほどで，標準治療が急激に変化している代表的な領域になりました。特定の標的を有する肺がんに有効な分子標的治療薬や，新しい治療の柱ともいえる免疫チェックポイント阻害薬などの薬剤を用いた治療法が次々と開発されています。手術療法，放射線療法も進化しており内容も充実してきています。すべての人を治すことは依然として困難ですが，種々の治療により手術できなくても長期生存の可能性が十分に望める時代になりました。

　肺がんは40歳代後半から罹患率や死亡率が増加し，高齢になるほど高くなります。死亡率は1990年代後半から男女とも若干の減少傾向ではありますが，罹患数と死亡数に大きな差はないことが特徴です。これは肺がんに罹患すると治癒しにくいことを示しています。国立がん研究センターがん対策情報センターが提供しているがん情報サービス（http://ganjoho.jp/reg_stat/index.html）より，都道府県別75歳未満年齢調整死亡率を図に示します。

　肺がんは治療方針の違いから，大きく小細胞肺がんと非小細胞肺がんに分けられます。さらに，非小細胞肺がんは腺がん，扁平上皮がん，神経内分泌腫瘍などに分けられます。分類ではありませんが，進行非小細胞肺がんの治療方針を決定する重要な因子として，*EGFR*遺伝子変異，*ALK*遺伝子転座，*ROS1*遺伝子転座やPD-L1陽性細胞の割合などが重要です。これらは有効な薬剤の効果予測因子として用いられます。肺がんの診断時点でこれらの検査も同時に行われることが多くなりました。肺がんの治療開発は日々進歩しており，治療効果を予測するための特定の遺伝子変異などが診断時に追加されていくことが見込まれています。このため診断には十分な腫瘍細胞が必要で，組織検査を複数回行う場合もあります。

　肺がんの原因として喫煙は大きな危険因子であり，非喫煙者と比較して喫煙者が肺がんになるリスクは男性で4.4倍，女性で2.8倍です。受動喫煙も大きな問題で，受動喫煙により肺がんになるリスクが1.3倍になります。早く禁煙できればそれだけ肺がんになるリスクが下がるといわれています。喫煙以外では，慢性閉塞性肺疾患（COPD）や肺線維症と診断されている人，アスベストなどを吸入する職業従事者や，家族に肺がんの人がいる場合などに肺がんのリスクが高いと報告されています。肺がんの特徴的な症状はなく，無症状のことが多いので要注意です。検診を受けるように勧めてください。長く続く咳や血痰などの症状があるときは必ず医療機関を受診するよう促してください。

都道府県別75歳未満年齢調整死亡率

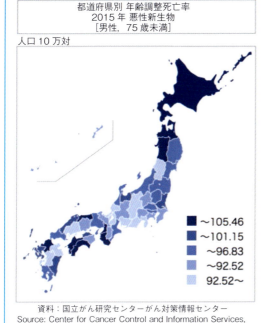

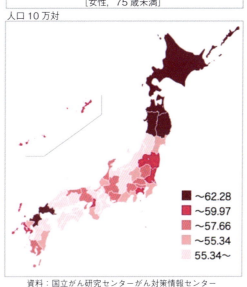

　『肺癌取扱い規約』が第8版に改訂されました。第7版と比較して複雑化しています。予後をより正確に反映できるように，病期は12段階に分類されました。治癒を目指す場合の主な治療法は，小細胞肺がんでは薬物療法と放射線療法，非小細胞肺がんでは手術療法と薬物療法を組み合わせることが中心となります。病期しだいでは小細胞肺がんであっても手術療法が，非小細胞肺がんであっても薬物療法と放射線療法が治癒のための治療戦略として選択されることもあります。詳細な標準治療については，それぞれ該当する項目を参照してください。

説明のポイント　わかりやすく標準治療を説明

　医療者からの説明について質問を繰り返しできること，セカンドオピニオンの希望はまったく問題ないことを説明してください。誤解から標準治療以外の治療を希望する場合もあると思います。標準治療とは現時点での最適の治療であることを説明してください。また，最近話題の「がん免疫療法」では，標準治療になった免疫チェックポイント阻害薬と科学的根拠のない免疫療法とを混同されている場合がありますので，誤解のないように説明することが重要です。

〔清水　英治〕

Q114 肺がんを予防する方法はありますか。

> がんの予防法には，一次予防（発症予防）と二次予防（早期発見）があります。
>
> 肺がんのもっとも大きな原因はたばこ喫煙であり，一次予防としては喫煙しないこと，喫煙者であれば早期に禁煙することが重要です。また非喫煙者であっても受動喫煙によって肺がん罹患リスクが20～30%増加するため，受動喫煙を避けることも重要となります。
>
> 二次予防として，年1回の胸部単純X線検査（高危険群では胸部単純X線検査に加えて喀痰細胞診の併用）による肺がん死亡率減少効果が示されており，日本では対策型検診として広く行われています。

肺がん発症の危険因子としてはたばこ喫煙，アスベスト，ラドン，大気汚染への曝露，肺気腫，間質性肺炎，胸部への放射線治療などがあげられていますが，そのなかでももっとも重要な危険因子はたばこ喫煙です。非喫煙者に比べて喫煙者の肺がん発症リスクは男性で4.4倍，女性で2.8倍高いと報告（http://epi.ncc.go.jp/can_prev/evaluation/783.html）されており，肺がん発生率は喫煙本数，喫煙期間，喫煙開始年齢に応じて増加します。また受動喫煙によっても肺がん罹患率は非喫煙者と比較し20～30%増加するとされています。

一方で，肺がんの発生率は禁煙により減少し，禁煙に成功した人の肺がん発症リスクは非喫煙者と比べると依然高いものの，早期および長期間禁煙することで発症リスクがより軽減するとされます。

またβ-カロテン，ビタミンAなどの抗酸化作用をもつ化学物質は肺がんに対する発症予防効果が期待され，喫煙者・アスベスト曝露者などの高リスク群を対象とした大規模な臨床試験が行われましたが，かえって肺がん発生率を上昇させるという結果となりました。薬物による肺がん発症予防として，イロプロストやセレコキシブなどが小規模な試験により期待されていますが，まだその有効性については十分に検証されていません。

したがって，現時点では肺がんの発症予防のために明確な根拠のある手段は危険因子を回避することにあり，①喫煙を開始しないこと，②喫煙者であれば早期に禁煙すること，③非喫煙者であれば受動喫煙を避けること，がもっとも重要といえます。

日本において肺がん検診として広く行われている方法は年1回の胸部X線検査，および50歳以上で喫煙指数（1日の喫煙本数×喫煙年数）が600を超える高危険群に対する喀痰細胞診の併用です。この方法は，日本の複数の症例対照研究により肺がん死亡率減少効果が示されているた

肺がん検診における低線量 CT スクリーニングの主な試験

試験	対象者	対象数	対照群	相対肺がん死亡リスク
NLST（米国）	55～74歳 BI*≧600	53,454	胸部単純X線	0.80
DLST（デンマーク）	50～70歳 BI≧400	4,104	スクリーニングなし	1.36
DANTE（イタリア）	60～75歳 BI≧400	2,472	スクリーニングなし	0.99
MILD（イタリア）	49歳～ BI≧400	4,099	スクリーニングなし	1.49
NELSON（ヨーロッパ）	50～75歳 BI≧300～375	15,822	スクリーニングなし	
JECS（日本）	50～70歳 BI＜300	1,455	胸部単純X線	

＊BI：Blinkman index＝1日の喫煙本数×喫煙年数

め，日本では対策型検診として行われています。

また肺がん検診の新しい方法として，低線量胸部 CT を用いる方法が注目されています。とくに 2011 年に重喫煙歴のある高危険群を対象として行われた米国 National Lung Screening Trial（NLST）試験により肺がん死亡率減少効果が報告され，さらに注目が集まっています。しかし，同様の無作為化試験がヨーロッパで実施されましたが低線量胸部 CT による肺がん死亡率減少効果は示されておらず，現時点では低線量胸部 CT の有用性については一定の見解は得られていません。15,000 人強の重喫煙者を対象としたヨーロッパの大規模無作為化臨床試験（NELSON study）が行われており，その結果により喫煙者に対する低線量胸部 CT 検診の有効性評価が定まると思われます（表）。

一方，非～軽喫煙者に対する低線量胸部 CT 検査の有効性については日本で佐川らにより無作為化比較試験が進められており，その結果が待たれるところです。

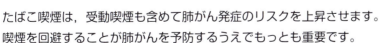

説明のポイント　たばこを「吸わない」「止める」「吸わせない」

たばこ喫煙は，受動喫煙も含めて肺がん発症のリスクを上昇させます。喫煙を回避することが肺がんを予防するうえでもっとも重要です。

また，検診を受けることで肺がんの早期発見・死亡率低下につながります。CT による検診についてはその評価は定まっていないことを説明する必要があります。

〔泉　大樹〕

Q115 肺がんの診断方法にはどのようなものがありますか。

X線やCTなどの画像診断で、肺がんが疑われる陰影がみつかった場合、その確定診断が必要になります。肺がんの確定診断には、病変から細胞や組織を採取し、その中にがん細胞が存在することを病理学的に証明する必要があります。主な検査方法として、気道からアプローチする気管支鏡検査と、X線透視、CTや超音波で確認しながら、胸壁を針で穿刺してアプローチする経皮針生検があります。どの検査が患者にとって一番よいかを、効果と安全性の面から総合的に判断する必要があります。

近年、放射線技術の進歩やCT検診の普及に伴い、小型肺がんがみつかることが多くなってきました。肺がんの診断には、細胞または組織検体からがん細胞を証明することが必要です。肺がんにおいては、その組織型によって、さまざまな腫瘍マーカーが上昇することが知られていますが、腫瘍マーカーでは肺がんの診断はできません。肺がんの検体採取には、できるだけ簡便にアプローチができ、患者に対して侵襲が少なく、診断率の高い方法が用いられます。もっとも患者の身体に負担が少なく簡便なのは、喀痰細胞診です。喀痰細胞診は、病変が気管や中枢気管支にある場合には効果的ですが、肺野の小さな病変の場合、喀痰からがん細胞を検出できることはほとんどありません。頸部リンパ節や胸水など、検査しやすい部位にがんの転移病巣が疑われる病変がある場合は、そこから検体採取が行われることがありますが、肺野にしか病変がない場合、気管支鏡検査やX線、CT、超音波などを用いて行う経皮針生検が用いられます（表）。

気管支鏡検査は日本において、肺がんの診断にもっとも用いられている正確性と安全性を兼ね備えた検査方法です。従来、気管支鏡検査の際に用いられる画像機器はX線透視だけで、小型肺がんに対する診断率は決して十分ではありませんでした。しかし近年、気管支鏡に使用できる超音波（endobronchial ultrasound；EBUS）や、病変に通じる気管支の道筋を表示するナビゲーションが開発され、これらを併用することにより小型肺がんに対する診断率は格段に向上しました。また、気管支鏡自体も改良され、現在では先端外径3 mmでEBUSを使用できる極細径気管支鏡の臨床使用が可能です。この極細径気管支鏡とX線透視、ナビゲーション、EBUSを組み合わせることにより、小型肺がんに対し高い診断率が得られることが報告されています。

経皮針生検は、胸壁に近い病変に対して、高い診断率が期待できる検査です。また、気管支鏡で診断が難しい気管支が直接通じていないような肺がんに対しても効果的です。一方、胸膜を針で穿刺するため、気管支鏡検査に比べ、気胸の発症頻度が高いのが欠点です。また、まれに喀血や空気塞栓、胸膜播種など重篤な合併症が起こることが報告されています。

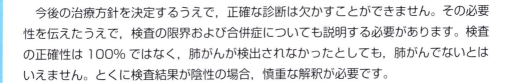

気管支鏡検査と経皮針生検

	気管支鏡検査	経皮針生検
末梢肺がんの診断率	○	◎
中枢肺がんの診断率	◎	△
検体の量	○	○
合併症	○	△

　気管支鏡検査や経皮針生検で診断がつかない症例に対しては，胸腔鏡や開胸肺生検など侵襲の大きい外科的検査が考慮されます。個々の患者に対し，効果と安全性の面からどの検査が一番よいかを総合的に判断する必要があります。

説明のポイント　検査の必要性，長所，短所を正確に伝える

　今後の治療方針を決定するうえで，正確な診断は欠かすことができません。その必要性を伝えたうえで，検査の限界および合併症についても説明する必要があります。検査の正確性は100％ではなく，肺がんが検出されなかったとしても，肺がんでないとはいえません。とくに検査結果が陰性の場合，慎重な解釈が必要です。

〔沖　昌英〕

Q116 肺がんに対する手術にはどのようなものがありますか。

　肺がんに対する手術は，①アプローチ方法と②肺切除範囲の2点を考慮して決定します。アプローチ方法には開胸手術と胸腔鏡（内視鏡）手術があります。切除範囲には肺全摘，肺葉切除，肺区域切除，肺部分切除のほかに，がんが浸潤している部位を合併切除することもあります。さらに，肺がんの手術ではリンパ節の郭清が必要となります。近年，小型肺がんが増加し，肺部分切除や肺区域切除の適応やリンパ節の郭清範囲が議論となっていますが，患者の病状に応じて適切に判断することが重要です。

　肺がん手術で大切なことは，根治性（がんを残さず完全に取り切ること）と安全性（合併症を生じないようにする）の両立です。そのうえで，身体にやさしく負担の少ない低侵襲手術である胸腔鏡手術を考慮することになります。胸腔鏡手術は小さな傷で，胸壁への侵襲を軽減するので痛みが少なく，QOLの向上につながり，回復力の早い手術です。したがって，患者の体力が低下している場合，例えば高齢患者，併発症を有する患者，呼吸機能や心機能の低下した患者などにもよい適応となります。一般に胸腔鏡手術は臨床病期Ⅰ期の肺がんに適応されます。大きな腫瘍やリンパ節転移が疑われる場合にも適応されることがありますが，進行がんに対しては慎重にすべきでしょう。また，最近は正確な操作による新たな技術として，手術支援ロボットを用いた低侵襲手術も行われるようになりました。

　近年，画像診断の精度向上により，小型の肺がんが多く発見されるようになりました。切除量を決定する際には，小さな早期肺がんには部分切除や区域切除などの切除範囲の少ない肺切除が選択されます（図）。これを縮小手術と呼び，とくにすりガラス陰影を50％以上含む2cm以下の肺がんには積極的に適応される場合が増えています。高齢者や併発症の多い患者には消極的適応により縮小手術を行うこともあります。一方で，大きな腫瘍や進行がんには肺葉切除，肺全摘さらには浸潤臓器の合併切除が行われます。近年は減少傾向にありますが，肺門部の気管支に発生した肺がんには気管支形成術が必要となります。周囲臓器への浸潤やリンパ節転移を認めるような進行した肺がんには化学療法や放射線療法で小さくした後に，切除することもあります。最初は手術不能と考えられた進行がんでも近年進歩が著しい薬物療法や放射線療法でがんが限局したため，あるいは治療後に局所再発したためにその部位だけを切除することもあります。これをサルベージ（救済）手術と呼んでおり，近年増加傾向にあります。

　肺がんの手術では肺門および縦隔のリンパ節郭清が必要ですが，郭清の範囲については議論があります。郭清範囲の縮小により，手術時間の短縮，免疫機能の温存，手術合併症の減少も期待

肺がんの手術

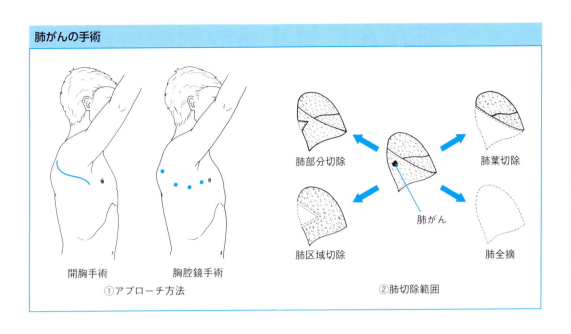

①アプローチ方法　　②肺切除範囲

されますが，小型でも予期しないリンパ節転移を有する肺がんもあること，正確な病期診断ができないことも欠点となり，郭清を安易に縮小することには注意が必要です。

　手術方法の決定において大切なことは，医師と患者がよく話し合って患者が十分に納得したうえで手術を受けることです。『肺癌診療ガイドライン』における標準術式は開胸，胸腔鏡にかかわらず，肺葉切除と肺門および縦隔リンパ節郭清となっています。しかしながら，前述したアプローチ法，肺切除量，リンパ節の郭清範囲についてはがんの進行度と患者の体力を考慮して決定しますので，患者一人ひとりの病状によって異なります。適切な手術方法を選択することが最高の外科治療を行ううえでの第一歩です。

> **説明のポイント　相手の理解度を確認しながら何度でも説明する**
>
> 　肺がんの手術方法は種類が多く，複雑です。患者にとっては理解しにくい内容も含まれます。がんの手術である以上，根治性が重要ですので，がんの進行度に応じて術式を選択することがまず優先されます。そのうえで，安全性を考慮して低侵襲手術の適応を検討することが大切です。患者にわかりやすく図で示しながら話をして，理解度を確認したうえで，必要があれば何度でも説明することが重要です。

〔中村　廣繁〕

Q117 肺がんに対する放射線療法にはどのようなものがありますか。

　放射線治療装置で発生させたビームを，体内の病巣に精密に照射する「体外照射」を行います。肺がんでは，X線を使うことがほとんどです。治療は装置のベットに仰向けになっている間に数分間で終わります。その際，痛みや熱さを感じることはありません。病気の広がりや年齢などによって異なりますが，多くは放射線療法と同時に抗がん剤治療を併用します。5cm以下のがんでリンパ節や遠隔転移がない場合，定位照射（ピンポイント照射）も，手術に劣らない良好な成績が報告されています。また，骨転移や脳転移などに対して，苦痛を和らげるために放射線療法を行うことがあります。

　肺がんの放射線療法では，主にX線を使います。放射線治療装置（リニアック）で発生させたビームを，体内の病巣に精密に照射する「体外照射」を行います。身体にビームが照射されている時間は数分間です。その際に痛みや熱さを感じることはありません。正確な位置合わせのため，治療装置のベッドに仰向けの姿勢で約15分程度安静を保つ必要があります。通常は平日に毎日1回ずつ，合計30回程度の治療を行います。

　肺がんに対する放射線療法の適応は大きく分けて3つあります。①手術適応とならない局所進行がん（Ⅲ期）の根治照射，②高齢や併存疾患のために手術不能なⅠ～Ⅱ期，③根治が望めない場合の緩和照射です。また，非小細胞肺がんと小細胞肺がんでは，治療選択や照射方法が若干異なります。

　非小細胞肺がんは，臨床病期ⅢAとⅢBの一部が根治的放射線療法の適応となります。多くは抗がん剤を併用します（図a）。高齢や併存疾患のために手術できないと判断された場合でも，放射線療法が可能な場合があります。

　小細胞肺がんの特徴は，腫瘍の増殖が速くて遠隔転移をきたしやすいが，抗がん剤や放射線療法が効きやすいことです。限局期（腫瘍の進展範囲が胸腔から鎖骨上窩に限局し，悪性胸水がない）の場合，放射線療法を行います。通常の1日1回照射に比べ，1日2回の照射で短期間に治療するほうが，良好な成績結果が得られたため，抗がん剤を同時併用した1日2回照射が標準治療となっています。

　定位照射とは，小さな病変に対して放射線ビームを多方向からピンポイントに集中させる高精度な治療です。4～8回程度の短期間で治療が終了し，手術切除に劣らない良好な成績が報告されています。大きさ5cm以下でリンパ節転移・遠隔転移のない肺がんが保険適用となります（図b）。

放射線療法の治療計画

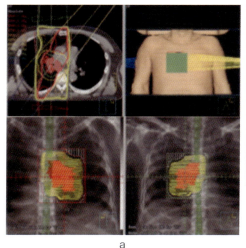
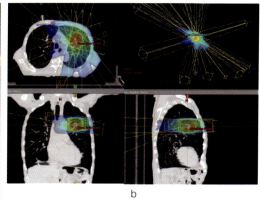

a．非小細胞肺がん（臨床病期ⅢA）に対する化学放射線療法の治療計画
b．非小細胞肺がん（臨床病期ⅠA）に対する定位照射の治療計画。外来通院4回の治療で終了する

骨転移で痛みが強い場合や，椎体転移が脊柱管を狭窄して神経症状がある場合，多発性脳転移も放射線療法が有効です。

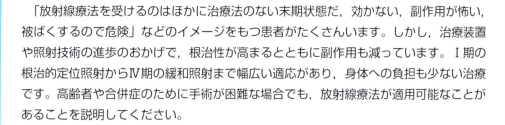

説明のポイント　低侵襲で安全な治療

「放射線療法を受けるのはほかに治療法のない末期状態だ，効かない，副作用が怖い，被ばくするので危険」などのイメージをもつ患者がたくさんいます。しかし，治療装置や照射技術の進歩のおかげで，根治性が高まるとともに副作用も減っています。Ⅰ期の根治的定位照射からⅣ期の緩和照射まで幅広い適応があり，身体への負担も少ない治療です。高齢者や合併症のために手術が困難な場合でも，放射線療法が適用可能なことがあることを説明してください。

〔内田　伸恵〕

Q118 肺がんに対する薬物療法はどのようなものですか。

　肺がんの薬には，点滴と内服の抗がん剤があります．最近では，肺がんの細胞を細かく調べると，がん化の原因となる遺伝子の異常がいくつか発見され，これらの遺伝子異常を標的として攻撃する薬が使えるようになりました．この薬を分子標的治療薬といいます．加えて，免疫治療薬など新しい薬も複数使えるようになりました．分子標的治療薬や免疫治療薬をうまく使うことで，従来の抗がん剤と比べて，よりよい効果が期待できます．一方，各薬剤にはさまざまな副作用があります．そのため，体調に変化があれば早めに医療機関の受診が必要です．一般に治療導入は入院で行うことが多いですが，副作用が軽いことを確認できれば，以後外来での通院治療も可能です．

　肺がんの薬物療法には，殺細胞性抗がん剤，分子標的治療薬，血管新生阻害薬，免疫チェックポイント阻害薬などが用いられます（表）．

　殺細胞性抗がん剤は，細胞増殖に必要なDNA合成や細胞分裂を阻害します．分子標的治療薬は，がん細胞の増殖や腫瘍血管の新生にかかわる分子を標的とする薬です．

　非小細胞肺がんでは，殺細胞性抗がん剤，分子標的治療薬，免疫療法が保険適用となっていますが，小細胞肺がんでは殺細胞性抗がん剤のみ保険適用となっています．

　従来，肺がんの薬物療法としてはプラチナなどの殺細胞性抗がん剤が主体でしたが，その治療成績はよくありませんでした．昨今はがん細胞を遺伝子レベルで解析する技術が定着し，肺がんの原因となる遺伝子異常が複数発見されています．遺伝子変異としては*EGFR*遺伝子変異，*EML4-ALK*遺伝子異常が代表的です．非小細胞肺がんの約30〜40％に*EGFR*遺伝子変異，約5％に*EML4-ALK*融合遺伝子異常が認められます．

　非小細胞肺がんでは上記の遺伝子変異が陽性であれば，分子標的治療薬（EGFRチロシンキナーゼ阻害薬，ALK阻害薬）が一次治療となり，遺伝子変異がない場合は殺細胞性抗がん剤が一次治療となります．このように遺伝子異常別に細分化し，その異常に見合う分子標的治療薬を選択して用いる治療戦略（precision medicine）が現在適切と考えられています．そのため，非小細胞肺がんでは診断時に遺伝子変異を調べることが肝要です．

　EGFRチロシンキナーゼ阻害薬，ALK阻害薬などの分子標的治療薬は内服薬であり，副作用には間質性肺炎，皮疹，下痢などがあります．間質性肺炎は致死的になる場合もあるためとくに注意が必要で，息切れ，呼吸困難などの症状が現れた場合には早めに医療機関を受診するよう患者に促すことが必要です．殺細胞性抗がん剤とは異なり骨髄抑制は低頻度です．またベバシズマ

肺がんに対して使用する主な薬剤の種類・副作用

	薬剤	副作用
殺細胞性抗がん剤	プラチナ製剤 　シスプラチン 　カルボプラチン	骨髄抑制，嘔気・嘔吐，食欲不振，腹痛，便秘，下痢，腹部膨満感，倦怠感，肝機能障害，腎障害，皮疹，口内炎，末梢神経障害，脱毛，アナフィラキシー，間質性肺炎など
	代謝拮抗薬 　ゲムシタビン 　ペメトレキセド 　テガフール・ウラシル 　テガフール・ギメラシル・オテラシルカリウム	
	植物アルカロイド 　ドセタキセル 　パクリタキセル 　ナブパクリタキセル 　ビノレルビン 　イリノテカン 　エトポシド 　ノギテカン	
分子標的治療薬	EGFR チロシンキナーゼ阻害薬 　ゲフィチニブ 　エルロチニブ 　アファチニブ 　オシメルチニブ	間質性肺炎，皮疹，爪囲炎，下痢，皮膚乾燥，肝機能障害，心障害など
	ALK 阻害薬 　クリゾチニブ 　アレクチニブ 　セリチニブ	悪心，嘔吐，下痢，視覚障害，浮腫，間質性肺炎，骨髄抑制，肝機能障害，QT 延長，徐脈など
免疫チェックポイント阻害薬	抗 PD-1 抗体 　ニボルマブ 　ペムブロリズマブ	間質性肺疾患，重症筋無力症，大腸炎，1 型糖尿病，免疫性血小板減少性紫斑，肝炎，甲状腺機能障害など
血管新生阻害薬	抗 VEGFR 抗体 　ベバシズマブ 抗 VEGFR2 抗体 　ラムシルマブ	アナフィラキシー，消化管穿孔，創傷治癒遅延，出血，血栓塞栓症，高血圧，ネフローゼ症候群，骨髄抑制など

ブ，ラムシルマブなどの血管新生阻害薬などは殺細胞性抗がん剤と併用して使います。

　さらに最近では，免疫チェックポイント PD-1/PD-L1 の研究や創薬も進んでいます。T 細胞表面には PD-1，がん細胞の表面には PD-L1 が発現しており，PD-1 と PD-L1 が結合すると T 細胞による腫瘍免疫が抑制されます。PD-1 や PD-L1 を標的とした免疫チェックポイント阻害薬（抗 PD-1 抗体薬，抗 PD-L1 抗体薬）で，PD-1 と PD-1 の結合を阻害することにより，T 細胞を活性化させ抗腫瘍効果を示します。とくに PD-1 抗体薬は，殺細胞性抗がん剤に対して生存期間で優越性を示したことから，認可に至っています。現在，肺がんでは免疫療法薬としてニボルマブとペムブロリズマブが保険承認されています。最近では，PD-L1 が高発現であれば一次治療に免疫療法（ペムブロリズマブ）を行います。そのため，診断時に *EGFR* や *ALK* の遺伝子異常を調

べると同時に，がん細胞の PD-L1 蛋白発現（免疫染色）も調べなければなりません。

　免疫療法は副作用として免疫関連事象（自己免疫性疾患）が出現し得るため，自己免疫性疾患，間質性肺疾患の既往がある患者については慎重に投与を決定する必要があります。この免疫関連事象としては間質性肺疾患，重症筋無力症，大腸炎，1 型糖尿病，免疫性血小板減少性紫斑，肝炎，甲状腺機能障害などがあげられ，十分な説明が必要です。また副作用が生じた場合には，他科と連携して速やかに対応することが大切であり，あらかじめ他科医師，看護師，薬剤師などを含めた予防・対策チームを作っておくことも有用です。

説明のポイント：さまざまな薬，副作用があることを伝える

　肺がんの薬物療法にはさまざまな薬が用いられますが，まずはがんの分子異常をチェックし，その特徴に合わせて薬を選ぶことを説明する必要があります。また薬にはさまざまな副作用があり，薬ごとに副作用が異なること，治療中に体調に変化がある場合は早めに医療機関を受診する必要があることを必ず伝えましょう。

〔渡邉　洋美，堀田　勝幸〕

Q119 肺がんの手術後には薬物療法が必要でしょうか。

　肺がんの手術後に行う薬物療法については，1995年以降に繰り返し有効性を示す報告が行われました。現在では，切除可能肺がんの標準治療の一部になっており，手術後に薬物療法を追加することで治る確率を上乗せすることができると考えられています。ただし，肺がんの進行度，手術の内容（治癒切除かどうか），薬物療法の内容（シスプラチンを含むかどうか）などが重要です。とくに手術後の薬物療法では，用いる薬剤の種類や量によっては，せっかく薬物療法を受けても治療効果がまったくなくなる場合もあります。

　肺がんの手術後に行う薬物療法については，1995年以降に繰り返し有効性を示す報告が行われました。2016年の『肺癌診療ガイドライン』では，術後病理病期ⅠA期で腫瘍径が2cmを超える場合とⅠB期の完全切除例に対して，テガフール・ウラシル配合剤療法を行うように推奨されています。ただし，組織型で推奨度に差があり，腺がんでは勧められている一方で，非腺がんでは「考慮してよい」と記載されています。術後病理病期Ⅱ～ⅢA期の完全切除例に対してはシスプラチンの投与が可能であれば，シスプラチン併用療法を行うよう推奨されています。

　2003年以前はシスプラチンを含む薬物療法は，手術適応のない根治の非常に難しいⅣ期非小細胞肺がん症例に対する治療法が主な位置づけでした。シスプラチンを含む治療法は強い吐き気や腎機能障害を起こす可能性があり，投与には大量の点滴が必要なため入院を余儀なくされることから患者の生活の質を損ねると考えられていました。このような背景もあり，Ⅳ期非小細胞肺がん症例に対してシスプラチンを含む治療法はむしろ敬遠される傾向があったように思います。ところが，2004年以降は世界的にシスプラチンを含む術後薬物療法が標準治療となりました。科学的根拠としては，シスプラチンを用いた臨床試験での有効性が証明されただけではなく，毒性が比較的軽微なカルボプラチンを用いた臨床試験では周術期治療の有効性が証明されなかったことをあげることができます（表）。

　現時点では「治ること」を追求する肺がん術後患者にはシスプラチンを含む薬物療法を選択する必要があるとされています。では，手術の後にシスプラチンを含む薬物療法を行うと，どれくらいの利益と不利益があるのでしょうか。図は視覚的に治療効果を理解することができるので説明しやすい資料として有用です。青色は薬物療法の有無にかかわらず5年以内に亡くなる割合，黄色はシスプラチンを含む薬物療法なしでも生存する割合，灰色はシスプラチンを含む薬物療法で生存する割合，赤は薬物療法を行うことで亡くなる割合をそれぞれ示しています。なお，肺がん術後病期Ⅰ期に対してシスプラチンを含む薬物療法は行いません。また，シスプラチンの総投

非小細胞肺がんに対するカルボプラチンを用いた周術期治療の報告

著者	対象 (WHO 6班)	症例数	治療内容	主要評価項目	治療成績	ハザード比	p値
Felip E	IA (2cm<) 〜 ⅢA (T3N1)	212	手術	5年後の 無病生存率	34.1%		
		201	TC×3→手術		38.3%	0.92 (95% CI： 0.81-1.04)	0.176
		211	手術→TC×3		36.6%	0.92 (95% CI： 0.75-1.22)	0.74
Strauss GM	IB	171	手術	全生存 (死亡率で報告)	43%		
		173	手術→TC×3		47%	0.83 (95% CI： 0.64-1.08)	0.125
Pisters KM	IB〜 ⅢA (T3N1)	168	手術	全生存 (生存期間で報告)	41カ月		
		169	TC×3→手術		62カ月	0.79 (95% CI： 0.60-1.06)	0.11

TC：カルボプラチン・パクリタキセル併用療法

(陶山久司, 他：シスプラチンレジメンの外来化学療法への移行. 鳥取医誌, 40：9〜13, 2012. より引用)

薬物療法追加による予後改善効果

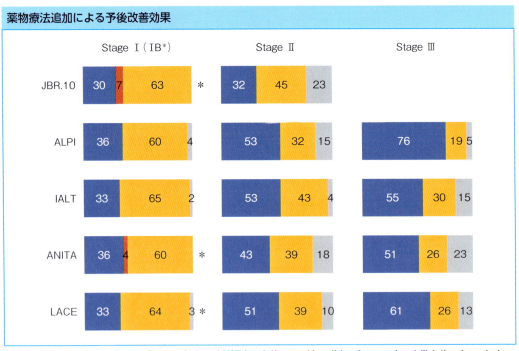

ALPI；Adjuvant Lung Cancer Project Italy, ANITA；Adjuvant Navelbine International Trialist Association, CALGB；Cancer and Leukemia Group B, IALT；International Adjuvant Lung Cancer Trial, LACE；Lung Adjuvant Cisplatin Evaluation. (注*) IB期を含む臨床試験。ALPIとIALTはIA期・IB期を含みます

(Kris, M. G., et al：Adjuvant systemic therapy and adjuvant radiation therapy for stage I to ⅢA completely resected non-small-cell lung cancers：American Society of Clinical Oncology/Cancer Care Ontario Clinical Practice Guideline Update. J. Clin. Oncol., 35：2960〜2974, 2017. より引用・改変)

与量については 300 mg/m² 超を投与した際に有効性が示されたという報告もあること，シスプラチンの総投与量が 240 mg/m² では有効性を示すことができなかった臨床試験もあることなどにも注意が必要です。

2017年の米国臨床腫瘍学会で *EGFR* 遺伝子変異を有する非小細胞肺がん術後 II～IIIA(N1-N2) 期を対象とした，ゲフィチニブとビノレルビン・シスプラチン併用療法との有効性を比較する臨床試験についての報告がありました．3年無増悪生存期間に差はないと報告されたものの，現時点ではコンセンサスを得た治療ではありません．

> **説明のポイント** おまけの治療ではありません
>
> 肺がん術後薬物療法の適応は，術後病期と完全切除の有無で判定するので議論は多くはありません．安全性について年齢や合併症は考慮します．II～IIIA期と説明し，臨床試験以外でシスプラチンを含まない薬物療法を勧めた場合は要注意で，現時点では治癒に貢献する科学的根拠がありません．がん薬物療法専門医としっかり相談したうえで根拠のある治療を受けるように説明してください．

〔陶山　久司〕

Q120 肺がんは再発するとどのような治療を受けることになりますか。

　肺がんが再発した場合（他臓器への転移を含む）には，基本的に抗がん剤による薬物療法を中心とした治療が行われます。薬物療法は，各患者の"がんの性質（顔つき）"に応じて選択します。一般的な薬物療法には，プラチナ系薬剤をベースとした併用療法，分子標的治療薬，免疫チェックポイント阻害薬があります。これらの薬物療法を"がんの性質"に応じて順番に行っていくことになります。肺がんの再発症例では，根治治療というよりも，がんと共生していくことを念頭に置いて治療を進めていくことが必要となります。

　肺がんは初回診断時のStage（Ⅰ～Ⅲの場合）によって，手術（±術後補助化学療法）および化学放射線療法が行われ，根治的治療が実施されます。この場合の化学療法としては，プラチナ系抗がん剤による併用療法や経口5-FU系抗がん剤単剤による治療が選択されます。一方，根治的治療後の経過観察による肺がんの生存率は，初回診断時のStageにもよりますがおおよそ40～80％とされ，他がん腫と比べるとその生存率は低く，再発率は高くなっています。肺がんの再発時には化学療法を中心とした治療が行われることになりますが，その治療にあたっては患者のがんの性質に応じたさまざまな薬物治療が行われることになります（**表**）。

　肺がん再発後の化学療法施行前にはまず，患者のがん組織（手術・組織検体，細胞診など）から，ドライバーオンコジーン（*EGFR/ALK/ROS1*など）と呼ばれる肺がんの主成長に関与する遺伝子の変異を確認すると同時に，生体内におけるがんの免疫応答に関与するPD-L1の蛋白質レベルでの発現を確認する必要があります。

　ドライバーオンコジーンの変異について，*EGFR*の遺伝子変異があればEGFR-TKIを用いた治療を行います。現在，EGFR-TKIは第三世代まで上市されており，第一世代のEGFR-TKIが耐性（T790M変異）となった場合には，第三世代の薬剤が使用されることになっています。また，*ALK/ROS1*変異であればALK-TKIを用いた治療が実施されることになります。*EGFR*の遺伝子変異は40％程度の患者で認められる一方，*ALK/ROS1*の遺伝子変異は5％程度と非常にまれな変異であることが報告されています。

　ドライバーオンコジーンの変異が陰性の場合，PD-L1の発現率が治療において重要となります。PD-L1の測定にあたっては，採取したがん組織におけるPD-L1の発現率を確認し，組織検体の50％以上で発現が認められる強陽性，少なくとも1％以上で発現が認められる陽性，発現が認められない陰性に分類します。PD-L1の発現率が50％以上の強陽性症例に関しては，ドライバーオンコジーンの変異がなければ初回化学療法としての免疫チェックポイント阻害薬が推奨されてお

肺がん治療で使用する抗がん剤

プラチナ系薬剤	殺細胞性抗がん剤	分子標的治療薬		免疫チェックポイント阻害薬	
		ターゲット因子	抗がん剤	ターゲット因子	抗がん剤
シスプラチン（CDDP）	イリノテカン（CPT-11）	EGFR	ゲフィチニブ	PD-1	ペムブロリズマブ
カルボプラチン（CBDCA）	ビノレルビン（VNR）		エルロチニブ		ニボルマブ
ネダプラチン（CDGP）	ゲムシタビン（GEM）		アファチニブ	PD-L1	アテゾリズマブ
	パクリタキセル（PTX）		オシメルチニブ		
	ドセタキセル（DTX）	ALK/ROS1	クリゾチニブ		
	エスワン（S-1）		アレクチニブ		
	ペメトレキセド（PEM）		セリチニブ		
	アブラキサン（nab-PTX）	VEGF VEGFR	ベバシズマブ		
	エトポシド（VP-16）		ラムシルマブ		

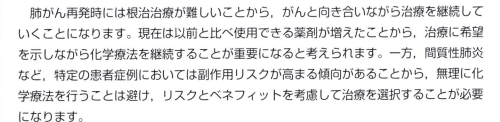

PD-L1 陽性症例に使用する薬剤
※ニボルマブ，アテゾリズマブは PD-L1 陰性でも使用可能

ドライバーオンコジーン（EGFR/ALK/ROS1）変異症例に使用する薬剤

り，1％以上の陽性および陰性症例であれば 2 次化学療法としての使用が推奨されています。

一方，患者の年齢や性別，身体状態，間質性肺炎の既往歴などが治療継続および毒性の発現頻度にも影響を与えることが報告されていることから，各薬剤の治療適応にあたっては注意が必要となります。

説明のポイント　患者の希望とリスクとベネフィットを考慮する

肺がん再発時には根治治療が難しいことから，がんと向き合いながら治療を継続していくことになります。現在は以前と比べ使用できる薬剤が増えたことから，治療に希望を示しながら化学療法を継続することが重要になると考えられます。一方，間質性肺炎など，特定の患者症例においては副作用リスクが高まる傾向があることから，無理に化学療法を行うことは避け，リスクとベネフィットを考慮して治療を選択することが必要になります。

〔岩本　康男〕

Q121 肺がんは再発や転移をするともう治らないのでしょうか。

> まず,「治る」というのはどのような状態になることをイメージされますか？ もしそれが根治だとすると,なかなか難しいのが現状です。ただ,あなたが「治したい」と考えるのは当たり前ですし,私も本当に治ればよいと思っています。根治は難しくても,病気を抑える治療を続けながら普段どおりの生活を送ることは十分に可能です。時間を稼ぐことで,より効果的な治療が出てくる可能性もあるので,根気強く治療を続けていきましょう。

　局所の再発や単発の転移であれば,手術や放射線療法による局所制御で根治に至る可能性もありますが,実際は多発転移をきたした状況で聞かれることが多い質問であると思われます。対話を進めるうえで主治医がまず心がけたいことは,医学的には「治る＝根治する」ですが,実際には「治る」という言葉について患者や家族がイメージする内容は一様ではない,ということです。「治る」という言葉が,①腫瘍が体内から消えていっさいの治療が不要になる,②治療を続けながら現在の生活が続けられる,③腫瘍が治療により縮小する,④腫瘍に伴うつらい症状を改善する,といったさまざまなイメージを内包している可能性があり,時には本人もわかっていないまま質問しています。答える前に,まずは患者や家族のもっているイメージを明らかにする必要があるでしょう。

　さて,一般に進行・再発した肺がんが根治に至ることはまれであると考えられていますが,実際の頻度はどの程度でしょうか？ 進行肺がんの根治率について,正確なエビデンスは乏しいですが,全がん協(全国がんセンター協議会)による10年生存率をみるとⅣ期肺がんの10年生存率は3.4％であり,乳がんや大腸がんと比較しても低いのが現状です(表)。この調査では個々の症例の詳細は出ていないので,化学療法などの治療継続中の症例や,初診時でのStagingが誤っていた(＝進行がんではなかった)症例を含む可能性を考えると,実際の進行肺がん患者が根治に至る割合はさらに少ないといえるでしょう。

　医学的には根治が困難であっても患者や家族が「治したい」という希望をもつことは自然なことであり,希望をもつこと自体を主治医が受け止めていることは明確に伝える必要があります。加えて,Butowらは,単純に統計学的な生存期間などを伝えるのではなく,統計の限界を認め,患者や家族のポジティブな感情を尊重することで達成可能な治療目標を共有する戦略を推奨しています(Support Care Cancer, 2002)。患者に伝えるとしたら「ごく少数ですが,治療がとてもよく効く人もいるので,あなたがそうであるとよいと願っています」という表現になるかもしれません。

　腫瘍内科医であり自らもがんサバイバーである上野直人氏は,治らない状態のがんであっても,

代表的ながんの病期別10年生存率

部位別がん		ステージ				全症例数
		Ⅰ	Ⅱ	Ⅲ	Ⅳ	
肺がん	症例数	2,669	755	2,026	1,963	7,634
	生存率（%）	68.3	28.8	16	3.4	32.6
乳がん	症例数	2,127	3,112	685	321	6,402
	生存率（%）	95	86.2	54.7	14.5	81.7
大腸がん	症例数	1,122	973	1,056	714	4,140
	生存率（%）	95.3	81.5	74.3	8.3	69.2

〔全国がん（成人病）センター協議会（全がん協）部位別臨床病期別　10年相対生存率（2000〜2003年 診断症例）より抜粋〕

分子標的治療薬などを用いて長期間の治療を続けながら普段の生活を継続する重要性を説いています（一流患者と三流患者，2016年）。「治らない＝死」というイメージをもつがん患者が多いなかでは貴重な指摘であり，大事なメッセージです。

また，2010年代でみても，第3世代EGFRチロシンキナーゼ阻害薬（タグリッソ®）や免疫チェックポイント阻害薬（オプジーボ®，キートルーダ®）など，進行肺がん患者の生存に大きなインパクトを与える薬剤が登場しており，根気強く「時間稼ぎ」の治療を続けていくことで，長期間の生存が期待できる薬剤が出現するかも知れない，ということは，患者・家族・主治医が共有し得る「希望」となり得ます。

とはいえ，「根治が難しい」という事実は患者や家族にとってショックであることは変わりません。悪いニュースを聞いた後に，日々の生活が続けられることや新規の治療の登場といった前向きな「希望」の話を受け止められるまでの期間には個人差があり，ある程度の時間が必要になることもしばしばです。時には適応障害となり，専門の医師による治療が必要となる場合があることも覚えておく必要があります。

「病状について正しく伝えること」と「患者や家族の希望が失われないよう配慮すること」の両立という難しい対応が迫られる場面ですが，患者や家族の気持ちに寄り添った対応を行うことで医師−患者関係がよりよいものとなる契機になります。

説明のポイント　説明の前に「思い」を受け止める

患者や家族の「治したい」という言葉に込められた思いを傾聴して，その願いが正当であることを認め，それを主治医としてきちんと受け止めていることを伝えることが大事です。そのうえで，患者が望むような生活を送るために，どのような治療ができるかについて話し合うことが目標になります。

〔森川　直人〕

Q122 縦隔腫瘍はどのような特徴をもつがんですか。

> 縦隔腫瘍は頻度が低い腫瘍とされていますが，がん診療連携拠点病院では決してまれな腫瘍ではありません。縦隔腫瘍は縦隔と呼ばれる場所に発生した腫瘍の総称で，種々の疾患を含みます。縦隔とは左右の肺に挟まれた，胸郭の入口と横隔膜の間にある場所で，気管・気管支，心臓，大血管，食道などの重要臓器が存在します。疾患によっては診療する頻度の高い施設と低い施設で予後に差が出ると報告されています。診断と治療方針立案・実行すべてについて総合力のある病院に紹介して，がんであっても治ることを目標にします。

縦隔とは左右の肺に挟まれた，胸郭の入口と横隔膜の間にある場所（図）で，気管・気管支，心臓，大血管，食道などの重要臓器が存在します。

一般的には縦隔を前，中，後の3つに区分します。前縦隔では胸腺上皮性腫瘍，悪性リンパ腫，性腺外胚細胞性腫瘍，縦隔内甲状腺腫がほとんどを占めます。中縦隔では他臓器からのリンパ節転移のほか，中皮腫，悪性リンパ腫などがあります。後縦隔では神経原性腫瘍が多いとされます。ただし，発生部位だけでは疾患を特定できません。

縦隔腫瘍の約半数の症例は無症状です。検診などで撮影された胸部X線写真や胸部CTなどで指摘されることが多いとされます。腫瘍による圧迫症状として，咳，顔面・首・腕のむくみ，声のかすれを認めることがあります。非常に進行した状態では呼吸困難や喘鳴を認めることもあり，緊急の対応を要する場合があります。かぜ症状のため行った血液検査をきっかけに循環不全による肝障害から縦隔腫瘍の存在を指摘された人や，気管支喘息として数カ月治療されていた縦隔腫瘍の人がいます。胸部X線写真を撮影した場合は縦隔陰影に留意して読影してください。

縦隔腫瘍はきわめて多岐にわたる病理組織型を含み，治療方針がまったく異なることが特徴です。このため速やかな組織診断が治療戦略のために必要です。画像検査ではCT，MRI，PET-CTなどの情報が有用です。十分量の組織採取が重要で，場合によっては外科的生検も検討します。組織採取のための放射線科医，呼吸器内視鏡医，呼吸器外科医，治療のための血液内科医，がん薬物療法専門医，呼吸器外科医，泌尿器科医，放射線治療医など種々の専門家の協力が必要で，病院の総合力が問われます。このため，縦隔腫瘍では診断時点から総合的な対応が可能である施設での診療が必須です。主な疾患の治療について以下に示します。

胸腺上皮性腫瘍（胸腺腫，胸腺がん）では外科切除を検討します。切除不能な場合は放射線療法が標準的で，種々の薬物療法も試みられています。

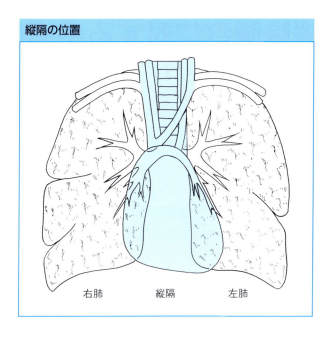

縦隔の位置

右肺　縦隔　左肺

　性腺外胚細胞腫では薬物療法を先行し，腫瘍マーカーの正常化後に残存腫瘍を切除する方法で治癒を目指します。早急な治療対応を求められる一方で，組織診断では診断が確定しないこともあります。このような場合は原発不明がんへの対応知識も必要です。治療の中心となる薬剤は重篤な有害事象が発生する頻度が高いのですが，治癒のためには薬物療法の強度を維持する必要があります。泌尿器科専門医，がん薬物療法専門医が在籍する施設での対応を要します。

　悪性リンパ腫などの血液悪性疾患では薬物療法を中心に治癒を目指します。血液内科専門医による対応が必要です。若年者の前縦隔腫瘍では，悪性リンパ腫と性腺外胚細胞腫を念頭に置きます。女性では縦隔原発の胚細胞腫瘍はまれなので悪性リンパ腫を念頭に対応します。使用する薬剤による不妊が問題になりますが，妊孕性温存のための時間的猶予が少ない場合が多くみられます。

　神経原性腫瘍や囊胞性疾患では手術療法を検討します。

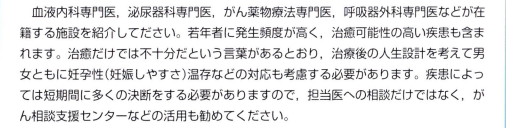

説明のポイント　治療の選択肢を提示する

　血液内科専門医，泌尿器科専門医，がん薬物療法専門医，呼吸器外科専門医などが在籍する施設を紹介してください。若年者に発生頻度が高く，治癒可能性の高い疾患も含まれます。治癒だけでは不十分だという言葉があるとおり，治療後の人生設計を考えて男女ともに妊孕性（妊娠しやすさ）温存などの対応も考慮する必要があります。疾患によっては短期間に多くの決断をする必要がありますので，担当医への相談だけではなく，がん相談支援センターなどの活用も勧めてください。

〔陶山　久司〕

Q123 縦隔腫瘍に対する手術にはどのようなものがありますか。

　縦隔腫瘍は，①発生部位と，②良性か悪性かによって術式を選択しますが，手術体位も重要となります。良性腫瘍に対しては胸腔鏡手術を選択する割合が高くなります。とくに中縦隔の囊胞性腫瘍や後縦隔の神経原性腫瘍は胸腔鏡手術のよい適応です。前縦隔腫瘍で頻度の高い胸腺腫に対しては非浸潤型，腫瘍径5cm以下，左腕頭静脈よりも下方に腫瘍が存在していれば胸腔鏡を適応し，それ以外の浸潤型胸腺腫や胸腺がんでは胸骨正中切開を適応することが多くなります。CO_2送気による気胸を併用し，狭い縦隔を良好な視野にして手術する手法も注目されています。

　縦隔腫瘍は発生部位により明確な特徴があり，手術方法も決定されます（図）。前縦隔には胸腺関連腫瘍と甲状腺腫瘍が多く，中縦隔には心膜囊腫や気管支囊腫などの囊胞性腫瘍，後縦隔には神経原性腫瘍が多く発生します。手術体位も重要で，仰臥位と側臥位に大別されますが，前縦隔では仰臥位を，中・後縦隔では側臥位を選択する頻度が高くなります。アプローチ方法には開胸手術（胸骨正中切開，側胸開胸）と低侵襲の胸腔鏡手術があり，その選択には良性か悪性かが大きく左右します。

　前縦隔腫瘍としてもっとも頻度の高い胸腺腫に対しては，一般的に非浸潤型で，腫瘍径5cm以下，左腕頭静脈よりも下方に腫瘍が存在していれば，胸腔鏡手術の適応が考慮されます。体位は仰臥位で，CO_2送気による気胸を併用して前縦隔に良好な視野を作成すると操作性は良好です。側臥位で胸腔鏡手術を選択する施設もあります。アプローチは一般的に腫瘍存在部位の側胸壁からが多くなりますが，両側アプローチや，剣状突起下からのアプローチも可能です。大きな腫瘍，浸潤型では胸骨正中切開による開胸手術を適応されることが多くなります。肺，心膜，左腕頭静脈などへ浸潤している場合は浸潤部位の合併切除を行い，必要に応じて再建もします。胸腺を摘除（全摘）するか，亜全摘もしくは部分切除をして腫瘍を切除するかは議論がありますが，基本的には胸腺摘除を行います。その理由は再発の予防，多発腫瘍，腫瘍切除後の重症筋無力症の発症などを考慮する必要があるからです。重症筋無力症の合併症例では切除範囲をさらに広範囲にします。すなわち，下方は横隔膜上から，左右は両側の横隔神経まで，上方は甲状腺下極までの周囲脂肪組織を含めて十分に切除する拡大胸腺摘出術を行います。さらに胸腺がんの場合は，通常のがんの手術に準じて縦隔のリンパ節郭清も行います。胸腺上皮性腫瘍は術前診断が困難であることから，術中の迅速診断も重要となります。

　中縦隔腫瘍は心膜囊腫や気管支囊腫などの良性の囊腫が多く，胸腔鏡手術のよい適応となります。仰臥位，側臥位のどちらでも可能で，部位や大きさにより選択されます。囊腫は壁の肥厚や

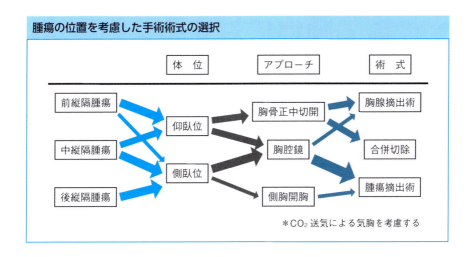

腫瘍の位置を考慮した手術術式の選択

＊CO_2送気による気胸を考慮する

周囲との癒着により手術の難易度が変わります。術中の迅速診断も重要となりますが、中縦隔には悪性リンパ腫も高頻度で発生しますので、鑑別診断として念頭に入れておく必要があります。

後縦隔は良性の神経原性腫瘍が多く、側臥位での胸腔鏡手術のよい適応となります。腫瘍は比較的容易に切除できることが多いですが、腫瘍が脊柱管内に進展してダンベル型を呈している場合には整形外科（脊椎外科）医との共同手術を行います。一般的には整形外科医による腹臥位の後方アプローチで脊柱管内に進展した腫瘍を切除した後に体位変換をして、胸腔鏡アプローチで残りの腫瘍を胸腔側から切除します。腫瘍が胸頂部や横隔膜上部に存在する場合にはCO_2送気による気胸の併用も有用です。とくに胸頂部の場合には注意深い操作で、腫瘍の核出術を行うことで、交感神経損傷によるHorner症候群を防ぐことができます。腫瘍はまれに悪性のことがありますが、この場合には開胸により浸潤臓器の合併切除を行うことになります。後縦隔には囊胞性腫瘍も発生し、神経原性腫瘍の囊胞化、胸管囊腫、リンパ管囊腫などもありますが、いずれも胸腔鏡手術のよい適応となります。

近年、縦隔腫瘍に対しても積極的にロボット支援手術が行われるようになってきました。狭い縦隔内において正確な操作ができるロボット支援手術は有用で、胸腔鏡手術では難易度が高いとされる浸潤型や大きな胸腺腫に対しても適応されて、有用性が示されています。

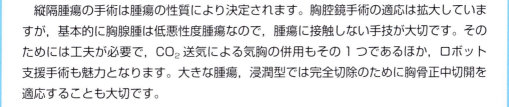

説明のポイント：腫瘍の性質により、適切な手術を選択する

縦隔腫瘍の手術は腫瘍の性質により決定されます。胸腔鏡手術の適応は拡大していますが、基本的に胸腺腫は低悪性度腫瘍なので、腫瘍に接触しない手技が大切です。そのためには工夫が必要で、CO_2送気による気胸の併用もその1つであるほか、ロボット支援手術も魅力となります。大きな腫瘍、浸潤型では完全切除のために胸骨正中切開を適応することも大切です。

〔中村　廣繁〕

Q124 縦隔腫瘍に対する薬物療法はどのようなものですか。

縦隔腫瘍には多くの疾患を含むため，診断しだいで薬物療法の内容はまったく異なります。がんの種類によっては急速に進行する場合もあり，迅速な診断および治療立案・実行が必要な患者にしばしば遭遇します。

薬物療法には広範な知識と有害事象（副作用）への対応能力が必要で，血液内科専門医，がん薬物療法専門医などによる対応が重要です。治すためには薬物療法の強度を維持することが大切です。治療が終わった後の人生設計も大切です。年齢によっては，性別を問わず妊娠・出産についても医師に質問してみてください。

縦隔腫瘍は多岐にわたる病理組織型を含み，診断により薬物療法はまったく異なります。急速に進行する場合もあり，迅速な診断および治療立案が必要な人にしばしば遭遇します（図）。

薬物療法には広範な知識と有害事象（副作用）への対応能力が必要で，疾患により血液内科専門医，がん薬物療法専門医，泌尿器科専門医による対応が重要です。若年者での発生頻度が高く，根治可能性のある疾患を含みます。治癒を目指す場合，relative dose intensity（RDI）と呼ばれる治療強度の維持やkey drugの投与を省略しないよう管理することが肝要です。

胸腺上皮性腫瘍（胸腺腫，胸腺がん）の場合，手術療法が基本です。標準的な薬物療法は確立していません。

性腺外胚細胞腫はセミノーマと非セミノーマに分類されます。非セミノーマではpoor risk群と判定されますが，治癒する可能性はあります。診断が確定しない場合でも，縦隔腫瘍が未分化がん・低分化腺がんと診断された場合は本疾患と同様の治療戦略を検討します。縦隔原発性腺外胚細胞腫では，BEP療法を中心とする薬物療法で腫瘍マーカーが正常化した後に残存腫瘍の切除を検討します。key drugであるブレオマイシンを省略せず，RDIの維持することが肝要です。AFPおよびHCGの推移が治療方針決定にきわめて重要です。さらに，その解釈には測定法やβ-hCGの偽陽性など種々の問題があるため，施設内外の泌尿器科専門医との連携が非常に重要です。薬物療法後に腫瘍マーカーがプラトーとなっている場合の手術療法については慎重な検討が必要で，高い専門性が要求されます。切除標本に悪性細胞を認めた場合にはTIP療法を2コース追加します。本疾患は，施設の総合力を必要とします。

非ホジキンリンパ腫では縦隔大細胞型B細胞リンパ腫に対するdose adjusted EPOCH-R療法6〜8コースの報告があり，胸部放射線照射を回避できる可能性が示唆されています。ところが，縦隔大細胞型B細胞リンパ腫を含む，びまん性大細胞型B細胞リンパ腫を対象としたR-CHOP

縦隔原発大細胞型B細胞リンパ腫と診断された20代男性

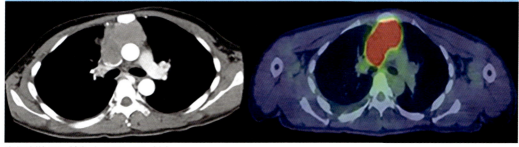

胸部造影CT（左）とPET-CT（右）

療法とdose adjusted EPOCH-R療法の比較試験では両治療法の有効性に差を認めませんでした。今後，より強力な治療法の開発が期待されています。

ホジキンリンパ腫では標準治療が確立しており，ABVD療法4コース後の領域放射線照射またはABVD療法を6～8コース行います。

リンパ芽球型リンパ腫では急性リンパ性白血病に準じた治療が行われます。とくに15～24歳の思春期・若年成人に対してはJALSG ALL202-U研究で優れた成績が示されています。

自施設では複数の心膜原発滑膜肉腫を経験しています。悪性軟部肉腫の場合は治療方針に従い，AI療法先行後に手術療法を行うか，手術療法が先行した場合は術後にAI療法を検討します。

説明のポイント　診断によって大きく異なることを説明する

　診断しだいで薬物療法の内容や治療効果はまったく異なること，担当医も血液内科専門医や，がん薬物療法専門医，泌尿器科専門医になる場合があることを説明してください。患者の年齢しだいでは，診断から薬物療法開始までの短期間に妊孕性（妊娠しやすさ）温存の対応を検討する場合などもあり，担当医だけではなく，臨床心理士や医療ソーシャルワーカーなどの支援も重要であることを案内してください。

〔陶山　久司〕

Q125 甲状腺腫瘍の診断法について教えてください。

A　検診でみつかる甲状腺結節の約90%は囊胞や腺腫様結節という良性腫瘍です。これらは超音波検査で十分診断できます。それら以外の結節の場合には，悪性を疑って吸引細胞診をします。これで，悪性腫瘍の診断が可能ですが，まれに手術的に組織を採らないと診断を確定できない場合があります。甲状腺腫瘍は予後のよい腫瘍が多く，乳頭がん，濾胞がん，C細胞由来の髄様がんなどがそうです。しかし，まれに，非常に予後が悪いがんがあり，未分化がんと呼ばれ，高齢者にみつかります。髄様がんの診断には血液検査でカルシトニンとCEAを測定します。

　甲状腺悪性腫瘍の90%以上が乳頭がん，7%程度が濾胞がん，C細胞由来の髄様がんは1%，未分化がんやその他の悪性腫瘍は1%未満と，病理組織分類で発生頻度に大きな違いがあります（図）。甲状腺悪性腫瘍の98%程度を占める乳頭がんと濾胞がんは甲状腺濾胞細胞から発生し分化がんとも呼ばれますが，手術治療で治癒する確率が高く予後が非常によいという特徴があります。手術後の10年生存率は90%以上です。甲状腺髄様がんは多発性内分泌腫瘍症2型という遺伝性疾患の1つとして発症する人が半数を占めますが，甲状腺がん全体の1%程度とまれな疾患です。予後がよいことも特徴で，乳頭がんや濾胞がんと同じ程度と考えられています。甲状腺未分化がんは予後がきわめて悪いがんですが，幸い甲状腺悪性腫瘍の0.5%程度と非常にまれでほとんどが高齢発症です。進行が非常に速く何らかの自覚症状で病気に気づくことが多いので，働き盛りの人が検診で偶然発見される甲状腺腫瘍が甲状腺未分化がんだったということは，99.9%ないといえます。病理組織分類の違いで診断や治療方針が異なるので正確に診断することが重要です。

　甲状腺がんの診断は超音波検査と細胞診が基本となります。甲状腺乳頭がんの場合，この2つの検査で95%は診断が可能です。甲状腺がんと診断がついた場合，遠隔転移の有無や頸部での進行状況を把握するためCT検査や場合によってはMRI，PET検査を行うこともありますが，あくまで補助的診断の位置づけとなります。バセドウ病や橋本病といった甲状腺ホルモンに異常が出る疾患に悪性腫瘍が合併することもあるので血液検査も行いますが補助的なものです。遠隔転移がある場合を除いて，血中サイログロブリンは甲状腺がんの早期発見には役立ちません。

　甲状腺濾胞がんは細胞診では診断できません。甲状腺濾胞腺腫と甲状腺濾胞がんの鑑別が非常に難しいからです。この2つの疾患を合わせて甲状腺濾胞性腫瘍と呼び，主に腫瘍の大きさや腫瘍辺縁の所見で手術適応を決めます。腫瘍の大きさが4cmを超える，腫瘍辺縁に浸潤を疑う所見があるような場合は，手術で甲状腺片葉を摘出し確定診断を行うこととなります。

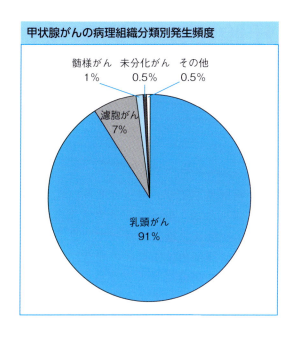

甲状腺がんの病理組織分類別発生頻度

髄様がん 1%
未分化がん 0.5%
その他 0.5%
濾胞がん 7%
乳頭がん 91%

　甲状腺髄様がんはまれなため，超音波検査や細胞診だけで正確に診断することは難しい場合があります。しかし血中カルシトニン，CEAは非常に鋭敏な腫瘍マーカーになるので，これらを組み合わせることで正確な診断が可能となります。甲状腺髄様がんと診断がついた場合，*RET*遺伝子検査が保険診療で可能です。明らかな家族歴がなくても発端者として発症する可能性もあり，甲状腺髄様がんの場合は*RET*遺伝子検査を行う適応があります。*RET*遺伝子検査で病的変異が確認されれば甲状腺全摘術の適応となるので，術式が変更となる場合があります。遺伝性甲状腺髄様がんを疑う場合，カルシウム負荷の後にカルシトニンを測定することで，非常に早期の甲状腺髄様がんを診断できることがあります。

　甲状腺未分化がんの診断は細胞診だけでは難しいことがあります。進行している場合は安全に針生検ができる部位があることが多く，予後の推測や治療法の決定のため針生検を行い正確な診断を行うことが推奨されます。

説明のポイント　まずは超音波検査，次に細胞診

　甲状腺がんの診断は超音波検査と細胞診が必須です。甲状腺がんの大部分を占める乳頭がんの場合，この2つの検査で95%は診断が可能です。CT，PET検査，採血検査などは補助診断の位置づけとなります。甲状腺未分化がんは進行が非常に速く自覚症状が出現することが多いので，無症状で発見された腫瘍は99.9%未分化がんではありません。

〔今井　常夫〕

Q126 甲状腺腫瘍の治療法について教えてください。

> 悪性腫瘍の治療は手術が基本です。もっとも多い乳頭がんの場合には直径が2cm以下は甲状腺の葉切除術，4cm以上は甲状腺全摘術をするのが標準です。しかし，腫瘍の種類や性質，進行度などで，患者ごとに手術法は異なります。甲状腺の全摘出術や頸部再手術などの場合には，反回神経麻痺や副甲状腺機能低下などの重篤な合併症のリスクが高くなるので，甲状腺の手術に習熟した医師が担当することを勧めます。遠隔転移がある場合には放射線ヨウ素大量内用療法や分子標的治療薬による治療が推奨される場合があるので，専門医と相談してください。

　甲状腺がん治療は手術が基本となります。甲状腺乳頭がんの場合，甲状腺の切除範囲，リンパ節郭清範囲は患者ごとに決定することが治療担当施設に求められています。患者の併存症や年齢などに加え，治療担当施設での経験も術式決定の大きな要素となります。再発リスクが高い場合は，甲状腺全摘術後に放射性ヨウ素内用療法（アブレーション）を行います。そして1cm以下の甲状腺乳頭がんは予後がよいので手術せずに経過観察という選択肢もあります。腫瘍の位置やリンパ節転移の有無をよく調べて，疾患の性質や経過観察の意味を十分理解したうえでの経過観察という選択肢もあります（図）。

　濾胞性腫瘍は腫瘍径が4cmを超えれば手術による確定診断の適応となります。診断のための術式は甲状腺の葉切除術が基本です。病理検査で微小浸潤型濾胞がんと診断されれば経過観察のみで追加治療はありません。広汎浸潤型濾胞がんと診断されれば補完全摘術を追加し，放射性ヨウ素内用療法（アブレーション）を行います。初回診断時にすでに遠隔転移がある場合は，甲状腺全摘術後に放射性ヨウ素大量内用療法を行います。

　甲状腺髄様がんは，半数くらいが多発性内分泌腫瘍症（MEN）家系に発生する遺伝性腫瘍と考えられています。RET遺伝子検査で病的変異が確認された場合は早期であっても甲状腺全摘術を行います。RET遺伝子検査が陰性で家族歴もなく甲状腺片葉にがんがとどまっている場合は甲状腺葉切除術の適応となります。

　甲状腺未分化がんは，治療開始時点ですでに進行している場合が多く，手術，放射線外照射，化学療法を組み合わせて治療します。手術が可能な場合はまず手術を行い，手術後にほかの治療を追加します。手術ができない場合はまずほかの治療を行い，手術可能となった時点で手術を行うことがあります。

　甲状腺のしこりとして発見された悪性リンパ腫の場合，診断が確定すれば放射線外照射，化学

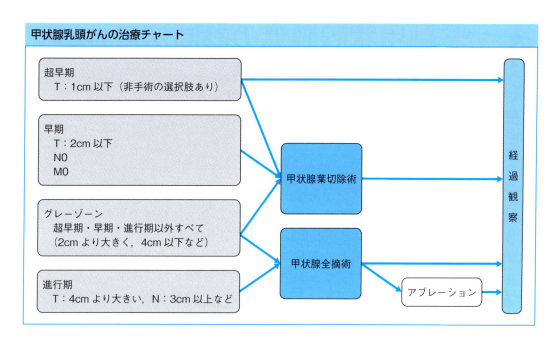

療法を行います。診断がつかない場合には手術を行うこともあります。

　甲状腺全摘術や頸部再手術の場合は反回神経麻痺や副甲状腺機能低下症など合併症のリスクが高くなるので，甲状腺手術に習熟した医師が担当することが望ましいと考えます。手術不能で遠隔転移がある場合，放射性ヨウ素大量内用療法や分子標的治療薬の適応かどうかを判断します。放射性ヨウ素大量内用療法は実施可能な施設が限られるので，必ず治療実施施設にコンサルトする必要があります。遠隔転移巣に放射性ヨウ素が取り込まれるということだけで治療の適応となるとは限らないからです。放射性ヨウ素治療抵抗性かつ進行性の乳頭がん・濾胞がん，手術不能で進行性の髄様がん，さらに甲状腺未分化がんにはいくつかの分子標的治療薬の適応がありますが，有害事象マネジメントを含めた薬剤管理は難しく，薬物治療に精通した医師にコンサルトするのがよいと考えます。

説明のポイント　多くは予後のよいがん

　甲状腺がんと診断されても急いで治療を受けなければならないことはほとんどありません。治療で完治する可能性が高いがんです。がんの種類・病期・合併症などを正確に把握し，どこで治療を受けるか，どのような治療を受けるかをよく考えてください。甲状腺葉切除術後でも，年数とともに甲状腺機能低下症となることがあるので経過観察が必要です。検診で発見された1cm以下の甲状腺乳頭がんは，手術せずに経過観察という選択肢もあります。

〔今井　常夫〕

Q127 副甲状腺腫瘍の診断法について教えてください。

　血液検査でカルシウムの値が高く，副甲状腺ホルモンの値が高いと，副甲状腺腫瘍の可能性が高いと考えられます。これに加えて尿中カルシウムの値が高い場合は，ほぼ間違いありません。通常，副甲状腺は4腺存在するため，どの腺が腫瘍になっているかを調べるために画像検査が必要です。頸の超音波検査やCT検査，テクネシウムMIBIシンチグラフィというアイソトープを使用した画像診断を行うことにより，病的副甲状腺が何腺あるか，またどこに存在しているかを調べます。病的副甲状腺が存在する位置を明らかにすることにより，どの副甲状腺を摘出すればよいかがわかります。

　副甲状腺腫瘍では副甲状腺ホルモンが過剰に分泌されることにより，血液中のカルシウム濃度が上昇する副甲状腺機能亢進症を引き起こします。症状として，骨粗鬆症や骨折，腎・尿管結石，消化性潰瘍が起こりやすくなり，心臓や精神にも影響を及ぼします。副甲状腺腫瘍は，これらの症状から発見されることもあれば，血液検査で偶然カルシウムの値が高いことから発見されることもあります。多くの副甲状腺腫瘍は1腺のみ腫れる単腺病変ですが，時に2～3腺あるいは4腺とも病的に腫れている多腺病変の場合があります。副甲状腺腫瘍の原因が遺伝による場合は，2腺以上腫れる多腺病変の場合が多く，その場合は他の内分泌臓器（下垂体・膵臓・甲状腺・副腎など）に腫瘍がないかどうかを調べる検査も必要になります。また血縁者にも同様の副甲状腺腫瘍がみられていないかも重要であり，遺伝性が疑われる場合は，遺伝子検査について相談を行うこともあります。腎不全があり，透析中に副甲状腺機能亢進症が起こる場合を腎性副甲状腺機能亢進症と呼び，4腺とも腫大します。

　副甲状腺腫瘍の多くは良性であり，がんは約1%とまれです。がんでは良性に比べて血液中のカルシウムの値が高く，副甲状腺ホルモンの値がより高い傾向にありますが，これらの数値の高さだけでは良性と悪性の区別はつきません。手術中の所見で副甲状腺腫瘍が周囲の組織（甲状腺・気管・食道・反回神経など）に浸潤している場合や，肺や骨などの遠隔臓器に転移が存在している場合は，副甲状腺がんと診断されます。

　正常の副甲状腺は4腺（甲状腺との位置関係より右上，右下，左上，左下と呼ぶ）あることが多いものの，時に5腺あるいはそれ以上存在する過剰腺の場合もあります。病的副甲状腺腫が存在する位置は甲状腺に接した位置が多いものの，時に甲状腺の内部に埋没していたり，甲状腺から離れた位置（縦隔という胸の中など）に存在することがあります。したがって，病的腺は何腺で，腫大副甲状腺がどの位置かを的確に診断しておく必要があります。頸の超音波検査やCT検

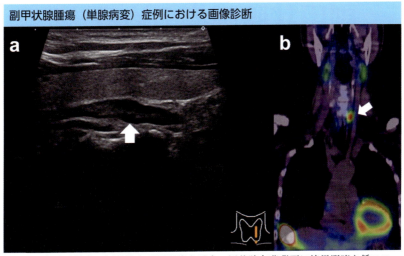

副甲状腺腫瘍（単腺病変）症例における画像診断

a：頸部超音波検査．甲状腺左葉縦断像を示す．甲状腺左葉背面に境界明瞭な低エコーを示す腫大副甲状腺が観察される
b：^{99m}Tc-MIBI SPECT/CT 検査．冠状断像を示す．左下副甲状腺腫に一致して強い集積を認める

査，テクネシウム MIBI シンチグラフィで病的腺の部位診断を行います（図）。しかし，これらの検査を駆使しても病的腺の位置がわからない場合で，病的腺が左右どちらにあるかだけでも確かめたい場合は，左右の頸静脈からの採血を行って，その副甲状腺ホルモンの左右差を調べることにより判断することがあります。

説明のポイント　**病態をわかりやすく説明する**

　副甲状腺という臓器は一般にはあまり知られていない臓器であり，副甲状腺機能亢進症の症状は非常に多彩であることから，病態の理解がとても難しい疾患です。副甲状腺ホルモンの過剰分泌によって，どの臓器にどのような症状が出るのかを，わかりやすく説明する必要があります。

〔内野　眞也〕

Q128 副甲状腺腫瘍の治療法について教えてください。

　血液中のカルシウムの値，副甲状腺ホルモンの値より，手術の適応を決定します。単腺病変では，1腺のみを摘出します。多腺病変では，腫大腺のみを2〜3腺摘出する方法，3腺半摘出する方法，全腺摘出する方法があります。全腺摘出した場合は，前腕に摘出腺の一部を細かくきざんで移植します。術中に副甲状腺ホルモンを測定できれば，副甲状腺ホルモンがどれだけ減少したかがわかり，適切に副甲状腺が摘出されたかどうかをみることができます。副甲状腺がんでは，副甲状腺と一緒に周囲の組織も含めて切除します。さまざまな理由で副甲状腺の手術が難しい場合は，カルシウム受容体作動薬によりカルシウム値をコントロールします。

　副甲状腺機能亢進症では，術前の血液検査結果で手術適応を決め，画像診断で腫大副甲状腺の位置はどこで，何腺が摘出対象になるのかをあらかじめ決めておくことが重要です。単腺病変であれば，頸の左右どちらかだけを手術し，皮膚切開を2cm前後に小さくする小切開法を選択できます。一方，多腺病変の場合は，頸の両側を手術するため，皮膚切開は両側に長くなります。

　手術では的確に副甲状腺腫を発見し，副甲状腺被膜をいためないようにきれいに摘出する必要があります。被膜が破れると，副甲状腺組織が周辺にばらまかれて生着して再発するからです。副甲状腺腫が甲状腺内に存在する場合は甲状腺も一部合併切除し，胸腺内に副甲状腺腫が存在する場合は頸部胸腺も切除します。術中に副甲状腺ホルモンを測定し，十分低下すれば手術は成功ですが，低下しない場合は未発見の副甲状腺腫が残っていることになり，手術を続けます。

　多腺病変の手術は，副甲状腺腫を3腺あるいは3腺半切除する亜全摘と副甲状腺を全摘して前腕に自家移植する手術があります（図）。亜全摘では，正常にもっとも近い副甲状腺1腺あるいは半腺をその位置に残す方法で，術後の副甲状腺機能低下症は起こしにくいですが，再発時には頸の再手術が必要です。全摘では，正常にもっとも近い副甲状腺の約半分程度を細かく刻んで前腕内側の筋肉内あるいは皮下に移植します。この方法では再発時には前腕を手術すればよいという利点がありますが，前者に比べて副甲状腺機能低下症をきたしやすいという欠点があります。術後副甲状腺機能低下症になった場合は血液中のカルシウムが低下して，手指口唇のしびれから始まり，テタニー発作をきたします。治療はカルシウム剤と活性型ビタミンD剤の内服，テタニー発作時にはカルシウム剤の点滴を行います。

　副甲状腺がんでは，周囲の甲状腺組織や反回神経などへ浸潤していることが多く，浸潤している組織とともに切除します。予防的なリンパ節郭清の意義はあまりありません。

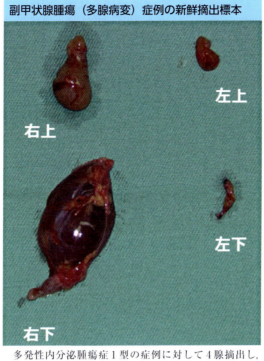

副甲状腺腫瘍（多腺病変）症例の新鮮摘出標本

多発性内分泌腫瘍症1型の症例に対して4腺摘出し，摘出重量はそれぞれ，右上：1,117mg，右下：7,400mg，左上：203mg，左下：53mgであった。左下は正常大であり，左下を細切して前腕に移植した

　副甲状腺がんや，副甲状腺腫が摘出不能または再発して手術が不可能な場合は，カルシウム受容体作動薬を処方し，血中カルシウム濃度をコントロールします。

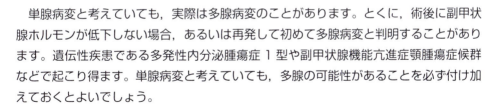

説明のポイント　常に多腺病変の可能性も

　単腺病変と考えていても，実際は多腺病変のことがあります。とくに，術後に副甲状腺ホルモンが低下しない場合，あるいは再発して初めて多腺病変と判明することがあります。遺伝性疾患である多発性内分泌腫瘍症1型や副甲状腺機能亢進症顎腫瘍症候群などで起こり得ます。単腺病変と考えていても，多腺の可能性があることを必ず付け加えておくとよいでしょう。

〔内野　眞也〕

Q129 胃神経内分泌腫瘍（NET）はどのような腫瘍か教えてください。

胃NETには3つのタイプがあります（Rindi分類）。それぞれでNETが発生する原因となる基礎疾患が異なっています。どのタイプに属するかをしっかりと鑑別診断してから、治療法を検討することになります。タイプⅠとⅡは悪性度が低い腫瘍ですが、タイプⅢは悪性度が高い腫瘍ですので薬物治療が欠かせません。

Rindi 分類

タイプ	基礎疾患	高ガストリン血症	悪性度
Ⅰ	自己免疫性胃炎（A型胃炎）	有	低い
Ⅱ	MEN1＋ガストリノーマ	有	低い
Ⅲ	なし	なし	高い

註：MEN1：多発性内分泌腫瘍症1型（Multiple Endocrine Neoplasia type 1）

胃NETには3つのタイプがあります（**表**に示すRindi分類）。

タイプⅠとⅡでは、血液中のガストリン濃度が正常値より高い（高ガストリン血症）のが特徴です。血中ガストリン濃度が高い状態が続くと、ガストリンの細胞増殖促進作用の影響を受けて胃体部の内分泌細胞（ECL細胞）が増殖して腫瘍を形成するのです。それがタイプⅠとタイプⅡの胃NETです。タイプⅠはA型胃炎、萎縮性胃炎の人に発生します。胃炎のために胃酸分泌が低下している状態では、胃酸分泌を促進するホルモンであるガストリンを分泌するG細胞が恒常的に多くのガストリンを血液中に分泌することになります。そのために高ガストリン血症が発生します。タイプⅡは遺伝性疾患である多発性内分泌腫瘍症1型（MEN1）の患者に発生する胃NETです。MEN1の患者の約20％では、ガストリンを産生するガストリノーマが主として十二指腸に発生します。ガストリノーマは、胃酸分泌の状態に関係なく恒常的にガストリンを血液中に分泌するので、高ガストリン血症となります。

タイプⅢの神経内分泌腫瘍の発生原因はわかっていません。悪性度が高く、肝臓やリンパ節への転移率も高いのが特徴です。

〔今村　正之〕

Q130 胃神経内分泌腫瘍（NET）の治療法について教えてください。

　タイプⅠとⅡでは小さいNETが多発していることが多いのですが，悪性度は低いので大きさが1cm以下で，個数が5個以下の場合には内視鏡を用いる摘除術が行われます。胃切除術の対象になる場合は少なく，胃全摘術は，通常，適応はありません。高ガストリン血症が原因ですから，タイプⅠでは，ガストリン産生細胞（G細胞）が分布している胃の幽門前庭部（胃の肛門側1/3を占める部位）の切除術がなされる場合があります。この手術により血中ガストリン濃度は正常化します。タイプⅡでは，十二指腸や膵臓のガストリノーマをすべて切除することができれば，血中ガストリン値を正常化することができます。血中ガストリン値が正常化すると内視鏡的切除で遺残する可能性のある数mm大のNETは消退して，NETの増大と再発が予防できます。血中ガストリン値の正常化による小NETの縮小も報告されています。

　タイプⅢは悪性度が非常に高いのが特徴です。肝転移がない比較的小さなNETに対しては，通常の胃がんと同様の胃切除術とリンパ節切除が行われます。しかし，再発率が高いので，術後には抗腫瘍薬による治療が切除標本や生検標本の病理診断結果に基づいて行われます。すでに肝転移を伴っているタイプⅢ胃NETの場合には，生検標本の病理診断結果に基づく抗腫瘍薬による治療が行われます。

説明のポイント　胃NETの治療はタイプ（型）により異なる

　タイプⅠとタイプⅡの胃NETは，高ガストリン血症が原因で発生するNETで，小さなものは良性です。胃全摘術はできるだけ避けて，腫瘍の内視鏡的切除術と高ガストリン血症を治すための胃幽門前庭部切除術などによる臓器保存に配慮した治療が推奨されます。一方，タイプⅢの胃NETは非常に悪性で，予後不良ですから，抗腫瘍薬による治療が欠かせません。

〔今村　正之〕

Q131 十二指腸・空腸・回腸・大腸の神経内分泌腫瘍（NET）はどのような腫瘍か教えてください。

十二指腸・空腸・回腸・大腸の粘膜層の深い所にある神経内分泌細胞から発生した悪性腫瘍です。粘膜下腫瘍という表面は正常の上皮を被った隆起の形態を示します。ゆっくりとした発育を示しますが，リンパ節転移や肝転移などを起こすことがある悪性腫瘍です。消化管での発生頻度は国・人種によって異なり，日本では直腸がもっとも多く，胃と十二指腸がそれに続きます。空腸・回腸のNETはまれです。NETは腫瘍が産生したホルモンによる症状の有無で機能性と非機能性に分類され，消化管NETの多くは非機能性ですが，十二指腸NETの一部にガストリンというホルモンを産生するガストリノーマが含まれます。

消化管NETは粘膜深層にある神経内分泌細胞から発生する悪性腫瘍で，膨張性に発育し比較的早期に粘膜層から粘膜下層に入ります。組織学的には上皮性腫瘍ですが，臨床的には粘膜下腫瘍の形態をとります。発育は緩徐で，Oberndorferは「がんに似たもの」という意味でカルチノイド腫瘍と命名しました。当初はそのゆっくりした発育速度から比較的良性の性質を有すると考えられていましたが，リンパ節転移や肝転移などをきたし得る悪性腫瘍です。そのため良性を連想させるカルチノイドという名称は不適切であるとの意見があり，2000年のWHO分類ではカルチノイド腫瘍という名称が削除されました。2010年のWHO分類では内分泌系の性質と表現型を有する膵・消化管腫瘍はneuroendocrine neoplasm（NEN）と総称され，高分化型のneuroendocrine tumor（NET）と低分化型のneuroendocrine carcinoma（NEC）に大別されました。NETはさらに核分裂像数とKi-67指数によりG1，G2に分類されましたが，従来のカルチノイド腫瘍はNET G1，G2に相当します。NETは腫瘍のホルモン過剰産生による症状の有無で機能性と非機能性に大別されますが，十二指腸・空腸・回腸・大腸NETの大部分は非機能性です。しかし，十二指腸NETの一部にガストリノーマが含まれます。ガストリノーマは悪性度が高く，非機能性NETとは異なった戦略で治療方針を考える必要があります。

消化管NETの好発部位は欧米と日本で大きく異なります。欧米では回腸，直腸が多く，結腸，胃，虫垂などがそれに続きます。一方，日本では直腸がもっとも多く，胃，十二指腸がそれに続き，この3臓器で消化管NETの9割弱を占めます。欧米で多い回腸NETは日本では非常に少ないのが特徴です。この相違は人種によるものと考えられています。

大腸，十二指腸NETはそれぞれ大腸内視鏡検査，上部消化管内視鏡検査で診断されることがほとんどです。消化管内視鏡検査が発達している日本では，健診での内視鏡検査で消化管NETが偶然発見されることも多く，欧米に比べて無症状で比較的早期に発見される症例が多いと考えられま

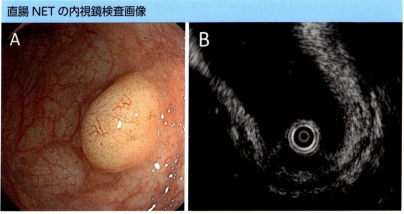

直腸 NET の内視鏡検査画像

A：大腸内視鏡検査画像：直腸 Rb に 8mm 大の粘膜下腫瘍を認める。黄色調で表面に拡張した血管を認める。生検で直腸 NET と診断された
B：超音波内視鏡検査画像：第 2〜3 層に 8mm 大の均一な低エコー腫瘤を認める

す。空腸・回腸 NET は終末回腸に発生した腫瘍を除いて通常の上部消化管・大腸内視鏡検査では発見できません。そのため以前は内視鏡以外のモダリティで発見されていましたが，近年，カプセル内視鏡検査，ダブルバルーン小腸内視鏡検査の開発により内視鏡で発見される症例も増えてきました。内視鏡上，消化管 NET の特徴的所見は，黄色調〜正常色調の半球状粘膜下腫瘍様隆起であり，しばしば表面に拡張した血管を認めます（図 A）。これは既存の血管が膨張性に発育する腫瘍により表層側に圧排されたために認められると考えられます。また，腫瘍の増大に伴い頂部に陥凹を認め，さらに増大すると潰瘍を形成します。消化管 NET は多発することがあり，NET が 1 つみつかった場合，ほかにも腫瘍がないか注意深く観察する必要があります。消化管 NET は粘膜下腫瘍ですが，粘膜深層から発生するため，内視鏡下生検で比較的高い診断率が得られます。しかし，生検で診断困難な症例もあり，ボーリング生検や超音波内視鏡下穿刺吸引法が必要となることもあります。消化管 NET の深達度診断には EUS が非常に有用です。典型的には境界明瞭で比較的均一な低エコー腫瘤として描出され（図 B），粘膜下層までにとどまる腫瘍であれば第 2〜3 層に主座を置きますが，固有筋層に浸潤すれば腫瘍エコーは第 4 層以深に及びます。EUS では腫瘍の大きさを計測することも可能で，腫瘍サイズと深達度という治療方針決定のために重要な情報が得られます。

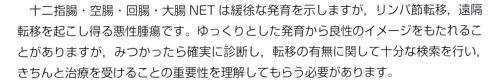

説明のポイント　発育は緩徐だが悪性である

十二指腸・空腸・回腸・大腸 NET は緩徐な発育を示しますが，リンパ節転移，遠隔転移を起こし得る悪性腫瘍です。ゆっくりとした発育から良性のイメージをもたれることがありますが，みつかったら確実に診断し，転移の有無に関して十分な検索を行い，きちんと治療を受けることの重要性を理解してもらう必要があります。

〔中村　和彦〕

Q132 十二指腸・空腸・回腸・大腸の神経内分泌腫瘍（NET）の治療法について教えてください。

A

消化管 NET の悪性度は発生部位により大きく異なるため，治療方針も臓器によって変わります。

直腸 NET や十二指腸 NET に関して日本のガイドラインでは，サイズが 1cm 以下で粘膜下層までにとどまっている腫瘍は，CT などの画像診断で転移の所見がなければ内視鏡的治療が推奨されています。腫瘍のサイズが 1cm より大きいまたは深達度が固有筋層以深，画像診断でリンパ節転移を認める場合は，外科的な手術が推奨されます。内視鏡治療後，切除組織で腫瘍がリンパ管や血管に入り込んでいる像がみられたなどの理由で，追加治療として手術が勧められることがあります。

空腸・回腸 NET では腫瘍サイズが小さくてもリンパ節転移を起こす確率が高いため，ガイドラインでも内視鏡的治療ではなく手術が推奨されています。

肝転移を認める場合は，転移巣が完全に切除できるか，腫瘍量を減らす効果が期待できる場合は，原発巣切除に加えて肝転移巣の切除または焼灼術が行われることがあります。切除できない消化管 NET に対しては，薬物療法が中心となります。

消化管 NET は発生部位により生物学的悪性度が大きく異なります。そのため部位別に治療方針が異なります。また，消化管 NET はまれな腫瘍のため，n の大きい臨床データが得られにくく，大腸がんなどと比べて高いレベルのエビデンスに乏しいことに留意する必要があります。

直腸 NET はほかの部位の NET に比べて比較的良性の性質を有し，サイズや深達度などの条件を満たせば，一般的に内視鏡的切除術の適応となります。日本のガイドラインではサイズが 1cm 以下，腫瘍深達度が粘膜下層以浅および CT などの画像診断で明らかなリンパ節転移，遠隔転移の所見を認めない場合は，内視鏡的切除術の適応とされています。直腸 NET は早期に粘膜下層に入り発育するため，粘膜内腫瘍はほとんどなく，切除断端陽性率を減らす目的で，吸引法や 2 チャンネル法などの内視鏡的粘膜切除術（EMR）や内視鏡的粘膜下層剥離術（ESD）（図）が用いられます。実臨床で上記の条件を満たす腫瘍の内視鏡的切除後，転移再発をきたすことはまれですが，文献上は 1cm 以下の腫瘍であっても転移陽性であった症例が報告されていますので，治療後も注意深い経過観察が必要です。また，近年，内視鏡的切除標本の病理組織学的検索で，HE 染色に D2-40 や EVG 染色などの免疫染色，特殊染色を併用すると脈管侵襲陽性率が予想以上に高いことが明らかになりました。このような症例を全例，追加手術すべきなのかどうかにつ

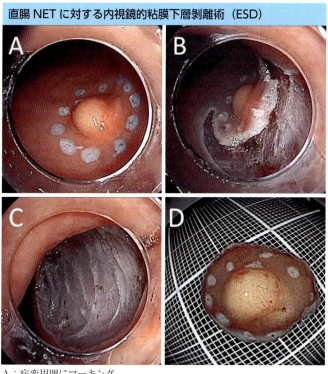

A：病変周囲にマーキング
B：粘膜下に局注し病変を挙上後，粘膜下層を剥離
C：腫瘍切除後
D：一括完全切除された切除標本

いては，今後の検討が必要です。

　直腸 NET でサイズが 1cm を超える場合，深達度が固有筋層以深の場合，または画像診断でリンパ節転移の所見が認められる場合，ガイドラインではリンパ節郭清を伴う根治術が推奨されています。欧米のガイドラインでは 1～2cm の腫瘍に対して局所切除の適応としているものもありますが，高いレベルのエビデンスはありません。直腸 NET の場合，局所切除術のオプションとして内視鏡的切除術のほかに経肛門的切除術があります。

　十二指腸 NET に関しては，非機能性 NET の場合，日本のガイドラインではサイズが 1cm 以下で深達度が粘膜下層までにとどまり画像診断で転移の所見を認めなければ，内視鏡的切除術の適応とされています。しかし，十二指腸 NET の治療は直腸 NET よりもエビデンスに乏しく，治療後の注意深い経過観察がより重要となります。また，サイズが 1cm を超える，深達度が固有筋層以深，またはリンパ節転移の所見が認められる場合は，リンパ節郭清を伴う手術の適応とされています。ガストリノーマは悪性度が高く内視鏡的切除の適応はないと考えられ，切除可能な場合はリンパ節郭清を伴う手術の適応とされています。

　空腸・回腸 NET は直腸 NET や十二指腸 NET と比べて悪性度が高いと考えられ，サイズが小さくてもリンパ節転移率が高く，内視鏡的切除のよい適応とはならないとされており，ガイドラインではリンパ節郭清を伴う小腸切除術が推奨されています。

　消化管 NET の遠隔転移は肝転移が多く，肝転移巣のコントロールが予後に重要な因子となり

ます。肝転移を認めた場合にも完全切除可能な場合は，原発巣と肝転移巣の切除が推奨されます。また，転移巣の完全切除が困難な場合にも，腫瘍量減量目的の切除術や焼灼術が行われる場合があります。

　切除不能消化管 NET の場合，薬物療法が中心となります。日本では消化管 NET に対する薬物療法としてオクトレオチド LAR，エベロリムス，ストレプトゾシンが承認されています。

> **説明のポイント**　再発リスクの説明と慎重な経過観察
>
> 　消化管 NET は希少がんであり，治療方針に関する高いレベルのエビデンスに乏しいのが現状です。また，一般的に内視鏡的切除の適応とされているサイズの腫瘍の場合でも転移再発する可能性があります。さらに発育が緩徐で，術後 10 年以上の長い期間を経て再発した症例報告も散見されます。治療前の説明時には再発のリスクについて十分に説明し，治療後の慎重な経過観察が重要であることを理解してもらう必要があります。

〔中村　和彦〕

Q133 副腎褐色細胞腫・パラガングリオーマはどのような腫瘍か教えてください。

A 副腎は腎臓の上に位置し，ホルモンを血中に分泌する内分泌臓器です。ステロイドホルモンを分泌する副腎皮質（外側）とカテコラミンを分泌する副腎髄質（内側）に分かれます。褐色細胞腫は副腎髄質のクロム親和性細胞（クロム親和性細胞は傍神経節にも存在します）に発生する神経内分泌腫瘍です。カテコラミンを過剰に産生し，高血圧や頻脈，頭痛などの多彩な症状を引き起こします。多発・再発する場合や悪性の場合もあります。近年，遺伝子学的な解析が進んでおり，複数の原因遺伝子が同定されています。

副腎は副腎皮質と副腎髄質に分かれるように，副腎腫瘍も副腎皮質に発生する腫瘍と副腎髄質に発生する腫瘍があります。副腎皮質に発生する腫瘍は，大半が腺腫であり，副腎皮質ホルモンを過剰に分泌する機能性副腎腺腫と過剰には分泌しない非機能性副腎腺腫に分かれます。小さな非機能性副腎腺腫は経過をみることがほとんどですが，機能性副腎腺腫にはアルドステロンを過剰に分泌する原発性アルドステロン症やコルチゾールを過剰に分泌するCushing症候群があり，これらは治療が必要になります。また，まれに副腎皮質には悪性の副腎皮質がんが発生することもあるので注意が必要です。

副腎髄質に発生する腫瘍が褐色細胞腫です。定義は，副腎髄質のクロム親和性細胞に発生するカテコラミン産生性の神経内分泌腫瘍です。クロム親和性細胞は，副腎髄質以外では傍神経節にも存在し（傍神経節は大動脈に沿って頸部・胸部・腹部・骨盤部の至るところに分布），傍神経節由来のものをパラガングリオーマ（傍神経節腫）と称します（図）。褐色細胞腫は全体の約85％，パラガングリオーマは約15％を占めると考えられています。

カテコラミンは末梢血管を収縮するので，過剰産生されると高血圧を中心とした多彩な症状を引き起こします。5H（hypertension：高血圧，headache：頭痛，hyperhidrosis：発汗過多，hyperglycemia：高血糖，hypermetabolism：代謝亢進）の症状が有名ですが，正常血圧の場合もあります。近年CTなどの画像検査の普及により，偶発にみつかることもあり，実際，褐色細胞腫全体の約25％は副腎偶発腫瘍として発見されています。

臨床所見から褐色細胞腫が疑われた場合は，まず機能検査を行います。血中および尿中のカテコラミンの増加（正常値の2倍以上），その代謝産物である尿中総メタネフリン分画の増加（正常値の3倍以上）は，診断に役立ちます。次に局在を明らかにするために，CTやMRI，MIBGシンチグラフィなどの画像検査を行います（多発する可能性があるため全身を評価する必要があります）。MIBGシンチグラフィは褐色細胞腫・パラガングリオーマに特異的であり，診断に役

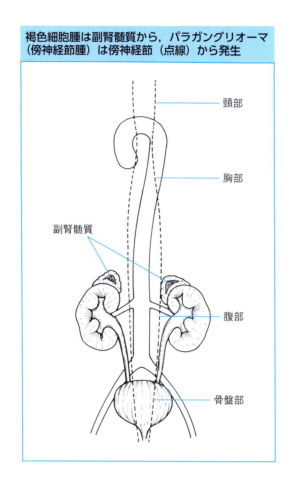

褐色細胞腫は副腎髄質から，パラガングリオーマ（傍神経節腫）は傍神経節（点線）から発生

頸部
胸部
副腎髄質
腹部
骨盤部

立ちます。これらの機能検査・画像検査の結果を総合的に判断し，臨床診断されます。

　治療は，手術療法による腫瘍切除が第一選択となります（詳細はQ134参照）。臨床上の問題点として，褐色細胞腫・パラガングリオーマには，悪性腫瘍が存在することがあげられます。悪性褐色細胞腫・パラガングリオーマの定義は，クロム親和性細胞以外の組織への局所浸潤や転移を認めた場合とされています。つまり，本来発生しない組織に浸潤・転移すれば悪性と診断されます。悪性を予測する所見として，腫瘍がパラガングリオーマである（約30％で悪性），また腫瘍の病理切片の免疫染色にてKi-67（細胞増殖の指標）陽性率が3％以上で悪性を示唆するなどの報告もありますが，原発巣（副腎髄質や傍神経節）の評価だけでは悪性と判断できない難しさがあります。また，もう1つの臨床上の問題は，腫瘍自体は良性であっても副腎髄質および傍神経節に，同時また異時的に多発・再発する可能性があることです。いずれにしても，初期診断の時点で全身評価が必須であり，腫瘍完全切除後も再発・転移を念頭に置いた10年以上の長期的なフォローアップが必要になります。

　疫学的な特徴として，家族内発生する症例が多いことが古くからいわれてきました。近年，遺伝子解析が進み，これまでに複数の生殖細胞変異（germline mutation）が発見され，約30％の症例でこれらいずれかの変異が関与していると考えられています。原因遺伝子には，*VHL*, *RET*, *NF1*, *SDHB/SDHD*, *MAX*, *TMEM127* などが報告されています（**表**）。例えば，*SDHB*

褐色細胞腫・パラガングリオーマの原因となる遺伝子とその特徴的所見

遺伝子	病型	褐色細胞腫・パラガングリオーマの臨床的特徴	その他の症状
VHL	von Hippel-Lindau disease	両側褐色細胞腫が10%以上 悪性はまれ	中枢系血管芽腫，網膜血管腫，腎細胞がん，囊胞性病変など
RET	multiple endocrine neoplasia syndrome (MEN) 2A/2B	両側褐色細胞腫が10%以上 悪性はまれ	甲状腺髄様がん MEN2Aでは副甲状腺過形成， MEN2Bでは粘膜神経腫の合併が多い
NF1	neurofibromatosis type 1	悪性は約10%	全身の神経線維腫， 皮膚のカフェオレ斑
SDHB	paraganglioma syndrome (PGL) 4	約50%で悪性 パラガングリオーマが中心	
SDHD	paraganglioma syndrome (PGL) 1	悪性はまれ パラガングリオーマが中心	
MAX	MYC associated factor (MAX)-related paraganglioma-pheochromocytoma syndrome	悪性は約10% 多発する褐色細胞腫	
TMEM 127	transmembrane protein 127 (TMEM 127)-associated susceptibility to pheochromocytoma	悪性はまれ 褐色細胞腫が中心	

変異を有する症例では悪性の可能性が約50%と考えられており，このように原因遺伝子を明らかにすることは，それぞれの変異で特徴的な合併症や病状が予測できるため，臨床的に意義があると考えられています。しかし，遺伝子解析の前後には被験者に対する十分な遺伝カウンセリングは必須であり，とくに血縁者における発症前診断は，その意義，限界，起こり得る問題について慎重な検討が必要であり，体制が十分に整備された施設で施行する必要があります。

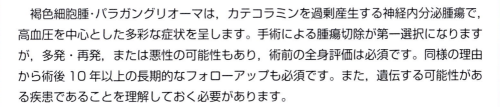

長期的なフォローが重要で遺伝する可能性もある

褐色細胞腫・パラガングリオーマは，カテコラミンを過剰産生する神経内分泌腫瘍で，高血圧を中心とした多彩な症状を呈します。手術による腫瘍切除が第一選択になりますが，多発・再発，または悪性の可能性もあり，術前の全身評価は必須です。同様の理由から術後10年以上の長期的なフォローアップも必須です。また，遺伝する可能性がある疾患であることを理解しておく必要があります。

〔大杉　治之，松田　公志〕

Q134 副腎褐色細胞腫・パラガングリオーマの治療法について教えてください。

　褐色細胞腫・パラガングリオーマの治療は，手術による腫瘍切除が第一選択です。手術に先立ちα遮断薬を中心とした内科的な血圧管理が必須です。褐色細胞腫では，腹腔鏡下副腎摘除術が標準的な治療になります。腫瘍が大きい場合や周囲臓器への浸潤を認め悪性が疑われる場合，またパラガングリオーマを併発している場合などは，開胸・開腹手術を選択します。再発症例などで腫瘍切除が困難な場合は，化学療法や ^{131}I-MIBG 内照射療法を行います。症状緩和目的で腫瘍減量手術（デバルキング手術）を行う場合もあります。

　褐色細胞腫・パラガングリオーマは，手術による腫瘍切除が第一選択になります。術前には，α遮断薬を中心とした血圧コントロールが必須です。また，不整脈や頻脈を認める場合は，β遮断薬の追加投与を行い，十分量のα遮断薬を投与しても高血圧が持続する場合は，カルシウム拮抗薬を併用します。循環血液量の減少が疑われる場合は，細胞外液補充液などの輸液を行います。手術は，腹腔鏡下副腎摘除術が標準的な術式です。腫瘍が大きい場合や周囲臓器への浸潤を認め悪性が疑われる場合，パラガングリオーマを併発している場合などは，開胸・開腹手術を行います。両側褐色細胞腫で両側副腎摘除術を行った場合，術後から永続的なステロイド補充療法が必須になりますが，これを避けるために，腫瘍部位のみを取り除き副腎皮質を温存する副腎部分切除術を選択する場合もあります。手術直後は，低血圧・低血糖に注意する必要があります。カテコラミンの半減期は数分であるため，腫瘍を取り除くと急激に血圧が低下することがあり，術後低血圧が遷延する場合は，アドレナリンやドパミンの持続点滴が必要になることがあります。また，術前にカテコラミンの過剰産生による耐糖能異常があった場合は，それが急激に解除されることによる低血糖を起こすこともあるので，厳重なモニタリング管理が必要です。そして，前述のように，両側副腎摘除術を行った場合は，永続的なステロイド補充療法が必須になります。

　術後は長期的なフォローを行いますが，フォロー中に褐色細胞腫・パラガングリオーマが再発する場合（クロム親和性細胞に再発）や悪性として再発・転移する場合（クロム親和性細胞以外の組織に再発・転移）があります。そのような場合でも，可能なかぎり根治的な腫瘍切除を考慮しますが，腫瘍切除が困難な症例では，α遮断薬やβ遮断薬を中心とした薬物療法に加え，^{131}I-MIBG 内照射療法や化学療法を行います（図）。MIBG シンチグラフィの腫瘍部位への取り込みが良好であれば，^{131}I-MIBG 内照射療法が推奨されますが，国内では保険診療として認められていません（2016年から先進医療として承認されています）。また，^{131}I-MIBG 内照射療法後は体内に残留する放射線量が規定値以下になるまでの4～5日間，放射線治療病室に入院する必要

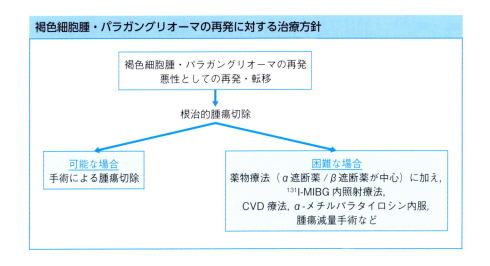

があり，治療可能な施設が限られています．内照射療法の性質上，小さな病変への治療効果は期待できますが，大きな病変への治療効果は乏しくなる傾向にあります．腫瘍が小さいうちの早期の治療，または腫瘍が巨大な場合は，手術により可能なかぎり縮小を図ったうえで ^{131}I-MIBG 内照射療法を行うほうが治療効果が得られやすいと考えられています．^{131}I-MIBG 内照射療法を行えない場合，シクロホスファミド，ビンクリスチン，ダカルバジンを併用する化学療法（CVD 療法）を行います．約 30% の症例で症状改善・腫瘍縮小効果が期待できるとされており，治療効果があった場合，生命予後の延長を期待できる可能性はありますが，CVD 療法により生命予後が延長したという明確な根拠は得られておらず，また長期的な治療効果も不明なのが現状です．

悪性褐色細胞腫・パラガングリオーマの死亡原因の多くは，カテコラミン過剰（高カテコラミン血症）による不整脈や心不全であり，高カテコラミン血症を是正し，循環動態を安定させることは患者の症状緩和につながります．日本では厚生労働省の承認を得られていませんが（2017年現在），カテコラミン合成阻害薬である α-メチルパラタイロシン（海外商品名：DEMSER/デムサー）は，高カテコラミン血症の改善に有効と考えられています．また同様の理由から，過剰に産生されるカテコラミンの量を抑えるために腫瘍減量手術（デバルキング手術）を行うこともあります．

説明のポイント：外科的な腫瘍切除を中心とした集学的治療

治療は外科的な腫瘍切除が第一選択です．術前にはα遮断薬を中心とした内科的な管理が必須です．術後は低血圧や低血糖を念頭に置いたモニタリング管理を行います．両側副腎摘除術を行った場合は，永続的なステロイド補充療法が必須になります．再発・転移症例などで根治的腫瘍切除が困難な場合，^{131}I-MIBG 内照射療法や CVD 療法を行います．

〔大杉 治之，松田 公志〕

Q135 早期腎がんの診断と治療について教えてください。

　腎腫瘍の画像診断は，ダイナミック造影CTがもっとも精度が高く，通常第一に推奨されます。腎機能障害や造影剤過敏症の場合はMRIで代替します。これらの検査でも確定診断に至らない場合，最近は腎腫瘍生検を実施することが増えています。

　早期腎がんの標準的治療は手術で，4cm以下の腫瘍であれば腎部分切除が第一に推奨され，4cm以上でも技術的に可能であれば適応になります。それ以外は根治的腎摘除が推奨されます。高齢や合併症などで手術適応にならない場合，凍結療法やラジオ波焼灼術，あるいは監視療法を考慮します。

　近年，画像診断の普及に伴い，無症状かつ小さいサイズで発見される腎腫瘍が増加しています。これらの腎腫瘍では，腎臓がん（正確には腎細胞がん，以下腎がん）と，良性腫瘍，とくに血管筋脂肪腫やオンコサイトーマとを鑑別することが重要です。診断は，画像診断が中心で，とくに腹部のダイナミック造影CTがもっとも精度が高く，腎機能が正常であれば第一に推奨されます。腎がんでもっとも頻度の高い淡明細胞型では，造影早期に不均一な濃染を示し，後期に洗い出しが認められます（図）。腎機能障害や造影剤過敏症で造影CTが施行できない場合はMRIで代替します。これらの検査でも確定診断に至らない場合もあり，最近は腎腫瘍生検が施行される例が増加しています。生検は，安全性が高く，診断能も高いことが示されていますが，オンコサイトーマと一部の腎がん（とくに嫌色素性腎がん）との区別は難しいことがあります。

　画像診断あるいは生検で，腎がんと診断された場合，がんが腎臓内にとどまっているか，それとも身体の他の部分まで広がっているかを調べる目的で病期診断を行います。通常は，腎がんの診断のためにすでに腹部CTあるいはMRIが施行されていますので，腹部臓器やリンパ節への転移の有無はチェックずみです。腎がんがもっとも転移しやすい臓器は肺ですので，胸部CTは必ず行う必要があります。

　さて，病期診断で早期腎がんと診断された場合，標準的治療は手術で，腫瘍とその周囲の腎実質のみを摘出する腎部分切除と，腎臓を周囲の脂肪組織ごと丸ごと摘出する根治的腎摘除があります。通常，4cm以下の腫瘍に対しては腎部分切除が第一に推奨されます。この大きさの腫瘍であれば，腎部分切除は，根治的腎摘除と比べ制がん性は同等で，術後の腎機能がより良好に保たれることが示されています。腎部分切除のアプローチとしては，開腹手術に加えて，最近は，腹腔鏡下手術，ロボット支援手術，ミニマム創内視鏡下手術の低侵襲手術があり，これらはいずれも保険収載されています。低侵襲手術では，術後の疼痛が軽度で回復が早いことが期待できま

淡明細胞型腎細胞がんのダイナミック造影CT

| 単純 | 皮髄相 | 実質相 | 排泄相 |

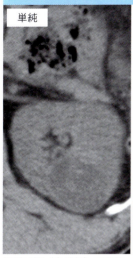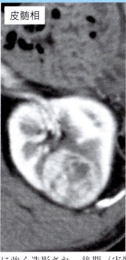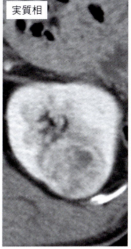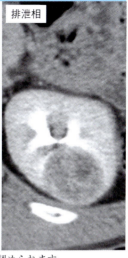

造影早期（皮髄相）で不均一に強く造影され，後期（実質相，排泄相）で洗い出しが認められます

す。また4cm以上の腫瘍でも技術的に可能であれば腎部分切除が考慮されます。腎部分切除特有の合併症として，仮性動脈瘤（および後出血）と尿瘻があり，前者は重大合併症ですが頻度は低く，後者は生命にかかわるような合併症ではありません。腎部分切除は，通常は腎臓の血管を遮断（阻血）して施行されますが，術後の腎機能は阻血時間に影響されるため，最近は阻血時間を短くする工夫や，阻血なしで施行する術式も進歩しつつあります。

4cm以下でも腫瘍の位置などで腎部分切除が施行しにくい場合や，4cm以上の多くの腫瘍に対しては，根治的腎摘除が推奨されます。根治的腎摘除を施行し腎臓が1つになっても多くの患者では術後の腎機能は十分保たれますが，もともとの腎機能が低い場合や糖尿病などの合併症がある場合は注意が必要です。根治的腎摘除のアプローチとしては，開腹手術，腹腔鏡下手術，ミニマム創内視鏡下手術があります。

高齢や合併症などで手術適応にならない場合は，小さな腫瘍であれば凍結療法やラジオ波焼灼術，あるいは監視療法が推奨されます。凍結療法は2011年に保険収載されています。

説明のポイント：腎腫瘍の診断には限界があることを十分に伝える

腎腫瘍の診断の中心は，ダイナミック造影CTやMRIなどの画像診断ですが，これらの検査では腎がんと良性腫瘍の区別ができないことがあります。とくに小さな腎腫瘍では診断が難しい場合は少なくありません。そのため最近は腎腫瘍生検が施行される例が増えていますが，生検でも確定診断できないことがあることも十分に説明する必要があります。

〔藤井　靖久〕

Q136 転移性腎がんの治療について教えてください。

　転移性腎がん（転移性腎細胞がん）の治療では，現在も腎摘出術がよく行われます。薬物療法の中心は，血管新生阻害薬（TKI）を用いた分子標的治療であり，これにはスニチニブ，パゾパニブ，アキチシブ，ソラフェニブなどの薬剤があります。セカンドライン治療としては免疫チェックポイント阻害薬PD-1抗体のニボルマブを用いることが多くなりました。そしてインターフェロン，インターロイキンなどのサイトカイン療法や，mTOR阻害薬を用いる場合もあり，これらの薬剤の逐次療法が行われています。転移巣摘除などの外科的治療が行われることもありますが，抗がん剤による化学療法や放射線治療には耐性のことが多く，骨転移への緩和的な放射線治療など限定的です。

　転移性腎がん（転移性腎細胞がん）の治療では，現在も腎摘出術（cytoreductive nephrectomy）がよく行われます。根治切除が見込まれる場合には転移巣摘除も推奨されています。薬物療法としては，抗がん剤による化学療法や放射線治療には抵抗性とされ，骨転移への緩和的な放射線治療など限定的です。転移性腎がんに対する薬物療法では，従来よりインターフェロン（interferon；IFN）-αやインターロイキン2（interleukin-2；IL-2）による免疫療法が有効とされ行われてきましたが，2016年にニボルマブ（オプジーボ®）が臨床投与され，PD-1/PD-L1（programed death-1/programed death ligand-1）シグナルを抑制する免疫チェックポイント阻害薬が大きな役割を果たすようになってきました。免疫チェックポイント阻害薬は，免疫担当細胞とがん細胞の間の免疫寛容状態を断ち切って，自身の免疫細胞でがん細胞を攻撃する新規の免疫療法で，肺がんをはじめ多くのがんで有効性が示されています。従来の抗がん剤治療と比較して有害事象が少なく，多くの場合，生活の質（quality of life；QOL）を低下させることなく治療を受けることができます。しかしながら，少ない割合ですが，間質性肺臓炎，1型糖尿病，心筋炎，下垂体炎などの免疫関連有害事象が起こることが知られており，早期に適切な治療が行われないと生命リスクが発生します。倦怠感や動悸，息切れ，口渇，多飲など気になる症状があれば診察が必要なことを患者へ伝えることが重要です。現在は，ニボルマブは血管新生阻害薬のセカンドライン，あるいはサードライン以降の治療として投与されています。

　現在のファーストライン治療の中心は分子標的治療薬です。転移性腎細胞がんに対する分子標的治療薬は現在のところ大きく分けて2種類あります。1つは，血管新生阻害薬とされる受容体型チロシンキナーゼ阻害薬（tyrosine kinase inhibitor；TKI）で，ソラフェニブ（ネクサバール®）とスニチニブ（スーテント®）は，日本で2008年から臨床投与が開始され，アキシチニブ（イ

転移性腎臓がん治療に用いられる主な薬剤

種類	薬剤	用量
チロシンキナーゼ阻害薬	スニチニブ	1錠（12.5mg）4錠×1回/日　内服 4週内服2週休薬
	パゾパニブ	1錠（200mg）4錠×1回/日　内服
	アキシチニブ	1錠（5mg）1錠×2回/日　内服
	ソラフェニブ	1錠（200mg）2錠×2回/日　内服
mTOR阻害薬	エベロリムス	1錠（5mg）2錠×1回/日　内服
	テムシロリムス	25mg 1回/週　点滴投与
免疫チェックポイント阻害薬	ニボルマブ	3mg/kg 1回/2週　点滴投与
インターフェロンα	スミフェロン	1日300万単位 or 600万単位 皮下または筋肉内投与
インターロイキン-2	イムネース	1日70万単位　点滴投与

mTOR：mammalian target of rapamycin

ンライタ®）やパゾパニブ（ヴォトリエント®）がその後，承認されました。スニチニブとパゾパニブがファーストライン治療として，ソラフェニブとアキシチニブがセカンドライン以降の治療として投与されます。高血圧，倦怠感，味覚障害，血液毒性や手足症候群，肝機能障害，甲状腺機能低下症などの有害事象があります。腎細胞がんに対するもう1つの標的としてはmTOR（mammalian target of rapamycin）があり，mTOR阻害薬としてはエベロリムス（アフィニトール®）やテムシロリムス（トーリセル®）があります。口内炎，間質性肺臓炎，高血糖，高脂血症，倦怠感などの有害事象がみられることがあります。これらの薬剤の有害事象は多くの場合はコントロール可能であり，じょうずに副作用マネジメントを行いながら治療を継続するのが肝要とされます。2017年8月時点での転移性腎がんに対する治療薬を表に示します。免疫療法を含めた薬剤の選択，薬剤の切り替え，腎摘による原発巣摘除や転移巣切除などの外科的治療など集学的な知識をもった治療が要求されます。

説明のポイント　じょうずに副作用に対処しながら治療する

転移性腎がんは，血管新生阻害薬，mTOR阻害薬，免疫チェックポイント阻害薬と，最近になり治療選択肢が増加し，5年や10年以上といった長期に治療を継続している例も増えてきています。有害事象も軽度な場合が多く，過剰な不安をもたずに治療されることを勧めます。さらに，最近は治療薬の開発が著しく進んでいることも付け加えるとよいでしょう。

〔湯浅　健〕

Q137 腎盂がんと腎がんの違いを教えてください。

腎実質で作られた尿は腎杯に集められ，さらに複数の腎杯から腎盂に集まります。そこから尿管を通り膀胱に溜まり尿道を通って体外に排出されます（図1）。厚生労働省の統計などでは腎盂がんも広義の腎がんの一部として扱われることもありますが，腎杯や腎盂にできるがんを腎盂がんと呼び，腎臓の実質にできるがんを腎がんと呼びます（図2）。腎盂がんは組織学的には尿路上皮がんで，膀胱がん，尿管がんと同じ種類のがんです。一方，腎がんは組織学的には腎細胞がんという種類でまったく別のがんです。

広義の腎がんのなかには，腎細胞がんと腎盂がんが含まれます。しかし，泌尿器科医や病理医の間では腎がん＝腎細胞がんとして扱われます。

腎細胞がんにも複数の組織型があり，ほぼ80％を淡明細胞がんが占めています。そのほかに乳頭状腎がん，嫌色素性腎がん，集合管がん（ベリニ管がん）などがあります。これらの発生母地は，表に示したように血液から腎の糸球体で作られた原尿が近位尿細管，遠位尿細管，集合管を経て腎杯に流れ込むまでの経路に対応していると考えられています。集合管がんは比較的まれ

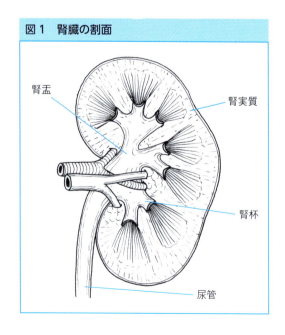

図1　腎臓の割面

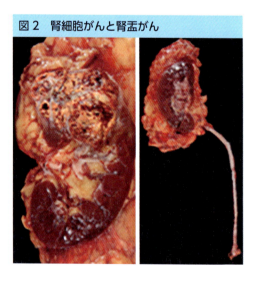

図2　腎細胞がんと腎盂がん

腎細胞がんの組織型別特徴

	淡明細胞がん	乳頭状腎細胞がん	嫌色素性細胞がん	集合管がん
免疫染色	近位尿細管マーカー（＋） ビメンチン（＋）	近位尿細管マーカー（＋）	遠位尿細管マーカー（＋） ビメンチン（＋）	集合管上皮マーカー（＋） 高分子ケラチン（＋）
染色体異常	3p 欠損	3q, 7, 12, 17 のトリソミー	1, 2, 6, 10, 13, 17, 21 のモノソミー	1, 6, 14, 15, 22 のモノソミー
遺伝子異常	*VHL* 遺伝子異常	*MET* 遺伝子異常		

ながんで腎細胞がんに分類されていますが，腎細胞がんと腎盂がんの中間の組織型で，その特徴は腎細胞がんや腎盂がんとも異なるのではないかと考えられています。

このように一口に腎細胞がんといっても性質の異なるものが含まれており，その振る舞いや薬剤に対する感受性も異なってきます。腎細胞がんの手術は早期がんに対しては腎温存手術である腎部分切除が標準的です。また薬物療法としては，ここ数年，分子標的治療薬や免疫チェックポイント阻害薬などの新薬の開発が急速に進んでいます。ほとんどの臨床試験は淡明細胞がんをターゲットとしています。

腎盂がんは，尿路上皮がんという組織型で尿管がんや膀胱がんと同じような性質をもちます。腎盂がんは尿路上皮に多発する性質があるので，早期がんでも片側の腎尿管全摘が必要になることがほとんどです。薬物治療では膀胱がんと同様，シスプラチンやゲムシタビンなどが有効で腎細胞がんとは感受性が異なります。画像診断上，典型的な症例であれば両者は通常容易に見分けがつきますが，浸潤性の腎盂がんと腎細胞がんの鑑別は時に困難な場合があり注意が必要です。

腎盂がんは膀胱がんと同じ性質です

腎細胞がんと腎盂がんは同じ腎臓という臓器の中にでき，疾患統計で腎がんとしてひとくくりにされることがありますが，腎細胞がんと腎盂がんの性質は異なり，後者は膀胱がんと同じ種類のがんであること，治療法も異なることをよく説明することが重要です。

〔米瀬　淳二〕

Q138 筋層非浸潤性膀胱がんの治療と経過観察について教えてください。

A 膀胱がんは膀胱の内張である尿路上皮から発生し，進行するに従い筋層浸潤がんとなり膀胱全摘が必要になります。膀胱がんの70%は筋層非浸潤性膀胱がんとして発見されます。まず経尿道的膀胱腫瘍切除（TUR-BT）を行い，筋層非浸潤性膀胱がんと診断されたら，悪性度，腫瘍の数，随伴する上皮内がんの有無によって，再発，進展リスクを層別化して，リスクに応じた再発予防（膀胱内注入療法）や経過観察（定期的膀胱鏡検査と尿細胞診検査）を行います。

膀胱がんと診断されれば，まず経尿道的膀胱腫瘍切除（TUR-BT，図1）を行い，腫瘍の悪性度と深達度を病理学的に診断します。同時に尿路上皮に多発する傾向があるので，腎杯，腎盂，尿管（上部尿路）に尿路上皮がんがないかどうかの画像診断を行います。初回のTURで，高悪性度のがんであった場合，粘膜下層まで浸潤するT1の腫瘍が認められた場合には，実際には筋

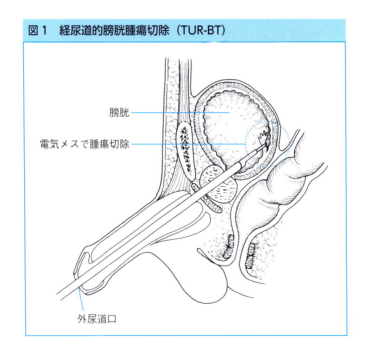

図1　経尿道的膀胱腫瘍切除（TUR-BT）

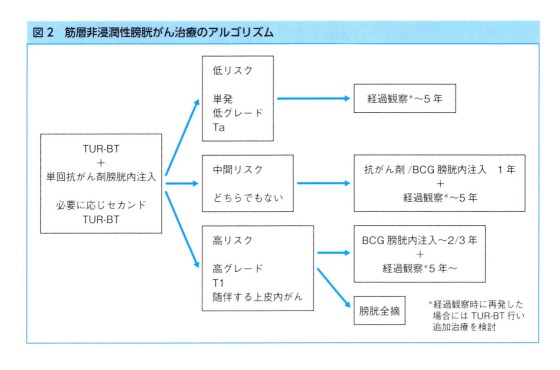

図2 筋層非浸潤性膀胱がん治療のアルゴリズム

層浸潤がんであるのに筋層非浸潤がんであると過小評価するリスクがあるため，セカンド TUR を行います．それでも筋層への浸潤がなければ筋層非浸潤がんとしての治療を行います（図2）．具体的には 1cm 以下で単発，低グレードかつ粘膜内にとどまる乳頭状腫瘍の場合には，TUR-BT＋抗がん剤単回注入を行い，3カ月ごとの膀胱鏡検査，尿検査が推奨されます．多発，ハイグレード，T1 かつ随伴する上皮内がんがある場合には維持療法を含めた BCG 注入療法を行いながら，5 年以上にわたる定期的膀胱鏡検査が推奨されます．このようなハイリスクがんには即座の膀胱全摘が考慮される場合もあり筋層非浸潤性膀胱がんといってもさまざまな病状が含まれていることに注意が必要です．

説明のポイント　膀胱がんでは術後の定期検査が必須

膀胱がんはそもそも再発のリスクが高く，完全切除と考えられても定期的な経過観察は必須です．また再発のリスクが高い症例には積極的に再発予防を行うことが重要と考えられています．初回治療で膀胱が温存できても再発を繰り返し膀胱全摘が必要になることもあるので，再発予防と定期的な経過観察の重要性を初回からよく説明することが大事です．

〔米瀬　淳二〕

Q139 膀胱全摘はどのような場合に必要になりますか。

　膀胱全摘の一般的な適応は，転移のない筋層浸潤性膀胱がんです。筋層浸潤性膀胱がんでも単発で，上皮内がんがなく水腎症もないようながんには，放射線療法と化学療法で膀胱を温存する場合もありますが，標準的な治療法は膀胱全摘＋骨盤内リンパ節郭清です。筋層浸潤がんに対する膀胱全摘には，術前に補助化学療法を行うことが推奨されています。一方，筋層非浸潤性膀胱がんでも，非常に悪性度の高いもの，広範な T1 や BCG に抵抗性である場合には早期の膀胱全摘が推奨されます。

　膀胱全摘は，転移のない筋層非浸潤がんに対する標準的な治療です。筋層非浸潤性の膀胱がんに対しても，非常に悪性度の高い場合や，BCG 注入に抵抗性の上皮内がんや再発を繰り返す T1 の膀胱がんに対しては，転移をきたすリスクが高いため早期の膀胱全摘が推奨されています。リンパ節転移や周囲に浸潤がある場合でも，術前抗がん剤治療が奏効した場合には，症例によっては膀胱全摘を考慮することがあります（表）。また，転移があって根治性が得られなくても，膀胱全摘あるいは尿路変更のみでも行うことにより膀胱からの難治性の出血を抑え QOL を維持すると考えられる症例には検討の余地があります。

　膀胱全摘は男性の場合，前立腺・精嚢・尿道を，女性の場合には卵巣・子宮・腟前壁と尿道を一塊として切除して，回腸導管を作成していましたが，尿道断端にがんがなければ回腸を利用した自排尿型の代用膀胱を造設する症例も増えています。自排尿型の代用膀胱はストマがないという大きな利点はありますが，尿失禁や巨大化した代用膀胱からの尿の再吸収などの問題もあり，尿路変更についてはどちらがよいのかは個々の患者との相談が必要です。

　膀胱全摘は進行がんに行うため，術後の再発転移もまれではありません。治療成績向上のために術前補助化学療法の上乗せ効果が検討され，その有用性が証明されました。また丹念なリンパ節郭清も再発率を下げると考えられています。

浸潤性膀胱がん全摘例の疾患特異生存（%）

発表者 年 症例数 補助化学療法	Hautmann 2012 1100 なし		がん研有明病院 2014 402 原則 T3 以上に追加	
	5y	10y	5y	10y
pT2	83	79	84	84
pT3	65	59	76	76
pT4	49	42	61	55
pN+*	22	17	51	49

*リンパ節転移あり
pT3 以上で周術期化学療法の有用性が認められる

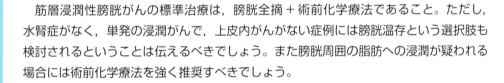

説明のポイント：筋層浸潤がんでは膀胱全摘が標準治療

　筋層浸潤性膀胱がんの標準治療は，膀胱全摘＋術前化学療法であること。ただし，水腎症がなく，単発の浸潤がんで，上皮内がんがない症例には膀胱温存という選択肢も検討されるということは伝えるべきでしょう。また膀胱周囲の脂肪への浸潤が疑われる場合には術前化学療法を強く推奨すべきでしょう。

〔米瀬　淳二〕

Q140 転移性膀胱がんの治療について教えてください。

　膀胱がんを含め，腎盂がん，尿管がんなど転移性尿路上皮がんに対する治療は，抗がん化学療法が中心です（表）。多くの施設でゲムシタビンとシスプラチンによるGC療法が1次治療として行われています。2次治療としては，現時点では確立されたものはなく，パクリタキセルやドセタキセルなどのタキサン系薬剤を用いたレジメンや，あるいは従来行われていたMVAC療法などです。最近，免疫チェックポイント阻害薬のペンブロリズマブが，尿路上皮がんに対する臨床試験でも良好な成績を示し，日本において追加申請が行われました。近い将来，臨床で投与が可能になることが期待されています。

　ゲムシタビン／シスプラチン（GC）療法は，転移性尿路上皮がんに対してMVAC療法に代わる1次治療の標準療法として現在広く行われています。進行期または転移性膀胱がん患者を対象として施行されたGC療法とMVAC療法による無作為臨床試験において，両療法は同等の奏効率，全生存期間（overall survival；OS）を認めましたが，GC療法は副作用が少なく，忍容性が高かったことから，現在の標準1次療法になりました。抗がん剤投与時には，嘔気・嘔吐などの消化器症状，白血球減少や血小板減少などの血液毒性，脱毛，倦怠感などの有害事象がみられることがありますが，多くはマネジメント可能です。消化器症状に対しては，選択的ニューロキニン1受容体拮抗薬であるアプレピタントや新規セロトニン受容体拮抗薬，パロノセトロンを積極的に使用するなどにて，従来みられた悪心・嘔吐などはかなり軽減しています。

　もう1つのMVAC療法は，1985年Sternbergらによって報告されて以来，30年以上経過した現在も標準治療の1つです。奏効率およそ50%，完全寛解も認める優れた治療法ですが，嘔気などの消化器毒性を強く認めることや，アドリアマイシンによる心毒性を認めるなど有害事象が多いことなどが実施上の課題となっています。尿路上皮がんの化学療法はシスプラチンが中心的な役割を担いますが，腎機能障害や心肺の合併症，あるいは骨髄予備能やperformance status（PS）低下のため，シスプラチンの投与が困難な"unfit"症例は少なくありません。糸球体濾過量（GFR）<60ml/minの症例に対して，シスプラチンを減量あるいは，血中濃度-時間曲線下面積（AUC）で投与量を調整できるカルボプラチンに変更することが推奨されています。カルボプラチンはシスプラチンと同じ白金錯体ですが，シスプラチンに比べて腎毒性が低く，嘔気・嘔吐などの消化器毒性も軽減される特性があります。

　セカンドライン化学療法に関する報告は多くはありません。GC療法不応症例に対するセカン

転移性膀胱がんに対する主な抗がん剤治療

レジメン	Drug	Administration	Duration of cycles
GC	ゲムシタビン シスプラチン	$1g/m^2$, days 1, 8, 15 $70mg/m^2$, day 2	28 days
MVAC	メトトレキサート ビンブラスチン ドキソルビシン シスプラチン	$30mg/m^2$, days 1, 15, 22 $3mg/m^2$, days 2, 15, 22 $30mg/m^2$, day 2 $70mg/m^2$, day 2	28 days
免疫チェックポイント阻害薬	ペンブロリズマブ	2017年8月現在承認申請中（未承認）	

ドラインMVAC療法の有効性は報告されているものの，セカンドラインでのMVAC療法投与は，有害事象の点から制限され，実際に投与される症例は多くありません。タキサン系薬剤であるパクリタキセルとカルボプラチンは，日本でも2014年に尿路上皮がんに対しての適応外使用が承認されました。パクリタキセルは，標準治療不応時のセカンドライン以降の治療薬として，カルボプラチンはシスプラチンの投与が困難な "unfit" 症例に，主に用いられています。

最近，免疫チェックポイント阻害薬が，肺がんや腎がんなどさまざまながんで良好な治療成績を発揮し，抗がん剤治療のbreakthroughとして期待されています。転移性尿路上皮がんにおいてもPD-1阻害薬であるペンブロリズマブ，ニボルマブ，PD-L1阻害薬であるアテゾリズマブやアベルマブ，デュルバルマブなどが米国FDA（Food and Drug Administration）に承認を受け，転移性尿路上皮がんに対する新たな治療薬として注目されています。これらの薬剤のなかで，ペンブロリズマブ（キイトルーダ®）は2017年8月時点で，根治切除不能な悪性黒色腫，PD-L1陽性の切除不能な進行・再発の非小細胞肺がんの効能・効果で承認されていますが，転移性尿路上皮がんに対しても追加申請が行われました。そのほかにも単剤として，あるいは抗がん剤などとの併用療法として，これらの薬剤を用いたさまざまな国際第Ⅲ相試験が行われており，その結果が，期待をもって待たれるところです。

説明のポイント 抗がん剤に対して過剰な不安を与えない

転移性膀胱がんの治療は主として抗がん剤を用いた化学療法です。抗がん剤投与時には，従来みられた悪心・嘔吐などの消化器毒性は，さまざまな支持薬の登場でかなり軽減されるようになりました。さらに，最近は免疫チェックポイント阻害薬をはじめ，治療薬の開発が著しく進んでいることも付け加えるとよいでしょう。

〔湯浅　健〕

Q141 前立腺がん検診について教えてください。

　前立腺がん検診は前立腺特異抗原（prostate specific antigen；PSA）の測定が中心であり，検診の主な目的は，がんを早期に発見し，適切な治療を行うことによってがんによる死亡率を低下させることです。
　近年，欧州で行われた大規模な無作為化比較試験で，検診により前立腺がんによる死亡率が低下することが証明されました。しかしながら，過剰診断や治療による生活の質の低下による不利益の可能性や検診実施の間隔，PSAのカットオフ値の不明確さなど，いまだいくつかの問題点や課題は残されています。

　PSA測定を基盤にした前立腺がん検診の有用性は，欧州で行われた大規模な無作為化比較試験でほぼ証明されました。この試験は13年間の観察期間の結果であり，検診しない群に比べ，検診を施行した群で44%の死亡率低下を示しました。とくに前立腺がんの好発年齢である55〜69歳の年齢層では21%の死亡率低下を認め，検診の有用性を確実なものとしました。同時期に米国で施行された比較試験では，これとは逆に検診の有用性を認めないという正反対の結果を示しました。しかしながら，この試験の重大な問題点は検診を行わない群の過去のPSA検査の実施があったことでした。したがって，試験の質の観点から，先に述べた欧州での比較試験結果を凌駕するものとは判断されていないのが現状です。

　検診の実際の方法は，現在ではPSA測定が中心となっています。2016（平成28）年度の厚生労働省の調査結果では，以前行われていた直腸指診による検診はほぼ行われておらず，たった6市町村，0.3%にすぎませんでした。すなわち，前立腺がんを早期発見するための検診では，直腸指診のみによる正診率が低く，PSA測定のそれに大きく劣るためです。

　最近になり，日本でも検診の普及などにより，前立腺がんの罹患率，死亡率は著しく上昇してきており，一般市民の前立腺がんの啓蒙は大きく進みました。しかし，欧米諸国と比べ，いまだ前立腺がんにおける意識，検診の重要性は高いといえません。2016年度の厚生労働省の調査結果では，PSA検診を実施している市町村は，1,397市町村，80.4%でした。

　先に述べたように，前立腺がん検診は有用であることに異論はありませんが，検診による不利益が存在することも事実です。考えられる検診の利益，不利益は表のとおりです。まず，今後の課題にもなりますが，PSA値のカットオフ値以下での臨床的に重要な前立腺がんの存在です。すなわち，現状のPSAのみの検診，カットオフ値では前立腺がんの早期発見には不十分であることが考えられます。

前立腺がん検診における利益，不利益

利益	進行性がん，転移性がんの進展抑制
	前立腺がんの死亡率低下
	早期発見
不利益	PSA基準値以下の臨床上，重要ながんの見逃し
	過剰診断
	過剰治療

　逆に，前立腺がん検診には生命に危険性を及ぼさない，眠っているがんをみつけてしまう，いわゆる過剰診断の可能性があります。さらに，過剰診断された結果，治療の必要のない前立腺がんを治療してしまう，いわゆる過剰治療へと発展していきます。診断には生検が必須ですが，出血，感染症の合併症は無視できない確率で発症し，時に重篤になることも否定できません。さらに治療として手術，放射線治療を行うことにより，尿失禁，性機能障害などの不可逆的な合併症を併発することも指摘されています。

　前立腺がん検診を今後，さらに有益なものとするためにいくつかの課題も残されています。

　1つは，検診対象年齢，実施間隔，PSAカットオフ値の設定があります。日本には明確な基準はなく，また米国，欧州でも見解は異なっています。人種差もあるため，日本独自のガイドラインの作成が望まれます。また先にも述べましたが，PSA以外のさらなる有用な検査，指標の臨床応用が必要で，これにより検診の有用性をさらに高めることが期待できます。

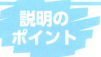

検診の有用性

　検診の不利益が存在することも確かですが，有用性も認められているので，50歳以上になったら積極的に前立腺がん検診を受けるようにしましょう。とくに血縁者に前立腺がんの人がいる場合は，検診開始年齢を早める必要があると考えられています。

　ただし，結果の解釈に一喜一憂せず，PSA値が基準値を上回る場合は，必ず専門医の診察を受けることを勧めてください。

〔山本　真也〕

Q142 限局性前立腺がんの治療について教えてください。

　限局性前立腺がんの治療法は，大きく分けると，手術療法，放射線療法，内分泌療法があり，実際にはこれらを単独あるいは組み合わせて治療を行います。また高齢者や悪性度が低く，がん体積が小さい，いわゆる進行が緩徐ながんに対しては，無治療経過観察やPSA監視療法も有力な治療法となります。どの治療を選択するかは，年齢，がんの状態（PSA値，グリソンスコア，病期など），既往歴，患者の希望，期待余命などを総合的に判断して決定されます。また治療法によって，起こり得る合併症が異なるため，合併症も治療法選択の重要な因子となります。

　治療法の決定は，リスク分類により，大まかに決められます（表）。

◆手　術

　手術は，限局性前立腺がんに対する根治療法の代表的な治療法であり，比較的若年者，期待余命が10年以上あり，重篤な既往歴がない，低，中，一部の高リスク群の患者に適応となります。以前は開腹および腹腔鏡下前立腺全摘除術が大半でしたが，最近では，ミニマム創内視鏡下，ロボット支援前立腺全摘除術も保険適用で行われています。とくにロボット支援前立腺全摘除術は現在世界の主流であり，日本でも主流になりつつあります。主な合併症としては，尿失禁，性機能障害がありますが，前立腺周囲の解剖の理解が進み，また手術技術の改良，進歩に伴い，以前より重篤な合併症は減少してきています。

◆放射線療法

　放射線療法も，限局性前立腺がんに対する根治療法の代表的な治療法の1つです。放射線は照射方法により，外部照射（身体の外から照射）と組織内照射（前立腺内部に線源を埋め込み，内から照射）に分類されます。

　外部照射はすべてのリスク群の患者に適応になります。中，高リスク群の患者には通常ホルモン療法を組み合わせることが標準とされています。治療成績はほぼ手術と同等ですが，手術と異なる点として，治療期間が1～2カ月間と長期間に及ぶこと，隣接臓器（膀胱，直腸）への照射による合併症があげられます。しかしながら，強度変調放射線治療（IMRT），粒子線の開発により，治療期間は短縮傾向にあり，隣接臓器への合併症も減少してきています。

　組織内照射は永久挿入密封小線源療法と高線量率組織内照射の2通りの方法があります。前者は低，一部の中リスク群の患者に適応となりますが，ホルモン療法や外部照射と組み合わせることにより，高リスク群の患者にも高い有効率が得られています。治療期間が数日間と短期間であり，性機能障害率が低いとされている一方，治療後の排尿障害の発生率が高いことが知られています。後者はよりハイリスクな患者に行われますが，高線量照射であるため，合併症の発生は少なくありません。

限局性前立腺がんのリスク分類別治療法

	低リスク群	中間リスク群	高リスク群
無治療経過観察，PSA 監視療法	○	△	×
手術（前立腺全摘除術）	○	○	○
小線源療法	○	△	×
外部照射	○	×	×
ホルモン療法 + 外部照射	×	○	○
ホルモン療法 + 小線源療法	×	○	△
小線源療法 + 外部照射（+ ホルモン療法）	×	○	○
高線量率組織内照射	○	△	△
高線量率組織内照射 + 外部照射	×	○	○

◆ホルモン療法

厳密には，ホルモン療法単独の治療は，限局性前立腺がんに対して適応はありません。上記に述べたように，放射線療法との組み合わせに使用されることがほとんどです。ホルモン療法は体内の男性ホルモンを下げること（去勢）が主になります。具体的には，去勢は精巣を摘除すること，あるいは精巣摘除と同様な効果のある注射により行われます。また抗男性ホルモン剤は前立腺で男性ホルモンをブロックする作用をもっています。

副作用としては，去勢により，顔面紅潮，ホットフラッシュ（ほてり），骨粗鬆症，メタボリックシンドロームなどが，また抗男性ホルモン剤では，乳房の腫れや痛み，肝障害が起こることがあります。

◆無治療経過観察，PSA 監視療法

前立腺がんには，治療をしなくても進行が遅く，生命に影響を及ぼすことがないものが存在します。このようながんには，即時に治療を開始せず，PSAや画像検査で経過観察しながら，進行が疑われたときに治療を介入することをPSA監視療法といいます。また高齢者で，がんの悪性度が低く，がん体積が小さい場合は，症状が出現するまで経過観察し，何らかの症状が出現したら治療を開始することを無治療経過観察といいます。

説明のポイント　治療法はいろいろ

限局性前立腺がんの治療は，多種多様です。治療成績はもちろんのこと，治療後の生活の質（QOL）も考慮し，どの治療が自分に適しているか，まずはよく勉強することが大事です。またどの治療にも，それぞれ利点欠点があるので，それをよく理解し，主治医，家族と一緒に熟考して決める必要があります。他の施設の先生の意見も聞いてみたいという場合には，積極的にセカンドオピニオンの利用を勧めましょう。

〔山本　真也〕

Q143 転移性前立腺がんの治療について教えてください。

　転移性前立腺がんに対しては，一般的にホルモン治療といわれる，男性ホルモン除去療法と，ドセタキセル，カバジタキセルといったタキサン系薬剤を用いた抗がん剤治療が行われます．また，骨転移に対しては，骨痛，病的骨折，脊髄圧迫などの骨転移関連の有害事象，いわゆる骨関連事象を予防・治療するため，従来から破骨細胞を標的とするゾレドロン酸やデノスマブなどの骨修飾薬が使用されてきましたが，最近，α線内用治療薬 Ra-223 が承認され，多発する骨転移巣に対する直接の治療薬として期待されています．

　前立腺がんは日本では生活様式，食習慣の欧米化などの環境要因に加え，血清 PSA（prostate specific antigen）による検出システムの向上により罹患率も死亡率も増加しており，2016年の「がんの統計」では罹患率は日本男性でもっとも高いがんとなりました．前立腺がんは血清 PSA によるスクリーニングが可能であり，多くの症例が手術や放射線治療といった局所治療により根治可能な Stage にて診断されます．しかしながら，一部の症例では診断時にすでに骨やリンパ節といった転移がみられます．また，手術や放射線治療といった局所治療後に再発する症例も一部にあります．転移を認めた場合でも，ほかのがんに比べて進行が緩やかな場合が多く，したがって，罹患期間が長く薬物療法の役割も大きいとされています．薬物療法では，男性ホルモンを抑える男性ホルモン除去療法（androgen deprivation therapy：ADT），タキサン系抗がん剤などを用いた抗がん剤治療，および転移性前立腺がんで多くみられる骨転移に対する治療を行います（表）．

　まず，男性ホルモン除去療法ですが，前立腺がんの増殖因子としてアンドロゲン・シグナルがあり，このアンドロゲン・シグナルを抑制することが男性ホルモン除去療法の基本的なコンセプトです．すなわち黄体ホルモン刺激ホルモン（LH-RH）アゴニストあるいはアンタゴニストを用いて黄体ホルモン（LH）を抑制し，精巣ライディッヒ細胞からのテストステロンの分泌を阻害することと，抗アンドロゲン剤によりアンドロゲン受容体を阻害する2つの方法を，それぞれ単独あるいは併用で行われます．前者は外科的に両側精巣を摘除することでも可能です．治療開始当初は多くの症例で効果を認めますが，やがて男性ホルモン除去療法に抵抗性となります．このような状態を去勢抵抗性前立腺がんと呼ばれます．日本では，2014年新規抗アンドロゲン剤エンザルタミド，そして新規 CYP17 阻害薬であるアビラテロンが，去勢抵抗性前立腺がん治療薬として承認されました．これらの薬剤は現在，去勢抵抗性前立腺がんに対するホルモン治療の中心として臨床投与されています．

転移性前立腺がんに対する主な治療薬

	薬剤	用量
LH-RH agonist	リュプロレリン	22.5mg/6カ月，11.25mg/3カ月 or 3.75mg/4週
	ゴセレリン	10.8mg/3カ月 or 3.6mg/4週
LH-RH antagonist	デガレリクス	初回 120mg×2，2回目以降 80mg×1/4週
	ビカルタミド	1錠（80mg）1錠×1回/日内服
anti-androgen	フルタミド	1錠（125mg），1錠×3回/日内服
androgen signal inhibitor	エンザルタミド	1錠（40mg），4錠×1回/日内服
CYP17 inhibitor	アビラテロン	1錠（250mg），4錠×1回/日内服，プレドニン併用
タキサン系抗がん剤	ドセタキセル	75mg/m^2，3～4週間に1回点滴
	カバジタキセル	25mg/m^2，3～4週間に1回点滴
放射線アイソトープ	塩化ラジウム-223	1回 55kBq/kg を4週間間隔で最大6回まで

LH-RH：lutein hormone releasing hormone（黄体ホルモン放出ホルモン）
CYP：cytochrome P450

骨修飾薬

	薬剤	用量
ビスホスホネート	ゾレドロン酸	4mg，3～4週間に1回点滴（腎機能にて用量調節）
抗RANKL抗体	デノスマブ	120mg，4週間に1回皮下注射

RANKL：receptor activator of nuclear factor kappa-B ligand

　次に抗がん剤治療では，タキサン系抗がん剤の有効性が証明され，日本でも2008年にドセタキセルが，2014年にはカバジタキセルが保険適用となりました。ドセタキセルは，去勢抵抗性前立腺がんのファーストラインの化学療法として使用されることが多くなってきました。ドセタキセルの副作用では，下痢や吐き気，嘔吐などの消化器症状や，脱毛，神経障害などの有害事象がありますが，多くはマネジメント可能と思われます。カバジタキセルは，ドセタキセルと同様にタキサン系抗がん剤ですが，細胞内トランスポーター，P糖蛋白との親和性が弱いため，細胞外へ排出されることなく，がん細胞内での高い薬剤濃度が維持されることで，強い抗腫瘍効果が期待されています。カバジタキセルは強い血液毒性がみられることがあるとされ，投与に際しては，持続型G-CSF製剤，ペグフィルグラスチム（ジーラスタ®）の投与が望ましいと思います。神経毒性や脱毛はドセタキセルより軽度とされます。

　前立腺がんは骨が好発転移部位であり，骨転移は疼痛，病的骨折，脊髄麻痺などのいわゆる骨関連事象（skeletal related event：SRE）を引き起こし，quality of life（QOL）を非常に悪くするとされ，したがって，骨転移に対するマネジメントおよび対策が転移性前立腺がんの治療に重要です。従来から，骨を溶解する破骨細胞を標的とした骨修飾薬（bone modifying agent：BMA）とされる，デノスマブやゾレドロン酸が用いられていましたが，2016年骨転移に対する新規治療薬として塩化ラジウム-223が承認されました。塩化ラジウム-223は α 線を放出し，骨転移を認める転移性前立腺がんの疼痛を緩和するだけでなく，生存期間の延長も認め，有害事象も少ないとされる治療薬です。

これらの薬物療法以外では，疼痛緩和や，脊髄圧迫といった骨関連事象予防および治療に骨転移巣に対する放射線治療が行われる場合があります。また，転移巣が少ない場合には，原発である前立腺への外科的手術療法や放射線治療が行われる場合もあります。

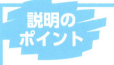

説明のポイント：男性ホルモン除去療法を中心にさまざまな治療薬

　前立腺がんは転移を認めた場合でも，ほかのがんと比較して比較的進行が緩徐であり，男性ホルモン除去療法を中心にさまざまな薬剤を用いて治療にあたります。抗がん剤も有効で，副作用も軽度な場合が多く，過剰な不安をもたずに治療されることを勧めます。さらに，最近は新規ホルモン剤や増殖シグナル阻害薬をはじめ治療薬の開発が著しく進んでいることも付け加えるとよいでしょう。

〔湯浅　健〕

Q144 転移性精巣腫瘍の治療について教えてください。

　精巣腫瘍は，固形がんのなかでもっとも抗がん剤の感受性が強く，転移があっても70〜80%の患者は根治の可能性があります。転移性精巣腫瘍の治療方針は，抗がん剤による化学療法＋残存腫瘍の切除です。セミノーマの場合，放射線感受性も強いので，小さなリンパ節転移には放射線治療も選択肢となります。しかし，照射野外に画像診断でとらえられない転移巣があった場合には不十分な治療となるため，日本ではあまり行われていません。実際にはリンパ節転移のみのセミノーマに対しても化学療法が選択されています（図）。

転移性精巣腫瘍治療のアルゴリズム

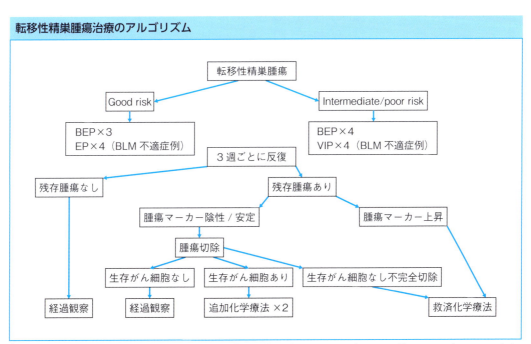

〔Schmoll, H. G., et al：European consensus on diagnosis and treatment of germ cell cancer：A report of the European Germ Cell Cancer Consensus Group (EGCCCG). Ann. Oncol., 15：1377-1399, 2004. より引用・改変〕

表1 IGCCCG (International Germ Cell Cancer Collaborative Group) によるリスク分類

Classification	Seminoma	Non seminoma	
Good risk	HCG, LDH値は問わない 肺以外の転移なし 原発巣は問わない 5年生存率　85%	AFP＜1,000ng/mL HCG＜5,000 IU/mL LDH＜正常上限値×1.5 肺以外の転移なし 性腺または後腹膜原発	左記のすべてを満たす 5年生存率92%
Intermediate risk	HCG, LDH値は問わない 肺以外の転移あり 原発巣は問わない 5年生存率　72%	AFP 1,000～10,000ng/mL HCG 5,000～50,000 IU/mL LDH 正常上限値×1.5～10 肺以外の転移なし 性腺または後腹膜原発	AFP, HCG, LDHはいずれかを満たす 5年生存率80%
Poor risk	なし	AFP＞10,000ng/mL HCG＞50,000 IU/mL LDH＞正常上限値×10 肺以外の転移あり (骨, 肝, 脳など) 縦隔原発	左記いずれかを満たす 5年生存率48%

表2　標準導入化学療法

- BEP療法
  - ブレオマイシン　　　30単位/body　D2, 9, 16
  - エトポシド　　　　　100mg/m² D1～5
  - シスプラチン　　　　20mg/m² D1～5
  - 21日ごと　　　　　　4コース (good riskには3コース)

- VIP療法
  - エトポシド　　　　　75～100mg/m² D1～5
  - イホスファミド　　　1200mg/m² D1～5
  - シスプラチン　　　　20mg/m² D1～5
  - 21日ごと　　　　　　4コース (肺が悪くブレオマイシンが使いにくい症例)

- EP療法
  - エトポシド　　　　　100mg/m² D1～5
  - シスプラチン　　　　20mg/m² D1～5
  - 21日ごと　　　　　　good riskに対して4コース (intermediate/poor riskには効果不十分)

　化学療法は，病巣の広がりや腫瘍マーカーの値により3～4コース行われます。IGCCCGリスク分類（表1）に従い，低リスクにはEP4コースないしはBEPまたはVIP3コース，中リスクおよび高リスクにはBEPまたはVIP4コースが選択されます（表2）。かなり強い抗がん剤治療ですが，決められた投与量と投与間隔を遵守することがたいへん重要です。根治を目指した治療なので，十分な支持療法を行いながら患者を励まし完遂を目指します。副作用としては骨髄抑制，嘔気・嘔吐，脱毛などがほぼ必発で，そのほかに頻度は高くないですが間質性肺炎などの重篤なものも起こります。また回数を重ねるごとに不妊症となる可能性も高まるので，挙児希望の患者に対しては化学療法前に精子保存が必要です。腫瘍マーカーが正常範囲に低下したところで，残存腫瘍があれば手術で摘出します。化学療法を規定の回数行って腫瘍マーカーが正常化しなけれ

ばさらに救済化学療法を行いますが，腫瘍マーカーが正常化すれば治療の半分は終わったと考えてよいでしょう。しかし残存腫瘍がある場合には，この腫瘍の中に奇形腫が残っている可能性が40％，生存がん細胞が残っている可能性が10％，線維化や壊死などの場合が50％といわれています。奇形腫には抗がん剤は無効で，放置すると再増大をきたし悪性化することがあるため切除が必要です。生存がん細胞が残っている場合には完全切除＋追加2コースの化学療法が必要です。線維化や壊死であれば切除の必要はありません。

セミノーマの転移では，化学療法後縮小していれば通常，残存腫瘍は線維化や壊死のことが多いので基本的には経過観察です。CT上3cm未満に縮小していれば，経過をみて縮小していくことを確認します。3cm以上の大きさであれば，FDG-PETを撮影して取り込みが増強していなければやはり経過をみます。

非セミノーマの場合は，1cm以上の大きさの転移が残存している場合や，精巣腫瘍の組織系に奇形腫の成分があった場合には，奇形腫や生存がん細胞の存在が疑われるので残存腫瘍の完全な切除を受けるべきです。非セミノーマの場合には，化学療法施行後に糖代謝の活発でない奇形腫の成分が残る場合があるので，PETでは取り込みが少ない場合があり注意が必要です。

初回抗がん剤治療で十分な効果が得られなかった場合には，抗がん剤の種類を変えたセカンドラインの救済化学療法を行います。セカンドライン以降の治療に関しても，根治の可能性は残されています。

精巣腫瘍は大部分が根治可能

抗がん剤治療は，延命や腫瘍縮小がゴールと思われがちですが，精巣腫瘍の場合，転移があってもしっかり治療できれば大多数は根治することを説明し，治療に対するモチベーションを維持してもらいましょう。根治可能なAYA世代の疾患であり，挙児希望者には治療前の精子温存の説明も必要です。

〔米瀬　淳二〕

Q145 子宮頸がん，子宮体がん，卵巣がんの診断方法はどのようなものですか。

子宮がん（頸がん，体がん）の診断は直接子宮頸部，体部に検査の器具を挿入し細胞および組織を採取することで行われます。さらに病変の広がりを確認するために内診，CTやMRIなどを併用します。

卵巣がんの診断は子宮がんと異なり直接細胞や組織の検査ができません。子宮がん検診のときに内診，超音波検査で診断されることがありますが，多くは卵巣が腫れてから腹部膨満，腹痛などで受診したことをきっかけに内診や超音波検査，CT，MRIなどの画像診断で卵巣腫瘍を発見され手術を行い確定診断がなされます。

子宮頸がんの診断は細胞診でまず行われます。子宮頸部をヘラやブラシで擦り（図1），子宮頸部の細胞を顕微鏡で調べます。細胞診の結果，がんが疑われたときには，精密検査としてコルポスコープ診（腟拡大鏡による診察），組織診を行います。もっとも病変が明瞭な場所を見極め，その場所を狙って組織を検査する，「ねらい組織診」を行います。細胞診で異常を指摘されながらもコルポスコピーでは十分に病変が確認できないような場合には，病気の起こりやすい部分全体を円錐形に切り取り，その中にどの程度の病気があるのかを診断します。これを診断のための円錐切除術といいます。このような段階を経て，子宮頸部の初期がんや前がん病変は診断がなされます。

進行がんの広がりをみる検査としては，内診，直腸診，超音波検査，CT検査，MRI検査などが行われ，総合的に進行期を判定します。

子宮体がんの検査はがん検診のときに含まれないことが多いので注意が必要です。子宮体がんの検査（子宮内膜細胞診）は不正出血がある場合などに行われます。

子宮内膜細胞診では，子宮口から細い器具を挿入し細胞を採取します（図2）。細胞診でがんが疑わしい場合，組織診を行います。高齢者や分娩の経験がない人では，採取器具が挿入できない場合や，痛みが強く検査が完遂できずに，十分な細胞や組織が取れないこともあります。そのような場合は，あらかじめ子宮口を広げる処置を行ったうえで，麻酔をかけて検査することもあります。

卵巣がんは腹腔内に存在し，10cm以下の場合は無症状のことが多いため進行してからみつかることが多い病気です。内診で卵巣の大きさ，形，癒着の有無などを診察します。次いで，経腟超音波検査で卵巣や子宮を描出し，その正確な大きさや内部の状態などを観察します。さらに，MRIやCTを併用して，良性か悪性か，さらには病変の広がりなどを推測します。最終的には

図1　頸がん検査	図2　体がん検査

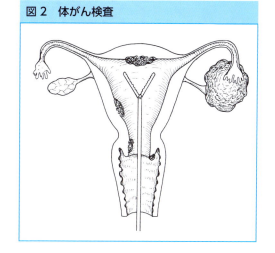

手術による摘出標本の病理診断により確定診断が行われます。

　腫瘍が存在することにより，血中に増加する物質を測定して診断の補助に用いることがあり，このような物質を腫瘍マーカーと呼びます。現在のところ，卵巣がんを腫瘍マーカーや超音波を用いて早期診断することを目指した取り組みが行われていますが，まだ子宮がん検診のように有効な検診として満足する結果は得られておりません。

説明のポイント　各種婦人科がんの症状に注意を

　子宮頸がんは検診により，子宮体がんは不正出血などをきっかけに早期に診断，治療が可能な疾患です。卵巣がんは早期の診断が困難な疾患です。そのため腹痛，腹部膨満などがあれば太ったためなどとは思わず卵巣の病気を考え，受診することが早期の診断に有効です。

〔小林　栄仁〕

Q146 子宮頸がんにはどのような特徴がありますか。

　子宮頸がんは，子宮の入口部分（子宮頸部）にできるがんで，がん対策情報センターの報告では，2011年に年間11,378人が浸潤がんと診断され，2,737人が死亡しています。また，性交開始年齢の若年化に伴い，若い女性に急増しています。子宮頸がんの多くは，ヒトパピローマウイルス（HPV）の持続感染によって起こります。前がん病変である異形成，上皮内がんの段階までは上皮内にとどまっていますが，徐々に基底膜を破って間質に浸潤し（浸潤がん），さらには子宮頸部を越えて周囲の組織や膀胱，直腸などへの浸潤，あるいは遠隔転移を起こしていきます。

　子宮頸がんは，子宮の入口部分（子宮頸部）にできるがんで，扁平上皮細胞に発生する「扁平上皮がん」と円柱上皮細胞に発生する「腺がん」に大別されます。最近では腺がんが増加しており，約20%を占めるようになっています。腺がんは，扁平上皮がんに比べて，検診ではみつかりにくく，卵巣転移やリンパ節転移を起こしやすいといわれています。また放射線治療や化学療法にも抵抗性があることなどから，治療の難しいがんです。国立がん研究センターがん対策情報センターの報告では，2011年に年間11,378人が子宮頸がんと診断され，2,737人が死亡しています（図）。なかでも若年者での罹患率・死亡率が増加してきています。最近は女性の出産年齢が高くなり，妊娠・出産前に子宮頸がんあるいは前がん病変と診断される症例も増えてきています。

　子宮頸がんの多くは，ヒトパピローマウイルス（human papillomavirus；HPV）の持続感染によって起こります。HPVの感染は，多くは性交渉によって生じ，子宮頸がん患者の90%以上からHPVが検出されることが知られています。HPV感染そのものはまれではなく，感染しても多くの場合，症状がないうちにHPVが排除されるとみられていますが，HPVが排除されず感染が続くと，一部に前がん病変を経て子宮頸がんが発生すると考えられています。近年，性交開始年齢の若年化に伴い，子宮頸がんが若い女性に急増しています。HPVには100種類以上の型がありますが，そのなかの13種類が子宮頸がんの発生と関係が深いと推定され，ハイリスクHPVと呼ばれています。とくに16型，18型は子宮頸がんにおいて検出される頻度が高く，以下，52型，58型，33型，31型，35型と続きます。なお，18型は腺がんに多いとされています。近年，この16型，18型のHPVの感染を予防できるワクチンが開発され，HPV-16・18型感染・前がん病変の予防効果が示されてきています。2013年度には12〜16歳の女子を対象とした定期接種に位置づけられました。ワクチンと検診にてほとんどの子宮頸がんを予防できると期待されましたが，いわゆる副反応報道が続き，厚生労働省は積極的勧奨を一時中止しています（2017年12月現在）。そのほか，喫煙は子宮頸がんの発生を高める要因と考えられており，子宮頸がん予防の点からも禁煙が勧められます。

日本における子宮頸がんの推移

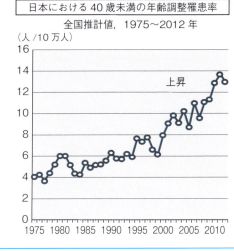

日本における40歳未満の年齢調整罹患率
全国推計値，1975～2012年

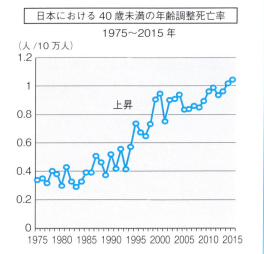

日本における40歳未満の年齢調整死亡率
1975～2015年

（国立がん研究センターがん対策情報センターデータより作図）

　子宮頸がんの多くは，初期の段階では特徴的な症状はなく，ある程度進行すると性交時の出血（接触出血）がみられます。子宮頸部の細胞は，上皮細胞とその下にある間質細胞に大別され，上皮内にとどまっている間は，転移などを起こすことはほとんどなく，病巣を摘出すれば，ほぼ完治します。しかし，基底膜を破って浸潤がんとなり，さらにがんが大きくなると，子宮頸部を越えて周囲の組織や膀胱，直腸などへ浸潤し，ついにはリンパ節や肺などの遠いところの臓器へ転移（遠隔転移）していきます。浸潤が進むほど重症になり，治療が難しくなります。

　子宮頸がんは，Ⅰ期・Ⅱ期は，手術療法または放射線治療と化学療法を同時に行う同時化学放射線療法にて治療が行われますが，Ⅲ期・ⅣA期は手術での摘出が難しく，同時化学放射線療法が第一選択となります。予後としては，2015年の日本産科婦人科学会婦人科腫瘍委員会の報告によると，Ⅰ期以上の5年生存率は，Ⅰ期91.8%，Ⅱ期71.5%，Ⅲ期53.0%，Ⅳ期23.7%とされています。上皮内がんで発見されれば，ほぼ100%治ります。

説明のポイント：子宮頸がんは予防が大切

　子宮頸がんは，その多くがヒトパピローマウイルス（HPV）の持続感染によって引き起こされること，すなわち原因がわかっており，また，その感染を予防できるHPVワクチンも開発されています。近年，若い女性において罹患率が著増しており，妊孕性に影響を与えるものでもあります。上皮内の前がん病変のうちに発見できると，多くの場合，治癒が期待できることから，検診を受ける重要性も付け加えるとよいでしょう。

〔池田さやか，上田　豊，工藤　一弥，木村　正〕

Q147 子宮頸がんを予防できるといわれているHPVワクチンの接種について教えてください。

子宮頸がんは日本の20歳代・30歳代の女性に急増しています。HPVワクチンはHPV-16・18型の感染を予防し，子宮頸がんの6～7割を予防できると考えられています。副反応疑いとして問題となっている「多様な症状」は接種歴のない者にも一定数みられ，これらすべてが副反応であったとしても重篤な症状の頻度は0.01%未満です。WHOもHPVワクチンの安全性を繰り返し訴えています。これら事実を考慮して接種の是非を考えるべきです。ただし，2017年時点では，厚生労働省の積極的勧奨の一時中止が継続中です。

HPVワクチンは子宮頸がんの原因となるHPVウイルスの感染予防を目的としたもので，HPV-16・18型をほぼ100%予防し，子宮頸がんの6～7割を予防できるとされています。HPVウイルスは性行為によって容易に感染し，性経験のある人は80%以上が感染するものです。パートナーが1人であってもHPVに感染することが報告されています。

HPVワクチンは2013年6月に厚生労働省が積極的勧奨一時中止を発表し，ほぼ停止状態にあります。副反応の疑いのある症例の報告のうち医師が重篤と判断した症例の頻度は10万接種に対し，サーバリックス®が6.9（0.0069%），ガーダシル®が7.1（0.0071%）でした。

厚生労働省の研究班（祖父江班）によって青少年における「疼痛又は運動障害を中心とする多様な症状」の頻度調査が行われました。全国の病院を対象に，2015年7月1日～12月31日における調査対象症例基準を満たす12～18歳の患者の受診有無について回答を収集しました（調査対象症例基準：疼痛および感覚の障害，運動障害，自立神経症状，認知機能の障害が少なくとも1つ以上あり，これが3カ月以上持続し，通学・就労に影響がある）。結果は，「HPVワクチン接種歴のない者においても，HPVワクチン接種後に報告されている症状と同様の"多様な症状"を有する者が，一定数存在した」というもので，"多様な症状"がワクチン接種者に特異的な症状ではないことが判明しました。

世界保健機関（WHO）のワクチンの安全に関する諮問委員会（GACVS）は，「HPVワクチンの安全性に関する声明」でHPVワクチンは筋肉注射のため，接種時の疼痛が強く，その結果，場合によってはそのほかの非特異的訴えを引き起こす可能性があると述べたうえで，「不十分なエビデンスに基づくワクチンの危険性に関する主張は，安全で効果的なワクチンの中止につながるなど，真に有害なものとなり得る」と強調しています（図）。

"真に有害なもの"とは何を意味するのでしょうか。オーストラリアやデンマークではすでにHPVワクチン接種プログラムを導入しており，HPV感染率の低下や前がん病変の有意な減少が

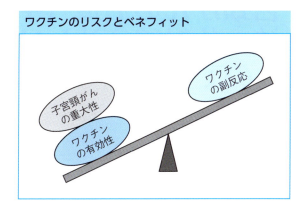

ワクチンのリスクとベネフィット

報告されています。しかし日本では子宮頸がんは増加しており，とくに20歳代・30歳代の発症率は急増しています。子宮頸がんは検診によって早期発見が可能ですが，円錐切除術によって流早産のリスクが上昇します。治療によって生命の危機から脱出したとしても，合併症を発症する可能性もあります。

　子宮頸がんという疾患の重大性についてよく知らないまま，容易に目にすることができる情報によりワクチンを接種しないことを決めてしまう人もいるかもしれません。信頼性に乏しい意見などによらず，担当医や専門機関から情報提供をしっかり受けて判断をしてもらえるようにすることが重要です。その際，健康状態や体質に不安がある場合は，診察を受け接種適否の判定を行うことも大切です。なお，2017年時点では，HPVワクチンの定期接種としての位置づけは変わっていませんが，厚生労働省の積極的勧奨の一時中止が継続中です。

説明のポイント　情報提供をしっかりする

　子宮頸がんの疾患の重大性やHPVワクチンの有効性について説明し，副反応については，問題となっている「多様な症状」が接種歴のない者にも一定数みられることを伝え，必ずしもすべてがHPVワクチンによってもたらされたものと確定診断されたものではないこと，それらすべてを含んでも重篤な症状の頻度は0.01％未満であることなども補足するのがよいでしょう。接種前には，健康状態などに不安がないかの確認をしましょう。

〔八木　麻未，上田　豊，吉野　潔，木村　正〕

Q148 子宮頸がんの治療（手術，化学療法，放射線療法）はどのようなものですか。

　子宮頸がんの治療法には手術，放射線療法，抗がん剤による化学療法があります。早期子宮頸がんの一般的な治療は手術です。病変が子宮の表面の上皮にとどまっていれば子宮頸部の一部を切除し（子宮頸部円錐切除術），子宮を温存することが可能ですが，それ以上の病変の広がりでは子宮全摘出術（単純，準広汎，広汎）が必要です。放射線療法は身体の外から行う外照射と腟から子宮頸部に照射する腔内照射があります。化学療法は放射線療法に併用される場合と遠隔転移がある場合，再発した場合に行われます。

　子宮頸がんの治療法には手術，放射線療法，抗がん剤による化学療法があります。治療方法はがんの進行期や年齢，合併症などに応じて選択されます（図）。

◆**手術療法**

　子宮頸部円錐切除術：子宮頸部組織を円錐状に切除します。主として診断に用いられる術式ですが，妊孕性温存希望のCIN3（前がん病変とされる高度異形成および上皮内がん）やAIS（上皮内腺がん）ⅠA1期（微小浸潤がんのなかで浸潤が3mmを超えないもの）に対しては治療法にもなります。

　単純子宮全摘出術：子宮を切除する手術で，腹式と腟式があります。上皮内がんで妊孕性温存を望まない症例や高齢者，上皮内がんの断端陽性症例や脈管侵襲や癒合浸潤がないⅠA1期に用いられる術式で，腟壁を多少なりとも切除します。

　準広汎子宮全摘出術：脈管侵襲があるⅠA1期やⅠA2期（微小浸潤がんのなかで浸潤が3mmを超えるが5mmを超えないもの）に用いられる術式で，子宮と腟，基靱帯の一部を切除する手術で，リンパ節郭清の有無は問いません。

　広汎子宮全摘出術：子宮頸部浸潤がん（主にⅠB1期やⅡA期，ⅡB期）に対する基本術式で，子宮と腟，基靱帯，さらに所属リンパ節（基靱帯節，内腸骨節，閉鎖節，外腸骨節，仙骨節，総腸骨節，鼠径上節）を切除します。

◆**手術の副作用**

　ここでは広汎子宮全摘出術を行った場合に起こり得るリンパ浮腫と排尿障害について説明します。

　リンパ浮腫（むくみ）：リンパ節を切除した場合には足のほうから骨盤を通って心臓に戻るリンパ液の流れが障害されることが原因で，下肢～外陰部にかけてむくみが生じます。リンパ節郭清術を含む婦人科がん手術では10～20%程度で下肢リンパ浮腫が生じるとされています。弾性

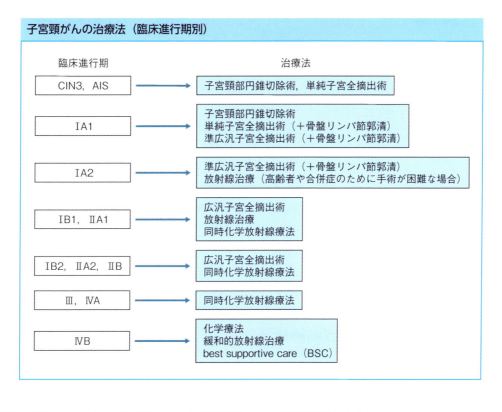

包帯や弾性ストッキングを用いることで重症化をある程度予防できます。

　排尿障害：広汎子宮全摘出術では単純子宮全摘出術と違い、子宮周囲の組織を子宮に付けた状態で摘出するため膀胱を支配する神経を切断する操作が含まれます。このため排尿にかかわる後遺症が起こることがあります。尿意を感じにくくなったり、尿がうまく出せなくなったり、尿漏れを起こしたりします。多くは術後1カ月程度で回復しますが、回復に時間がかかり、尿意が回復しない場合には自分で時間を決めて尿管カテーテルを用いて排尿する（自己導尿）必要があります。

◆放射線療法

　根治的放射線治療：ⅠB1期、ⅡA1期に対する治療として全骨盤照射に腔内照射を加えた治療が推奨されています。

　同時化学放射線療法（CCRT）：ⅠB2期、ⅡA2期、ⅡB期、Ⅲ期、ⅣA期に対して全骨盤照射と週に1回のシスプラチン（抗がん剤）を併用します。

　術後補助療法としての放射線療法：広汎子宮全摘出術の後、再発リスクが高いと考えられる症例には補助療法として全骨盤照射が推奨されています。腔内照射追加の意義は明らかにされていません。

　緩和的放射線療法：がんが関連する合併症による症状緩和のために用いられます。

◆放射線の合併症

　放射線療法を行った場合に起こり得る副作用を早期（急性期）、晩期（治療して3カ月以上経ってから起こるもの）障害に分けて説明します。

　早期障害：放射線が照射された部位に起こる皮膚炎や粘膜炎、吐き気、だるさ、白血球が減少

したり，貧血になったり（骨髄抑制）します。卵巣は影響を受けやすく卵巣機能は失われます。

晩期障害：放射線腸炎や放射線膀胱炎により出血することがあります。また，手術後に照射するとリンパ浮腫が増悪することがあります。数カ月から数年経ってから腸や膀胱に穴があいてしまうことがあります。

◆化学療法

CCRT として抗がん剤が併用されます。また，遠隔転移や，再発の場合に化学療法が行われます。プラチナ製剤を中心とした単剤または複数の抗がん剤を組み合わせて用いる多剤併用療法があります。

化学療法の副作用：薬によって差がありますが，一般的な副作用について説明します。抗がん剤は正常な細胞，とくに毛根，骨髄（白血球，赤血球，血小板を作る場所），口や腸の粘膜に影響を及ぼすため，脱毛や骨髄抑制（白血球の減少，貧血，血小板の減少），口内炎や下痢を起こすことがあります。そのほかに吐き気，嘔吐，しびれ，筋肉痛や関節痛，心臓や腎臓，肝臓に影響を及ぼすことがあります。

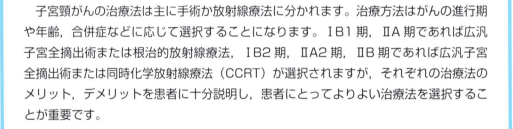

説明のポイント　手術か放射線療法か

子宮頸がんの治療法は主に手術か放射線療法に分かれます。治療方法はがんの進行期や年齢，合併症などに応じて選択することになります。ⅠB1 期，ⅡA 期であれば広汎子宮全摘出術または根治的放射線療法，ⅠB2 期，ⅡA2 期，ⅡB 期であれば広汎子宮全摘出術または同時化学放射線療法（CCRT）が選択されますが，それぞれの治療法のメリット，デメリットを患者に十分説明し，患者にとってよりよい治療法を選択することが重要です。

〔田中　京子〕

Q149 子宮体がんにはどのような特徴がありますか。

　子宮体がんは，生涯のうちで，女性の1.5％（65人に1人）が罹患し，0.3％（390人に1人）が死亡する病気です。2016年の統計では日本で約13,000人が罹患し，約2,400人が死亡しています。発症のピークは50歳代ですが，40歳未満での発症も5～8％にみられます。発症リスクには，肥満，高血圧，糖尿病，未経産，女性ホルモン（エストロゲン）剤の長期使用，多嚢胞性卵巣，排卵障害などがあげられます。早期に不正性器出血で発見されることが多く，79％が子宮に限局しているⅠ/Ⅱ期です。

　近年，子宮体がんは，食事やライフスタイルの欧米化や晩婚化などに伴い，罹患数が増加してきています。2013年全国推計値（国立がん研究センターがん対策情報センター）では，10万人当たり19.9人と子宮頸がんの16.1人，卵巣がん15.0人より多く，罹患数は，子宮体がんは13,004人と，子宮頸がんの12,500人，卵巣がんの10,520人より多く，日本産科婦人科学会の2016年の患者年報では，発症年齢は50歳代がもっとも多くなっています。

　子宮体がんはホルモン依存性腫瘍であると報告されていますが，実際はホルモン依存性であるタイプⅠとホルモン非依存性であるタイプⅡに分類されます（表）。

　タイプⅠは若年者や閉経前の中年女性に発生することが多く，子宮体がん全体の約70％を占めます。プロゲステロン（黄体ホルモン）拮抗がないまま過剰のエストロゲン持続刺激を受け，一連の前がん病変（子宮内膜増殖症）を経て発生します。形態学的に高分化から中分化の類内膜がんを呈し，多くは筋層浸潤は浅層にとどまり，リンパ節転移は少なく，予後は比較的良好です。これらのがんはエストロゲン（女性ホルモン）の持続的刺激を受けているため，内膜全体が肥厚し，多くの症例でがん病巣の周辺部に子宮内膜増殖症を伴います。肥満，糖尿病，排卵障害，エストロゲン補充療法，多嚢胞性卵巣症候群，顆粒膜細胞腫，体がんの家族集積性などと関連があります。

　タイプⅡはエストロゲン依存性がなく，閉経後に発症することが多く，一般的に肥満や糖尿病との関連は低く，子宮内膜増殖症を経ずにがんが*de novo*に発生します。低分化の類内膜がんや漿液性がん，明細胞がんなどの特殊組織型のがんが含まれ，子宮体がん全体の約30％を占め，高齢者が多く，筋層浸潤が深層に及び，リンパ節転移も高率で予後不良です。とくに漿液性がんは，筋層浸潤がなくても，腹腔内に播種しやすい特徴があります。

　発がんリスク因子のうち，生理的因子としては出産経験がないことがあげられます。病的因子としては，肥満，糖尿病（インスリン抵抗性上昇，高インスリン血症），多嚢胞性卵巣に伴う排

子宮体がんの 2 つのタイプ		
	タイプ I	タイプ II
エストロゲン過剰刺激	依存性	非依存性
発症年齢	閉経前後，時に若年	閉経後
肥満	多い	少ない
腫瘍の特徴 組織型	類内膜がん（高分化，中分化） 粘液性がん	類内膜がん（低分化） 漿液性がん 明細胞がん 未分化がん
浸潤の深さ	浅層	深層
転移	低率	高率
臨床進行期	早期	進行期が多い
前駆病変	内膜増殖症	萎縮内膜から de novo に発生 EIC（endometrial intraepithelial carcinoma）
エストロゲンレセプター	陽性	陰性
予後	比較的良好	不良

卵障害，莢膜細胞腫，顆粒膜細胞腫などのエストロゲン産生性腫瘍，外因性ホルモンとして投薬されるエストロゲン製剤（単独使用での補充療法），乳がん治療におけるタモキシフェン（子宮内膜には弱いアゴニストとして作用する）などがあげられます．経口避妊薬は，体がん発症のリスクが低下することが報告されています．

遺伝的因子としては，Lynch 症候群（遺伝性非腺腫性大腸がん：hereditary non-polyposis colorectal cancer：HNPCC）があり，改訂された「アムステルダムクライテリア II」が臨床的な診断基準として用いられています．すなわち，①関連腫瘍（大腸・直腸がん，子宮内膜がん，胃がん，小腸がん，肝胆道がん，腎盂がん，尿管がん）を有する家族が 3 人以上あり，そのうち 1 人はほかの 2 人の一度近親者である，②連続する 2 世代で罹患している，③ 50 歳以前に HNPCC 関連腫瘍と診断された者が 1 人以上いる，④家族性大腸ポリポーシスが否定されている，という項目をすべて満たす場合です．改訂された基準では，大腸がん以外の関連腫瘍には，子宮内膜がん，卵巣がん，小腸がん，胃がん，腎盂・尿管がん，胆道系がんなども含まれるようになり，これらのなかで，大腸がんに次いで 2 番目に多く発症するのが子宮体がんであり，Lynch 症候群での発症率は 20～60％とされており（発症の平均年齢は 48～62 歳），一般の人のリスクの 10 倍以上です．家族歴聴取を綿密に行う必要があります．

子宮内膜細胞診により，子宮体がんを検出する感度は 79～95％（疑陽性も含めて）と報告されており，高分化型であるほど核異型が弱く，感度が低くなります．子宮内膜細胞診が陰性であっても，出血・帯下などの臨床症状がある場合や画像所見などから悪性病変が疑われる場合には子宮内膜組織診が必要です．組織診で子宮体がんと診断された場合は，MRI 検査，CT（または PET-CT）検査を受けて病変の進行を推定します．小さなリンパ節転移や腹腔内播種は手術によって初めて発見されることが多いことも事実ですが，高分化型類内膜がんで筋層浸潤が 1/2 未満である場合は一般的に転移率は低く，予後良好です．高分化型類内膜がんで筋層浸潤が否定的，

かつ子宮外病変がない場合は，高用量黄体ホルモン療法にて 70 〜 80％の確率で病変が消失します。

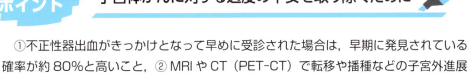

子宮体がんに対する過度の不安を取り除くために

　①不正性器出血がきっかけとなって早めに受診された場合は，早期に発見されている確率が約 80％と高いこと，② MRI や CT（PET-CT）で転移や播種などの子宮外進展が否定的で，高分化型類内膜がんで，筋層浸潤が 1/2 未満と推定される場合は予後が良好であること，③高分化型類内膜がんで筋層浸潤が否定的であれば妊孕性温存が可能な場合があること，なども併せて説明し，患者や家族の不安に対して丁寧に説明することが必要です。

〔進　伸幸，齊藤　英子，田中　都生〕

Q150 子宮体がんの治療（手術，化学療法，放射線療法）はどのようなものですか。

　子宮体がんは近年増加傾向にありますが，閉経後出血という症状で早期に発見されることが多いため，その約70％が子宮に限局するⅠ期の早期がんです。このような初期子宮体がんに対する治療は手術療法が第一選択です。近年，欧米では早期子宮体がんに対し腹腔鏡下手術などminimally invasive surgeryが普及してきましたが，日本では2014年に保険適用になったことから，徐々に広がってくると思われます。また，リンパ節転移例など進行がんでは術後治療として化学療法や放射線療法が追加されます。また，高齢や合併症などの理由により手術ができない症例に対しては放射線療法が選択されます。

　子宮体がんに対する基本手術は，子宮全摘出術＋両側付属器摘出術＋骨盤および傍大動脈リンパ節郭清術（生検）＋腹腔内細胞診です。類内膜腺がんGrade 1, 2で筋層浸潤なしの症例では，リンパ節転移率が低いため，骨盤リンパ節郭清術を省略する施設もありますが，術前診断で正確に筋層浸潤を診断することは困難なために省略の適否は定まっていません。NCCNガイドラインでは，このような低リスク早期子宮体がんに対するセンチネルリンパ節生検（見張り番リンパ節と訳され，一番最初に転移する所属リンパ節を示し，同リンパ節に転移がなければ，そのほかのリンパ節に転移がないとされる）を取り入れており，日本においても臨床研究レベルで有用性を示している施設もあり，将来はセンチネルリンパ節生検により骨盤リンパ節郭清の省略が可能になることが期待されます。

　近年欧米では早期子宮体がんに対し腹腔鏡下手術やロボット支援下手術など低侵襲手術（minimally invasive surgery）が普及してきましたが，日本では2014年に早期子宮体がんに対し保険適用になりました。腹腔鏡下手術は開腹手術例と比較して，手術時間は長い傾向にありましたが，術中出血量は腹腔鏡下手術において有意に少ない傾向にありました。また，入院期間は腹腔鏡下手術で有意に短縮されていました。尿管損傷や腸管損傷，血管損傷などの術中合併症には差はないと報告されています。

　術後腸閉塞など術後合併症に関しては，腹腔鏡下手術では有意に低いとされており，腹腔鏡下手術の安全性は以前から研究結果から明らかとなっています。骨盤内リンパ節摘出個数については，腹腔鏡下手術で11.5～23.5個と開腹手術の10.7～22.2個と同等と報告され，腹腔鏡下手術の再発率が8.1～20％と開腹手術の8.5～18.4％と同等との結果が示されています。以上の結果を踏まえ，日本の『子宮体がん治療ガイドライン（2013年版）』では，臨床的早期（Ⅰ期）子宮

子宮体がん術後再発リスク分類

低リスク群	中リスク群	高リスク群
類内膜腺がん G1 あるいは G2 で筋層浸潤 1/2 未満 子宮頸部間質浸潤なし 脈管侵襲なし 遠隔転移なし	類内膜腺がん G1 あるいは G2 で筋層浸潤 1/2 以上 類内膜腺がん G3 で筋層浸潤 1/2 未満 漿液性腺がん，明細胞腺がんで筋層浸潤なし 子宮頸部間質浸潤なし 脈管侵襲あり 遠隔転移なし	類内膜腺がん G3 で筋層浸潤 1/2 以上 漿液性腺がん，明細胞腺がんで筋層浸潤あり 付属器・漿膜・基靱帯進展あり 子宮頸部間質浸潤あり 腟壁浸潤あり 骨盤あるいは傍大動脈リンパ節転移あり 膀胱・直腸浸潤あり 腹腔内播種あり 遠隔転移あり

注）腹腔細胞診陽性例については予後不良因子との意見もある
（日本婦人科腫瘍学会編：子宮体がん治療ガイドライン 2013 年版，金原出版，東京，2013．より引用）

体がんに対する腹腔鏡下手術は有用である（推奨 Grade B）となっています。さらに，初期子宮体がんであっても，類内膜腺がん G3 や漿液性腺がん，明細胞腺がん，がん肉腫などのような中～高再発リスクの症例においても 2017 年 7 月から先進医療 A で腹腔鏡下傍大動脈リンパ節郭清術が開始されました。一方，子宮外進展が認められる症例については，腹膜播種や腸管浸潤を疑うような進行子宮体がんに対する腹腔鏡下手術のまとまった研究成果の報告はなく，現状では従来からの開腹による debulking surgery（腫瘍減量手術）を目指すほうがよいと考えられています。

　子宮体がんの術後治療については，術後病理診断による再発リスク分類に基づいて決定されます（表）。リスク因子は，手術進行期，組織型，組織分化度，骨盤および傍大動脈リンパ節転移，筋層浸潤，脈管侵襲，子宮頸部間質浸潤，付属期・漿膜・基靱帯進展，腟壁浸潤，膀胱・直腸浸潤，腹腔内播種，遠隔転移などがあげられ，これら因子の組み合わせで再発低リスク，中リスク，高リスクに分類されます。中～高リスクから術後治療が考慮されますが，日本で実施された JGOG2033 やヨーロッパからの study によれば中～高リスクでは化学療法は放射線療法に比較して無増悪生存期間（再発・再燃のない期間）ならびに全生存期間において同等の結果が示され，日本の多くの施設では化学療法が行われているのが現状です。子宮体がんの術後追加化学療法においては，もっともエビデンスレベルの高いレジメンはアドリアマイシンとシスプラチンの併用療法（AP 療法）ですが，日本の多くの施設が用いているタキサン製剤とプラチナ製剤の併用療法（TC 療法，DP 療法）も日本での臨床研究（JGOG2043 研究）では，優位性は証明できませんでしたが，ほぼ同等と考えられ，有害事象も AP 療法に比べて管理しやすい点や海外も含め多くの施設に TC 療法などが取り入れられていることからもタキサン製剤とプラチナ製剤の併用療法（TC 療法，DP 療法）も選択肢に入っています。一方，遠隔転移があるような進行子宮体がんに対しては，切除可能な場合には，手術療法を考慮することがありますが，切除不能や残存病巣となることが多いため，術前に化学療法を行うことが多く，この場合は術後化学療法と同じレジメンを用いて行うことが勧められています。

　術後の放射線療法は，欧米では広く行われていますが，欧米の子宮体がん手術においては，50% 以上がリンパ節郭清を行っていないために予防的に骨盤内放射線治療を行っているのが現

状ですので，初回手術時にリンパ節郭清術を施行している日本とは違うことも念頭に置く必要があります。一方で，子宮体がんの再発のうちもっとも好発部位である腟再発に対する腔内照射は，5年骨盤内制御率は約40〜80%と有用とされ第一選択と考えられています。現在の初回治療としての放射線療法の位置づけは，高齢や合併症などの理由により手術ができない症例に対して選択されています。

> **説明のポイント　腹腔鏡下手術が保険適用となっている**
>
> 　子宮体がんは近年増加傾向にありますが，その多くを占める早期子宮体がんに対する腹腔鏡下手術が保険適用になり，低侵襲手術が可能となってきています。しかし，腹腔鏡下手術を受けられる施設は限られていることや手術適用が早期子宮体がんに限定されていることもあり，その適用と限界を十分に説明しておく必要があると考えます。

〔寺井　義人〕

Q151 卵巣がんにはどのような特徴がありますか。

> 卵巣がんは，年々増加傾向にあり，日本では年間約8,000人程度発病し，4,000人を超える人が死亡します。未婚や妊娠を経験していない女性に多く，排卵回数との関連が指摘されています。初期症状はほとんどなく，病気が進行し播種といわれるがん細胞による小さな病変が腹腔内に多数でき腹水が溜まり，初めて腹部膨満感などの症状が出ます。多種多様な組織型があり，組織型により予後や治療方法が異なります。さらに，最近では子宮内膜症性嚢胞（チョコレート嚢胞）のがん化による明細胞がんの発生や乳がん卵巣がん症候群（HBOC）を代表とする遺伝性腫瘍も知られています。また，他の臓器がんからの転移（転移性卵巣がん，Krukenberg腫瘍）が多いことも特徴です。血清腫瘍マーカー（CA125，CA19-9など）が高値を示すことが知られていますが，疾患特異性は高くありません。

　卵巣がんは，組織発生に基づき表層上皮性・間質性腫瘍，性索間質性腫瘍，胚細胞腫瘍の3つに大分類されます。頻度は表層上皮性・間質性腫瘍がほとんどを占めます。若年層では胚細胞腫瘍の頻度が高くなります。その組織型と日本でのおおよその頻度は漿液性腺がん50％，粘液性腺がん10〜15％，類内膜腺がん10〜15％，明細胞がん20〜25％，悪性移行上皮腫瘍 数％で，欧米に比べ明細胞がんの頻度が高いことが特徴です。

　また，最近では，上皮性卵巣がんにおいて組織形態や生物学的悪性度，発がんの分子生物学的解析からTypeⅠ，TypeⅡに分け検討が行われています（表）。TypeⅠの腫瘍は子宮内膜症病変や境界悪性腫瘍というがん化前段階となる病変を有し，比較的緩徐に発育し早期がんの状態を経て進行すると考えられています。一方，TypeⅡはがん抑制遺伝子 *TP53* 変異を高頻度に認め前がん病変がなく急速な進行を特徴とし，生物学的悪性度が高いとされています。

　先に述べた形態，生物学的検討が進む過程で，卵巣がんの発生機序について，従来，排卵時の卵巣表層上皮陥入による化生，がん化説が考えられてきましたが，卵管原発もしくは卵管関与とする説が提唱されてきています。この考えは，HBOCの異常遺伝子 *BRCA* 変異をもつ女性の予防的付属器切除標本の病理検索から卵管遠位部，とくに卵管采に上皮内漿液性腺がん（serous tubal intraepithelial carcinoma；STIC）を含む初期がんが高頻度にみつかることから検討が始まり，有力な説となっています。さらに，従来，卵巣がんまたは腹膜がんとされてきた高異型漿液性腺がんの一部は，進行した卵管がんの播種・転移の可能性があるとされています。

　卵巣がんの発がんプロセスの遺伝子異常やシグナル回路は，解析が進んでいますが多くは欧米

Type Ⅰ, Type Ⅱ卵巣がんの比較

	Type Ⅰ	Type Ⅱ
分類される組織型	Low-grade 漿液性腺がん Low-grade 類内膜腺がん 明細胞がん 粘液性腺がん	High-grade 漿液性腺がん High-grade 類内膜腺がん
前駆・前がん病変の有無	あり	なし
生物学的悪性度	緩徐に進展	急速に進展
異常が認められる代表的遺伝子	KRAS, PTEN, PIK3CA, PPP2R1A など	TP53（高頻度），BRCA1/2

人のものであり，日本人の関連遺伝子異常の検索は未知数です．今後，BRCA1/2 などの遺伝子検査を含めた診断，治療方法が臨床に取り入れられていくことが考えられます．

確定診断は切除標本による病理検査で

　卵巣がんの病期決定は，手術所見に基づき手術後に決定されます．また，手術中に治療方針決定，良性・悪性の判定のために迅速病理診断が行われます．これによる術式変更や診断精度の限界を必ず説明し，最終的診断は切除標本により行われ，その診断によって術後の治療法や予後が決まることを理解してもらうよう手術前インフォームドコンセントを行うことが重要です．とくに，妊孕性温存の希望がある場合は，組織型によるリスクの違いなどを術前に提示して同意を得ることを忘れないでください．

〔梅澤　聡〕

Q152 卵巣がんの治療はどのようなものですか。

> 卵巣がんの初回治療においては，手術と抗がん剤治療を組み合わせた治療が必要です。手術でがんを残さず切除し，白金製剤を含んだ抗がん剤治療を行うことがもっとも予後が良好であることが，数多くの臨床試験で示されています。卵巣がんが再発した場合は，抗がん剤治療が主体となります。初回治療が終わってから再発までの期間や，再発病変がどこまで広がっているかなどを評価したうえで，手術適応となるかもしれません。脳への転移や，切除困難な転移リンパ節が生じたときは放射線治療が適応となる場合があります。

現在のところ卵巣がんには有用な検診方法が確立されていません。また，卵巣がんは初期の段階ではほとんど症状を自覚することがありません。そのため，病院を訪れたときには，すでに腹膜播種（卵巣がんから種をまくようにがん細胞が腹腔内に散らばり，腹腔内の臓器や腹膜にがんが広がっていく転移形式）やリンパ節転移をきたしている進行期で診断される人が半数を超えます。

卵巣がんに対する手術療法の基本術式は，子宮全摘＋両側付属器（卵巣と卵管）切除＋大網部分切除ですが，I期の早期卵巣がんに対しては，妊孕性（妊娠して出産できる能力）を温存したい患者を対象にがんのある片側の付属器だけを切除したり，手術によって比較的予後のよいタイプのがんであると診断された場合に手術後の抗がん剤治療を省略したり，といった治療法の選択が主として臨床試験として試みられています（図）。

III期・IV期の進行卵巣がんでは，手術で腹膜播種や転移している腫瘍を可能なかぎり切除し，残った腫瘍の大きさを1cm未満にできた場合に予後が改善することが示されています。最近では，腫瘍をすべて切除し，目でみえるがんが残っていない状態にできた場合に，もっとも予後がよいことがわかっています。進行卵巣がんの2/3くらいの患者では，腹腔内に広がっている腫瘍を可能なかぎり摘出するためには，上記の基本術式では対応できず，婦人科臓器以外の小腸・大腸や横隔膜，脾臓などの消化器臓器や，尿管や膀胱などの泌尿器臓器の切除が必要と報告されています。

手術を行っても，がんを残さず切除することが困難と判断される場合には，まず抗がん剤治療を行ってがんを縮小させてから手術で腫瘍を切除します。卵巣がんは抗がん剤が比較的よく効くがんであるため，このような治療戦略をとることが可能です。

卵巣がんに対する抗がん剤治療は，パクリタキセル，ドセタキセルなどのタキサン化合物と，カルボプラチン，シスプラチンなどの白金製剤を組み合わせて行うのが標準治療となっています。

卵巣がんの進行期と治療

卵巣がんⅠ期

がんが片側または両側の卵巣に限局するもの

治療

手術　子宮全摘＋両側付属器（卵巣と卵管）切除
　　　　＋大網部分切除 ± 傍大動脈・骨盤リンパ節郭清
　　　　（片側付属器切除＋大網部分切除の場合もある）
↓
術後抗がん剤治療（省略する場合もある）

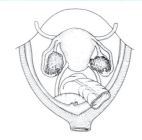

卵巣がんⅡ期

がんが卵巣を越えて骨盤内に進展するもの

治療

手術　子宮全摘＋両側付属器切除＋大網部分切除
　　　　＋骨盤内腫瘍切除（大腸などの合併切除 の場合もある）
　　　　± 傍大動脈・骨盤リンパ節郭清
↓
術後抗がん剤治療

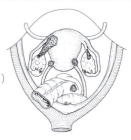

卵巣がんⅢ期

がんが卵巣から骨盤腔外の腹腔内に播種したり，
傍大動脈・骨盤リンパ節へ転移するもの

治療

（術前に抗がん剤治療を先行する場合もある）
↓
手術　子宮全摘＋両側付属器切除＋大網部分切除
　　　　＋腹腔内腫瘍切除（腸管や泌尿器臓器などの
　　　　合併切除の場合もある）＋転移リンパ節切除
↓
術後抗がん剤治療

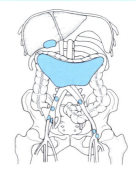

卵巣がんⅣ期

がんが卵巣から遠隔臓器へ転移するもの

治療

（術前に抗がん剤治療を先行する場合もある）
↓
手術　子宮全摘＋両側付属器切除＋大網部分切除
　　　　＋腹腔内腫瘍切除（腸管や泌尿器臓器などの
　　　　合併切除の場合もある）＋転移リンパ節切除
↓
術後抗がん剤治療

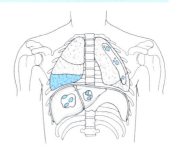

現在のところ，これ以上に効果を期待できる抗がん剤治療はありません。これらの抗がん剤は通常は静脈注射で投与されますが，腹腔内に直接注入されることもあります。タキサン化合物と白金製剤の併用療法に，血管新生阻害薬や，PARP 阻害薬などの分子標的治療薬も組み合わせた治療が，現在の標準治療より良好な成績を収めることができるか，臨床試験が行われています。

卵巣がんは，再発の危険性が比較的高い，手ごわいがんです。再発卵巣がんに対しては，抗がん剤治療が主体となります。初回治療が終わってから再発までの期間が1年以上あれば，最初に投与したタキサン化合物と白金製剤の併用療法が第一選択になります。また，再発部位が広い範囲に広がっておらず孤発性であれば，手術にて再発腫瘍を残さず切除することでその後の予後の改善が図れるとの報告があります。初回治療終了後1年以内の再発ならば，ゲムシタビン，トポテカン，リポソーム化ドキソルビシンといった薬を白金製剤と組み合わせたり，単剤で投与することを検討します。

卵巣がんが脳に転移した場合は，抗がん剤治療でなく放射線治療のほうが有効とする報告があります。

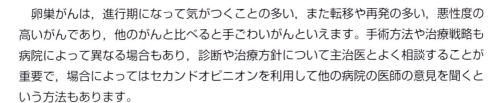

説明のポイント　早期発見が難しい卵巣がん

卵巣がんは，進行期になって気がつくことの多い，また転移や再発の多い，悪性度の高いがんであり，他のがんと比べると手ごわいがんといえます。手術方法や治療戦略も病院によって異なる場合もあり，診断や治療方針について主治医とよく相談することが重要で，場合によってはセカンドオピニオンを利用して他の病院の医師の意見を聞くという方法もあります。

〔加藤　一喜〕

Q153 子宮体がんで妊孕性（妊娠する能力）温存が可能な状態とはどのような状態ですか。

　初期の子宮体がんでは，子宮を温存して妊娠する能力を保持するために黄体ホルモン療法を行う場合があります。まだ確立した治療法ではないため，治療は考慮されますが強くは推奨できません。妊娠分娩を強く望む女性で，MRI検査でがんが子宮内膜に限局していることが推定され，病理組織診断の結果，高分化型類内膜腺がん（がんでも比較的悪性度が低いもの）と判明した場合に限ります。黄体ホルモン療法の副作用として血栓塞栓症の発症には注意が必要で，その既往がある場合には黄体ホルモンを使用することはできません。

　子宮体がんと診断された場合，標準治療は手術治療で子宮全摘出術とともに両側の卵巣および卵管を摘出することが原則です。しかし子宮全摘を行えば，将来妊娠できる可能性はなくなります。どうしても妊娠を希望するため，子宮を残したいと希望する患者に対し，一定の厳しい条件を満たした場合に行う治療として黄体ホルモン療法〔酢酸メドロキシプロゲステロン（MPA）内服治療〕が考慮されます（表）。この方法の適応は，妊娠分娩を強く希望し，将来の出産が可能な年齢（可能なら40歳未満）の人で，子宮内膜全面掻爬検査で「高分化型類内膜腺がん（がんの性質が比較的おとなしいタイプ）」と診断され，病巣が子宮内膜に限局している（子宮頸部や体部筋層への浸潤や子宮の外への転移がない）こと，血栓症の既往がないことが実施できる条件となります。ただし，薬を内服することだけでがんが治るわけではありません。例えば高用量MPA（600mg/day）を26週間連日内服し，黄体ホルモン療法の効果を判定するため治療中に2回（治療開始後8週目，16週目）子宮内膜全面掻爬検査を行い，がんの消失の有無を確認する必要があります。日本での黄体ホルモン療法の成績によれば，がんは約70％で消失し，その消失症例のうち30％程度の人が妊娠しています。ただし，がんが消失した人の約50％に再発がみられています。すなわち一時的にがんは消失し，その間に妊娠することは可能ですが，その後，再発する可能性も高く，がんの治癒が必ずしも保証される治療ではないことを強く認識しておく必要があります。

　黄体ホルモン治療によりがんは消失したものの，妊娠を希望してもすぐには妊娠できない場合もあります。がんの再発率を考慮するとできるかぎり早く妊娠することが望ましいため，必要があれば生殖医療専門医に相談し，適応があれば生殖補助療法を受けてもらう場合もあります。ただし排卵誘発が再発リスクを上昇させる場合もありますので，その実施の可否に関しては腫瘍専門医とも十分に相談する必要があるでしょう。

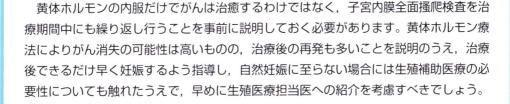

子宮体がん妊孕性温存治療が考慮される適応基準と治療内容

適応基準	臨床進行期	IA期（病巣は子宮内膜に限局）
	病理組織型	高分化型類内膜腺がん
	手術	子宮内膜全面掻爬術
治療内容	薬物療法	黄体ホルモン（MPA*）内服療法 （ただし，血栓症の既往のあるものは適応外）

＊MPA：酢酸メドロキシプロゲステロン

　黄体ホルモン療法の副作用として血栓塞栓症，肝機能障害，体重増加などがあげられます。このうち，血栓塞栓症として肺塞栓症，心筋梗塞，脳梗塞を発症する危険があり生命を脅かす可能性もあるため，これらの疾患の既往がある人に治療を実施することはできません。また，喫煙も血栓塞栓症を増加させる大きな原因になり得るため，喫煙者には必ず禁煙することを勧めます。

　黄体ホルモン治療により病変が消失しなかったり，一度消失しても再発した場合，基本的には子宮全摘術が推奨されます。再度 MPA 治療を行い病変が消失した例も報告されていますが，逆にがんが進行し死亡に至る症例も認められるため，現状では勧められません。

説明のポイント　生殖医療担当医との連携が重要

　黄体ホルモンの内服だけでがんは治癒するわけではなく，子宮内膜全面掻爬検査を治療期間中にも繰り返し行うことを事前に説明しておく必要があります。黄体ホルモン療法によりがん消失の可能性は高いものの，治療後の再発も多いことを説明のうえ，治療後できるだけ早く妊娠するよう指導し，自然妊娠に至らない場合には生殖補助医療の必要性についても触れたうえで，早めに生殖医療担当医への紹介を考慮すべきでしょう。

〔田中　尚武〕

Q154 子宮頸がんで妊孕性（妊娠する能力）温存が可能な状態とはどのような状態ですか。

　子宮頸がんのうち，扁平上皮がんでありかつ上皮内がんの状態では，子宮を全摘出することはなく子宮頸部のみ円錐形に切除すること（子宮頸部円錐切除術）で治癒が期待できます。確定診断を得るために施行された子宮頸部円錐切除術の結果，子宮頸部微小浸潤扁平上皮がん（ⅠA1期）や上皮内がんであっても腺がん（AIS）と診断された場合，妊娠を強く希望する人には一定の条件を満たし，再発のリスクも十分に理解したうえであれば子宮を温存することも考慮できます。

　子宮頸部に発生するがん（子宮頸がん）は，その発生のもととなる細胞の違いから扁平上皮がんと腺がんに大別されます。扁平上皮がんが75〜80％，腺がんは20〜25％程度を占めます。扁平上皮がんと比較し腺がんは進行がんや再発がんになると治療が難しくなるため，初期のがんであっても確実に治療を行う必要があります。

　扁平上皮がんのうち上皮内がんでは，円錐切除により病変が完全に切除され治癒に至ることが期待できます。円錐切除にはメスで切除する方法（コールドナイフ法），レーザーで切除する方法（レーザー円錐切除法），高周波電流により切除する方法（リープ法）などがあります。また円錐切除を施行した後，病変が遺残した場合には適切な時期に再び円錐切除を行うこともできます。ただし，1回の円錐切除でもあるいは複数回の円錐切除により子宮頸部の短縮を生じ，妊娠・分娩に影響を及ぼすことも報告されています。とくに流産や早産の発生頻度を増加させることが報告されていますので，そのリスクについては担当医から十分な説明を行い，本人が納得したうえで手術を施行する必要があります。

　一方，同じ上皮内がんでも腺がん（AIS）の場合には子宮頸部円錐切除で必ずしも治癒が見込めるとは限りません。AISの場合，主な病変部から離れたところに病変が存在する場合があり，病変が遺残する可能性が高くなるため，完全切除を行うためには子宮全摘出術が必要です。ただし，子宮温存の希望が非常に強い場合には，まず円錐切除を行い，切除断端にがんの存在がないことが確認されれば，その後，厳重に経過観察を行うことを条件に子宮温存が許容される場合もあります。

　子宮頸部微小浸潤がん（臨床進行期ⅠA期）とは，肉眼やMRIやCTのような画像診断では腫瘤は確認できないものの，頸部病理組織検査にて顕微鏡レベルで頸部上皮よりがんが深く食い込む状態（浸潤）であり，その浸潤の深さ，広がりによりⅠA1期（間質浸潤の深さが3mm以内で広がりが7mmを超えないもの）とⅠA2期（間質浸潤の深さが3mmを超えるが5mm以内で広がりが7mmを超えないもの）に分類されます。これらの病期を確定するためにはまず診断を目的とした子宮頸部円錐切除術が必要です。その結果，子宮頸部微小浸潤扁平上皮がんⅠA1

子宮頸がん（扁平上皮がん）の妊孕性温存治療の適応基準と治療内容

子宮頸部円錐切除による診断	臨床病理学的因子	妊孕性温存治療（手術）
子宮頸部上皮内がん 臨床進行期Ⅰa1期	切除断端陰性 脈管侵襲なし，切除断端陰性	子宮頸部円錐切除術
ⅠA1期	脈管侵襲あり	
ⅠA2期		広汎子宮頸部切除術*
ⅠB1期	腫瘍の大きさ2cm以内	

＊考慮してもよい術式

期と診断され，妊孕性温存を強く希望する場合，円錐切除された検体において切除断端陰性かつ脈管侵襲陰性（子宮頸部組織内の血管やリンパ管内にがん細胞を認めないこと）の場合にのみ，子宮全摘出術を回避し子宮の温存が考慮可能になります（表）。

本来，子宮頸がん根治手術（広汎子宮全摘出術）の適応であっても，将来の妊娠を強く希望される場合，例えば子宮頸部微小浸潤扁平上皮がんⅠA1期（脈管侵襲あり）やⅠA2期または腫瘍径が2cm以下のⅠB1期症例に対しては広汎子宮頸部摘出術が妊孕性温存の選択肢として考慮される場合があります。この術式では，がんが存在する子宮頸部，上部腟壁，子宮傍結合組織を広汎子宮全摘出術と同様の切除範囲で摘出し，子宮体部と腟壁を縫合し，妊孕性を維持し，骨盤リンパ節郭清も実施することで根治性も担保します。手術方法は腟式手術（経腟操作による手術），開腹手術，腹腔鏡下手術により実施されます。ただし実施している医療機関は限られています。手術適応の有無の判断はもっとも重要であり，腫瘍の大きい場合や子宮頸部の切断端から腫瘍までの距離が十分確保できない場合，再発しやすいと報告されています。手術の安全性については根治手術である広汎子宮全摘出術とほぼ同様ですが，子宮体部と腟壁を縫合し，産道を再建するステップがあることにより，術後子宮頸管の狭窄をきたしたり，月経時痛の増強や下経血の子宮内貯留が起こる場合もあります。また，術後癒着などにより自然妊娠が困難で生殖補助医療（不妊治療）を必要とする場合もあります。妊娠した場合の周術期管理や新生児管理は必須であることから，近年日本でも同手術を実施する施設は増加傾向にあるものの，婦人科腫瘍専門医，病理医，生殖医療，周産期・新生児管理を協力連携して行える施設での実施が必須です。

説明のポイント　セカンドオピニオンも積極的に推奨

まず妊孕性温存に対する希望の強さを判断することが重要です。微小浸潤がん以上の病状に対し妊孕性温存可能か否かを説明する際，本人やそのパートナーから挙児希望の程度を聴取し，あまり強い希望がないようであれば根治治療を勧めるべきです。また，患者やその家族が判断に迷っているときは積極的にセカンドオピニオンを求めることを勧めることも必要でしょう。

〔田中　尚武〕

Q155 卵巣がんで妊孕性（妊娠する能力）温存が可能な状態とはどのような状態ですか。

　卵巣がん（上皮性卵巣がん）では，がんが片側卵巣内に限局しており，子宮や反対側の卵巣・卵管，その他の骨盤内臓器や腹腔内臓器，後腹膜リンパ節への転移がないと診断された場合（臨床進行期ⅠA期）には，患側の卵巣・卵管切除，大網部分切除，腹腔細胞診を施行し腫瘍の病理組織診断の結果，ある一定の条件（病理組織亜型で漿液性腺がん，類内膜腺がん，粘液性腺がんであり，がんの分化度として比較的性格のおとなしい高分化型あるいは中分化型であること）を満たせば，反対側（正常）の卵巣・卵管，子宮を残すことで妊孕性を温存することが可能です。

　卵巣がんの場合，他の婦人科がん（子宮頸がんや子宮体がん）と異なり，治療を開始する前に悪性（がん）と診断することはできません。したがって，手術によりまず腫瘍を摘出し，術中に迅速凍結病理組織診断を行い，その結果，悪性（がん）と診断されて初めて最終的に適切な手術方法（術式）が決定されます。迅速凍結病理組織診断とは術中に摘出された腫瘍から肉眼的に悪性が疑われる部分を小さく切り取り，その部分に関し良性腫瘍か悪性腫瘍（がん）か，良性と悪性の中間に位置づけられる境界悪性腫瘍かを診断する検査方法です。最終病理組織診断の結果とは必ずしも一致しないことや，がんの種類（病理組織亜型）や分化度（悪性度）を正確に評価することは困難であるため，この迅速診断の結果をもとに温存治療ができるか否かを判断することは危険です。また，卵巣がんと診断された場合，手術時に客観的にがんの広がりを把握することが重要で，そのため視診，触診による播種の有無確認，腹腔内洗浄細胞診（腹水があれば腹水細胞診），播種巣の生検や擦過細胞診，後腹膜リンパ節の視診，触診あるいは試験切除を行います。上記の腹腔内や骨盤内，リンパ節の検索でがんの転移がないこと，卵巣腫瘍に対する永久標本病理組織検査の結果に基づき，妊孕性温存手術が可能か否かを判断します。すなわち，がんは卵巣内に限局しており，卵巣がんの病理組織亜型で漿液性腺がん，類内膜腺がん，粘液性腺がんであり，がんの分化度として高分化型または中分化型であればその後の追加手術は行わず，妊孕性温存の適応となります（表）。卵巣がんのうち明細胞がん（臨床進行期ⅠA期）と診断されたり，がんが片側卵巣に限局し，卵巣の表面にがんが露出しているものの，腹水細胞診陰性の状態（臨床進行期ⅠC期）と診断された場合には妊孕性温存手術も考慮できますが，慎重な判断が必要になります。

　病理組織診断の結果，境界悪性腫瘍と診断された場合，臨床進行期がⅠ期（腫瘍は片側または両側卵巣内に限局している状態）であれば，妊孕性を温存する適応があります。ただし，両側に

卵巣がん妊孕性温存治療の適応基準と治療内容

適応基準	臨床進行期	IA期（がんは片側卵巣内に限局）
	病理組織亜型・分化度	高分化型あるいは中分化型の漿液性腺がん，類内膜腺がん，粘液性腺がん
治療内容	手術	患側卵巣・卵管切除。大網部分切除・腹腔細胞診

腫瘍が存在した場合（IB期）では，妊孕性温存手術とする場合には片側の腫瘍を正常と思われる部分を残し切除することとなるため，再発のリスクが十分にあることを念頭に置く必要があります。臨床進行期Ⅱ期以上の場合でも妊孕性温存手術が考慮される場合もありますが，腫瘍の残存や再発の可能性について担当医より十分に説明を受けたうえで判断すべきでしょう。

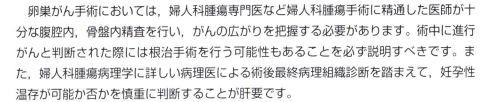

婦人科腫瘍専門医への相談が重要

　卵巣がん手術においては，婦人科腫瘍専門医など婦人科腫瘍手術に精通した医師が十分な腹腔内，骨盤内精査を行い，がんの広がりを把握する必要があります。術中に進行がんと判断された際には根治手術を行う可能性もあることを必ず説明すべきです。また，婦人科腫瘍病理学に詳しい病理医による術後最終病理組織診断を踏まえて，妊孕性温存が可能か否かを慎重に判断することが肝要です。

〔田中　尚武〕

Q156 婦人科がんでも遺伝があると聞きました。どのような疾患ですか。またどのような場合に遺伝カウンセリングを受けたほうがよいですか。

　多くの婦人科がんは後天的な要因（加齢，食生活，月経期間，感染などの環境による影響）が原因で生じます。ただし，全卵巣がん（卵管がんも含む）の約15％，全子宮内膜がんの約5％ ががんになりやすい遺伝的な体質（遺伝性腫瘍）が原因で，がんに罹患するといわれています。これらの体質は遺伝子検査で調べることが可能です。若年発症のがん，多重・多発がん，家族に同じようながんの人が複数いる場合などには遺伝性腫瘍の可能性がありますので，遺伝カウンセリング受診が推奨されます。遺伝的な体質をもつことがわかった場合，その体質に応じた適切な健康管理を行います。

　婦人科がんの代表的な遺伝性腫瘍として，遺伝性乳がん卵巣がん（hereditary breast and ovarian cancer；HBOC）と，Lynch症候群があります。HBOCの原因遺伝子は *BRCA1* と *BRCA2* で，DNAが損傷したときの修復にかかわり，がんを抑制する機能をもつ遺伝子です。この遺伝子に病的変異がみられると，女性のとくに乳がん・卵巣がんのリスクが一般よりもとても高くなります（**表1**）。また，1人の人が何回も乳がんになったり（多発），乳がんと卵巣がんなど複数のがんを生じたり（多重がん），一般のがん発症年齢よりも早い若年発症の傾向や，悪性度の高いがんの性格（核異型度が高い，トリプルネガティブ乳がん，高悪性度漿液性腺がん）であったり，家族のなかで乳がんや卵巣がんの人が複数いる，というような特徴がみられます。*BRCA*遺伝子は常染色体優性遺伝形式をとるため，親の世代で病的変異をもつ*BRCA*遺伝子を保有していた場合，子の世代は50％の確率でその病的変異遺伝子を受け継ぐ可能性があります。*BRCA*の変異保持者の場合，乳房MRI検診によるサーベイランスや予防的外科治療などHBOCの体質に応じた医学的管理を行います。Lynch症候群は，*MLH1*，*MSH2*，*MSH6*，*PMS2*を責任遺伝子とし，細胞の複製の際のミスマッチ（コピーミス）を修復する遺伝子です。この遺伝子に病的変異があると，女性では大腸がんや子宮内膜がんなどのリスクが高くなります（**表2**）。Lynch症候群も若年発症，多発がん，多重がん，右側結腸がん（大腸がん）・類内膜腺がん（子宮内膜がん）が多い，家族歴に関連がん（大腸がん，子宮内膜がんのほかに小腸がんや腎盂・尿管がん）が多い，常染色体優性遺伝などの特徴があります。スクリーニング検査として，がんの組織を利用したマイクロサテライト不安定性検査（Lynch症候群のがんではマイクロサテライト長の変化がみられる）と免疫組織化学検査（原因遺伝子の産物の発現をみる）があります。これらが陽性の場合，原因となる遺伝子変異を調べるために遺伝子検査に進むことが一般的です。Lynch症候群の場合，消化管内視鏡検査や婦人科検診，尿検査などのサーベイランスを行って

表1　HBOCのリスク

	HBOC	
	BRCA1	BRCA2
乳がん	46〜87%	38〜84%
2つ目の原発性乳がん	10年以内に21.1% 70歳までに83%	10年以内に10.8% 70歳までに62%
卵巣がん	39〜63%	16.5〜27%
男性乳がん	1.20%	最大8.9%
前立腺がん	65歳までに8.6%	65歳までに15% 生涯で20%
膵がん	1〜3%	2〜7%

表2　Lynch症候群のリスク

大腸がん	52〜82%
子宮内膜がん	25〜60%
胃がん	6〜13%
卵巣がん	4〜12%
胆道系がん	1.4〜4%
尿路系がん	1〜4%
小腸がん	3〜6%
中枢神経系がん	1〜3%
皮脂がん	1〜9%

いきます。近年，遺伝性腫瘍に特徴的ながんの性格をターゲットとした標的薬剤が登場し，これらの代表的な遺伝子・疾患だけでなく頻度やリスクがやや低い遺伝性腫瘍関連遺伝子を一度に調べる multi-gene panel testing が海外では普及してきています。遺伝子検査を行う場合，発端者（がん既発症者で若年発症や家族性発症などの背景があり，最初に遺伝性疾患の可能性があると考えられ医療機関を受診した人）だけでなく，その血縁者の体質がある程度予測されるものであること，生涯変わらない体質を調べる検査であること，日本ではまだ遺伝差別禁止法が存在しないこと，重要な個人情報であるためその取り扱いには十分注意が必要なこと，など遺伝子検査を受ける意義と注意点についての説明を，原則として個室内で行ったうえで検査することが大切です。

説明のポイント　遺伝についての正しい知識を提供する

遺伝性腫瘍は次世代に伝わる可能性や，結婚や就職・がん保険（任意保険）の加入などの際に問題が生じる可能性があります。遺伝子検査を受ける意義と注意点について，十分な理解が得られるよう遺伝カウンセリングで説明する必要があります。

〔吉田　玲子，新井　正美〕

索　引

欧文

ASA 製剤　137
B 型肝炎　158
B 型肝炎ウイルス　74
BMI　198
BRM 製剤　132
C 型肝炎　158
C 型肝炎ウイルス　74
CapeIri　152
CapeOX　148, 152
CFP　143
Courvoisier 徴候　188
CSP　143
CT 検査　42
Cushing 症候群　275
EBUS　238
EMR　56, 106, 124, 143
EOB-MRI　43
ERCP　48
ERP　201
ESD　56, 106, 124, 143
EUS　46
EUS-FNA　200, 209
FDG　44
FOLFIRI　152
FOLFOX　152
G 細胞　269
GC 療法　192
Gd-EOB-DTPA 造影 MRI　160
GERD　104
GIST　134
GS 療法　192
HBOC　218, 328
HBV　74
HCV　74
HER2　212
HER2 陽性乳がん　230
HNPCC　312
HPV　75, 304
HPV ワクチン　306
IGCCCG リスク分類　300
IPMN　194, 199
IRIS　152
IVR　64
LVA　228
Lynch 症候群　142, 312, 328
MALT リンパ腫　134
MCN　194
MDCT　42
MEN　262
MEN1　209, 268
mFOLFOX6　148
MIBG シンチグラフィ　275
MLD　227
MRI 検査　42
mTOR 阻害薬　283
NASH　158
NBI　40, 100
NET　208, 268, 269
　胃 NET　268, 269
　回腸 NET　271
　機能性 NET　208
　空腸 NET　271
　十二指腸 NET　270
　消化管 NET　270
　膵 NET　208
　直腸 NET　272
　非機能性 NET　208
PEIT　166
PET 検査　44, 201
PET-CT　44
PSA 測定　292
RFA　166
RPMI　148
SCN　194
SOX　152
TACE　166
TUR-BT　286
X 線検査　72
　放射線被ばく　72

あ

悪性腫瘍　2, 4
悪性新生物　4
悪性リンパ腫　134
アルキル化剤　52
アルコール　70

い

胃 NET　268, 269
胃がん　114
　5 年生存率　122
　EMR　124
　ESD　124
　PET 検査　121
　Stage　122
　遠隔転移　122
　開腹手術　127
　化学療法　130
　拡大手術　127
　危険因子　116
　外科治療　127
　死亡率　114
　縮小手術　127
　術後補助化学療法　131
　術前化学療法　131
　腫瘍マーカー　120
　症状　118
　進行度　114, 122
　審査腹腔鏡　121
　診断　120
　造影 CT 検査　121
　早期胃がん　115
　組織型　114
　超音波内視鏡検査　120
　定型手術　127
　転移性胃がん　135
　内視鏡治療　124

内視鏡的粘膜下層剥離術 124
内視鏡的粘膜切除術 124
ピロリ菌 116
腹腔鏡下手術 127
分子標的治療薬 130
ヘリコバクター・ピロリ 116
免疫チェックポイント阻害薬 133
免疫療法 132
予後 122
罹患率 114
リンパ節郭清 127
リンパ節転移 125
異時性肝転移 174
胃食道逆流症 96, 104
胃神経内分泌腫瘍 268, 269
　Rindi 分類 268
　治療法 269
胃切除術 128
胃全摘術 127
一時的人工肛門 154
遺伝カウンセリング 32
遺伝学的検査 142
遺伝子検査 32, 142
遺伝性腫瘍 32
遺伝性腫瘍症候群 32
遺伝性膵炎 198
遺伝性大腸がん 141
遺伝性乳がん 218
遺伝性乳がん卵巣がん症候群 218, 328
遺伝性非腺腫性大腸がん 312
インスリノーマ 194, 208

う

ウイルス性肝炎 158

え

永久的人工肛門 154
腋窩リンパ節郭清 221
エコー検査 46
エストロゲン 311
エタノール局注療法 166
遠位胆管がん 182
遠隔転移 6

お

黄体ホルモン 311
黄疸 180

か

回腸 NET 271
　治療法 273
回腸人工肛門 154
ガイドライン 86
化学療法 50
拡大内視鏡 100
喀痰細胞診 238
ガストリノーマ 194, 208, 269
ガストリン産生細胞 269
家族性腫瘍 32
家族性膵がん 198
家族性大腸腺腫症 141
家族性大腸ポリポーシス 141
カルボプラチン 248
がん 2
　痛み 36
　遺伝 32
　感染 24
　死亡率 20
　症状 34
　人種差 14
　浸潤 8
　ステージ 6
　増殖 8
　男女差 22

　地域差 14
　転移 8
　疼痛 36
　年齢 18
　病期 6
　予後 6
　予防 68
　罹患率 16
肝移植 164
がん検診 78
　対策型検診 78
　任意型検診 78
がん告知 76
肝細胞がん 158
　CT 検査 160
　MRI 検査 160
　PEIT 166
　RFA 166
　TACE 166
　エタノール局注療法 166
　化学療法 166
　肝移植 164
　肝切除基準 162
　経動脈的化学塞栓療法 166
　手術 162
　腫瘍マーカー 160
　診断方法 160
　切除後生存率 163
　造影超音波検査 160
　多中心性発生 158
　治療法 166
　非B非C型肝細胞がん 158
　ラジオ波焼灼療法 166
患者申出療養 84
がん腫 4
肝切除基準 162
肝転移 43
肝内胆管がん 168
　画像検査 168
　手術 170

INDEX

　　腫瘍マーカー　168
　　症状　168
　　治療　169
　　肉眼形態分類　168
　　ハイリスク因子　168
がんプロフェッショナル養成プラン　88
肝門部領域胆管がん　176, 182
がん予防　68
　　食事　68
がんワクチン　74
緩和ケア　66
緩和治療　66

き

気管支形成術　240
喫煙　28, 236
喫煙指数　28, 236
機能性 NET　208
キャンサーボード　88
救済手術　240
胸腔鏡手術　62, 240
鏡視下手術　62
胸腺がん　254
胸腺腫　254, 256
胸腺上皮性腫瘍　254
去勢抵抗性前立腺がん　296
筋層浸潤性膀胱がん　288
筋層非浸潤性膀胱がん　286, 288
　　治療　287

く

空腸 NET　271
　　治療法　273
クリニカルクエスチョン　86
クロム親和性細胞　275

け

経十二指腸乳頭切除術　191

経動脈的化学塞栓療法　166
経尿道的膀胱腫瘍切除　286
外科治療　62
血液がん　4
血液検査　38
血管撮影　48
血行性転移　8
結腸人工肛門　154
限局性前立腺がん　294
　　治療　294
原発性アルドステロン症　275
原発巣　8

こ

高ガストリン血症　268
抗がん剤　50
　　副作用　52
抗がん剤治療　50
光子線　60
甲状腺悪性腫瘍　260
　　発生頻度　260
　　病理組織分類　260
甲状腺がん　260
　　手術　262
　　髄様がん　261, 262
　　治療法　262
　　乳頭がん　262
　　放射性ヨウ素内用療法　262
　　未分化がん　262
　　濾胞がん　260
　　濾胞性腫瘍　260, 262
甲状腺腫瘍　260
　　診断法　260
　　治療法　262
固形がん　4
姑息的放射線療法　113
混合診療　82
根治的化学放射線療法　51, 112
根治的化学療法　51

さ

再発大腸がん　152
　　治療方針　153
再発乳がん　229
　　再発治療アルゴリズム　229
　　治療　229
再発肺がん　250
　　治療　250
再発卵巣がん　321
細胞性免疫　54
細胞療法　54
擦過細胞診　40, 326
サルベージ手術　240

し

紫外線　30
子宮頸がん　302
　　円錐切除術　302, 308, 324
　　化学療法　310
　　細胞診　302
　　手術療法　308
　　組織診　302
　　妊孕性温存　324
　　放射線療法　309
　　予防　306
子宮頸部微小浸潤がん　324
子宮全摘　322
子宮体がん　302
　　MPA 治療　322
　　遺伝的因子　312
　　黄体ホルモン療法　322
　　化学療法　315
　　再発リスク分類　315
　　子宮内膜細胞診　302
　　子宮内膜組織診　302
　　術後化学療法　315
　　術後治療　315
　　腫瘍減量手術　315

センチネルリンパ節生検
　　314
早子宮体がん　314
治療　314
妊孕性温存　322
腹腔鏡下手術　314
放射線療法　316
罹患数　311
リスク因子　311
子宮内膜増殖症　311
シスプラチン　247
縦隔　254
縦隔腫瘍　254
　悪性リンパ腫　255
　開胸手術　256
　画像検査　254
　胸腔鏡手術　256
　後縦隔腫瘍　257
　手術　256
　症状　254
　前縦隔腫瘍　256
　中縦隔腫瘍　256
　薬物療法　258
集学的治療　62
十二指腸NET　270
　治療法　273
十二指腸乳頭部がん　188
　画像検査　188
　血液検査　188
　手術　190
　リンパ節転移　189
終末期治療　66
重粒子線治療　60
手術　62
受動喫煙　28
腫瘍　4
受容体型チロシンキナーゼ阻害
　薬　282
腫瘍マーカー　38
漿液性嚢胞腫瘍　194

消化管NET　270
　治療法　272
消化管間質腫瘍　134
小細胞肺がん　235, 242
小腸がん　156
上部消化管造影検査　120
上部消化管内視鏡検査　120
食道アカラシア　96
食道がん　94
　3領域リンパ節郭清　108
　5年生存率　95, 102
　clinical stage　102
　CT検査　100
　EMR　106
　ESD　106
　EUS　100
　pathological stage　102
　PET検査　101
　Stage診断　100
　遠隔転移　101
　化学放射線療法　111
　化学療法　110
　拡大内視鏡　100
　緩和照射　113
　危険因子　96
　外科治療　108
　姑息的放射線療法　113
　根治的化学放射線療法　112
　手術術式　108
　術後後遺症　109
　症状　98
　進行がん　98
　診断　100
　腺がん　94
　早期食道がん　106
　組織型　96
　超音波内視鏡検査　100
　内視鏡治療　106
　内視鏡的粘膜下層剥離術
　　106

　内視鏡的粘膜切除術　106
　バレット食道がん　104
　病期診断　100
　表在がん　98
　ピロリ菌　97
　壁深達度　100
　ヘリコバクター・ピロリ　97
　扁平上皮がん　94
　放射線療法　112
　リンパ節転移　101
女性ホルモン　311
腎盂がん　285
腎がん　280
　早期腎がん　280
　転移性腎がん　282
神経内分泌腫瘍　135, 208,
　268, 269
神経ブロック　64
人工肛門　154
　一時的人工肛門　154
　永久的人工肛門　154
　回腸人工肛門　154
　結腸人工肛門　154
　双孔式人工肛門　154
　単孔式人工肛門　154
進行肺がん　252
　免疫チェックポイント阻害薬
　　253
腎細胞がん　284
　組織型　284
審査腹腔鏡　12
侵襲的　47
浸潤　2, 8
浸潤性膵管がん　194
新生物　4
迅速凍結病理組織診断　326
深達度　47

す

膵NET　208

INDEX

膵管がん　194
膵がん　194
　CT 検査　200
　EUS　200
　MRI 検査　200
　遠隔転移　202
　化学放射線療法　204
　化学療法　204
　家族性膵がん　198
　肝転移　196
　危険因子　198
　局所診断　202
　死亡者数　196
　術後補助化学療法　196
　腫瘍マーカー　200
　症状　196
　診断方法　200
　切除可能境界膵がん　202
　切除可能膵がん　202
　切除可能性分類　202
　切除不能膵がん　196, 202, 206
　超音波内視鏡検査　200
　腹部超音波検査　200
　予後　196
膵管内乳頭粘液性腫瘍　194
膵神経内分泌腫瘍　208
　US-FNA　209
　肝転移　208
　治療　210
膵・胆管合流異常　184
膵頭十二指腸切除術　191
スクリーニング　47
ステージ　6
ストーマ　154

せ

生検　40
生殖補助医療　325
性腺外胚細胞腫　255
精巣腫瘍　299
　転移性精巣腫瘍　299
セカンドオピニオン　90
切除可能境界膵がん　202
切除可能膵がん　202
切除不能膵がん　196, 202, 206
　化学放射線療法　206
　化学療法　206
切除不能胆道がん　192
セミノーマ　301
穿刺細胞診　40
先進医療　82
センチネルリンパ節生検　212, 221
選定療養　82
前立腺がん　292
　PSA 監視療法　295
　PSA 測定　292
　去勢抵抗性前立腺がん　296
　限局性前立腺がん　294
　検診　292
　骨転移　297
　手術　294
　転移性前立腺がん　296
　放射線療法　294
　ホルモン療法　295
　無治療経過観察　295

そ

造影検査　48
造影剤　48
造影超音波検査　48
早期胃がん　115
早期子宮体がん　314
早期食道がん　106
早期腎がん　280
　根治的腎摘除　281
　診断　280
　腎部分切除　280
　治療　280
早期大腸がん　143
早期肺がん　240
早期卵巣がん　319
双孔式人工肛門　154
増殖　8

た

第 I 相試験　80
第 II 相試験　80
第 III 相試験　80
対策型検診　78
代謝拮抗剤　52
大腸カプセル内視鏡　139
大腸がん　136
　CT コロノグラフィ　139
　EMR　143
　ESD　143
　遺伝性因子　136
　遺伝性大腸がん　141
　開腹手術　146
　カプセル内視鏡　139
　環境因子　136
　肝転移　152
　原因　136
　検診　140
　再発形式　152
　再発大腸がん　152
　術後再発　151
　術前化学放射線療法　150
　腫瘍マーカー　139
　診断　139
　早期大腸がん　143
　内視鏡検査　139
　内視鏡的切除　143
　内視鏡的粘膜下層剥離術　143
　内視鏡的粘膜切除術　143
　腹腔鏡下手術　146
　分子標的治療薬　152

335

放射線療法　150
　　補助化学療法　148
　　予防法　136
　　リスク　137
大腸ポリープ　141
多中心性発生　158
たばこ　28
多発性内分泌腫瘍症　262
多発性内分泌腫瘍症1型
　　209, 268
胆管がん　180
　　遠位胆管がん　182
　　肝門部領域胆管がん　176,
　　182
　　手術　182
単孔式人工肛門　154
胆汁細胞診　178
弾性ストッキング　227
弾性スリーブ　227
弾性包帯　227
男性ホルモン除去療法　296
胆道　176
胆道がん　176
　　CT検査　178
　　ERC　178
　　EUS　178
　　IDUS　178
　　MRCP　178
　　PET検査　178
　　化学放射線療法　192
　　化学療法　192
　　血液検査　178
　　腫瘍マーカー　178
　　診断方法　178
　　切除不能胆道がん　192
　　造影MRI検査　178
　　胆道内超音波検査　178
　　超音波内視鏡検査　178
　　内視鏡的逆行性胆道造影検査
　　　178

　　放射線療法　192
　　胆道ステント留置　204
　　胆道生検　178
胆嚢がん　184
　　危険因子　184
　　検査　184
　　手術　186
　　手術術式　187
　　胆嚢結石　184
　　胆嚢摘出術　186
　　胆嚢ポリープ　184
ダンピング症候群　129

ち

チーム医療　88
超音波検査　46
超音波内視鏡検査　40, 46
直腸NET　272

て

転移　2, 8
　　血行性転移　8
　　播種性転移　8
　　リンパ行性転移　8
転移性胃がん　135
転移性肝がん　172
　　異時性肝転移　174
　　手術　174
　　症状　172
　　診断　172
　　早期発見　172
　　治療　172
　　同時性肝転移　174
転移性腎がん　282
　　腎摘出術　282
　　治療　282
　　分子標的治療薬　282
　　免疫チェックポイント阻害薬
　　　282
転移性精巣腫瘍　299

　　IGCCCGリスク分類　300
　　化学療法　300
　　セミノーマ　301
　　非セミノーマ　301
転移性前立腺がん　296
　　抗がん剤治療　296
　　男性ホルモン除去療法　296
転移性膀胱がん　290
　　GC療法　290
　　MVAC療法　290
　　治療　290

と

同時性肝転移　174
動注化学療法　64
動脈塞栓術　64
ドライバーオンコジーン　250
トリプルネガティブ乳がん
　　222, 230

な

内視鏡検査　40
　　NBI　40
内視鏡治療　56
　　偶発症　107
内視鏡的十二指腸ステント留置
　　204
内視鏡的粘膜下層剥離術
　　56, 106, 124, 143
内視鏡的粘膜切除術
　　56, 106, 124
内視鏡的ポリープ切除術　56

に

肉腫　4
乳がん　212
　　CT検査　216
　　HER2　212
　　HER2陽性乳がん　230
　　MRI検査　216

INDEX

遺伝性乳がん　218
腋窩リンパ節郭清　221
画像検査　216
検診　216
再発乳がん　229
細胞診　217
サブタイプ　212, 222
手術　220
術後放射線療法　224
術後薬物療法　222
診断方法　216
新薬開発　232
センチネルリンパ節生検
　　212, 221
組織診　217
超音波検査　216
トリプルネガティブ乳がん
　　222, 230
内分泌療法　222
病理検査　216
ホルモン陰性がん　213
ホルモン陽性がん　213, 233
マンモグラフィ　216
免疫チェックポイント阻害薬
　　233
予防因子　214
予防方法　214
リスク因子　214
リンパ浮腫　226
乳房温存術　220
乳房温存療法　224
乳房再建　221
乳房切除術　220
乳房部分切除術　220
尿路造影検査　48
任意型検診　78
妊孕性温存　322, 324, 326

ね

粘液性囊胞腫瘍　194

年齢調整死亡率　20, 234
年齢調整罹患率　16

は

肺がん　234
　EBUS　238
　遺伝子変異　244
　喀痰細胞診　238
　気管支鏡検査　238
　気管支形成術　240
　危険因子　236
　喫煙　236
　喫煙指数　236
　救済手術　240
　胸腔鏡手術　240
　経皮針生検　238
　再発肺がん　250, 252
　殺細胞性抗がん剤　244
　サルベージ手術　240
　縮小手術　240
　手術　240
　術後薬物療法　247
　腫瘍マーカー　238
　小細胞肺がん　235, 242
　進行肺がん　252
　診断方法　238
　早期肺がん　240
　転移　252
　年齢調整死亡率　234
　肺切除範囲　241
　非小細胞肺がん　235, 242,
　　248
　分子標的治療薬　244, 251
　放射線療法　242
　免疫チェックポイント阻害薬
　　245, 251
　免疫療法　246
　薬物療法　244
　予防方法　236
排尿障害　309

播種　12
播種性転移　8
発がん物質　26, 70
　食品　70
発がんリスク分類　27
パラガングリオーマ　275
　画像検査　275
　機能検査　275
　原因遺伝子　276
　再発　278
　生殖細胞変異　276
　治療法　278
バレット食道　104
バレット食道がん　104

ひ

非B非C型肝細胞がん　158
非アルコール性脂肪性肝炎
　　158
非機能性NET　208
非小細胞肺がん　235, 242, 248
ヒトパピローマウイルス
　　75, 304
被ばく　47
非ホジキンリンパ腫　258
びまん性大型B細胞リンパ腫
　　134
病期　6
病理検査　2
ピロリ菌　74, 97, 116

ふ

腹腔鏡下手術　62
腹腔内洗浄細胞診　326
副甲状腺　264
副甲状腺機能亢進症　266
副甲状腺腫瘍　264
　手術　266
　診断法　264
　治療法　266

337

副甲状腺ホルモン　264	放射線ヨウ素内用療法　262	早期卵巣がん　319
副作用　52	保険外診療　82	組織型　317
副腎褐色細胞腫　275	保険外併用療養費制度　84	内診　302
画像検査　275	保険診療　82	妊孕性温存　326
機能検査　275	ホジキンリンパ腫　259	病理組織亜型　326
原因遺伝子　276	補助化学療法　51	分化度　326
再発　278	ポリペクトミー　56, 143	臨床進行期　326
生殖細胞変異　276	ホルモン陰性乳がん　213	
治療法　278	ホルモン陽性乳がん　213, 233	

り

リキッドバイオプシー　38
リニアック　58
粒子線　60
粒子線治療　60
良性腫瘍　2, 4
臨床試験　80, 232
　第Ⅰ相試験　80
　第Ⅱ相試験　80
　第Ⅲ相試験　80
　無作為化比較試験　80
リンパ液　10
リンパ管　10
リンパ管静脈吻合術　228
リンパ球　10
リンパ行性転移　8
リンパ節　10
リンパ浮腫　226, 308
　複合的理学療法　226
　用手的リンパドレナージ　227

副腎髄質　275
副腎皮質　275
腹膜播種　12
腐食性食道炎　96
婦人科がん　328
不妊治療　325
プロゲステロン　311
分子標的治療薬　50, 52, 130, 152, 251
噴門側胃切除術　127

ま

マンモグラフィ　216

む

無作為化比較試験　81

め

免疫チェックポイント阻害薬
　　53, 54, 133, 233, 245, 251, 282
免疫賦活剤　54
免疫抑制剤　164
免疫療法　54

へ

平滑筋肉腫　134
ヘリコバクター・ピロリ
　　74, 97, 116

ゆ

幽門側胃切除術　127
幽門保存胃切除術　127

ほ

膀胱がん　286
　筋層浸潤性膀胱がん　288
　筋層非浸潤性膀胱がん
　　286, 288
　転移性膀胱がん　290
膀胱全摘　288
放射線　30, 58, 60
放射線治療　58
　外照射　58
　小線源治療　59
　分割照射法　58
　有害事象　59
　リニアック　58
　放射線被ばく　72

よ

陽子線治療　60
ヨード散布　40
予後　6

ら

ラジオ波焼灼療法　64, 166
卵巣がん　302, 317
　経腟超音波検査　302
　抗がん剤治療　319
　再発卵巣がん　321
　手術　319
　進行期　320

れ

レントゲン検査　72
　放射線被ばく　72

ろ

ロボット支援手術　62

わ

ワクチン　74

```
JCOPY  〈(社)出版者著作権管理機構 委託出版物〉
本書の無断複写は著作権法上での例外を除き禁じられています．
複写される場合は，そのつど事前に，下記の許諾を得てください．
(社)出版者著作権管理機構
TEL. 03-5244-5088  FAX. 03-5244-5089  e-mail：info@jcopy.or.jp
```

担当医としてこのように答えたい
がん患者・家族からの質問

定価(本体価格 4,800 円＋税)

2019 年 4 月 1 日　第 1 版第 1 刷発行

監　修／山口俊晴

発行者／佐藤　枢

発行所／株式会社　へるす出版
　　　　〒164-0001　東京都中野区中野2-2-3
　　　　TEL 03-3384-8035（販売）　03-3384-8155（編集）
　　　　振替 00180-7-175971
　　　　http://www.herusu-shuppan.co.jp

印刷所／三報社印刷株式会社

〈検印省略〉

©Toshiharu Yamaguchi, 2019, Printed in Japan
落丁本，乱丁本はお取り替えいたします．
ISBN 978-4-89269-974-0